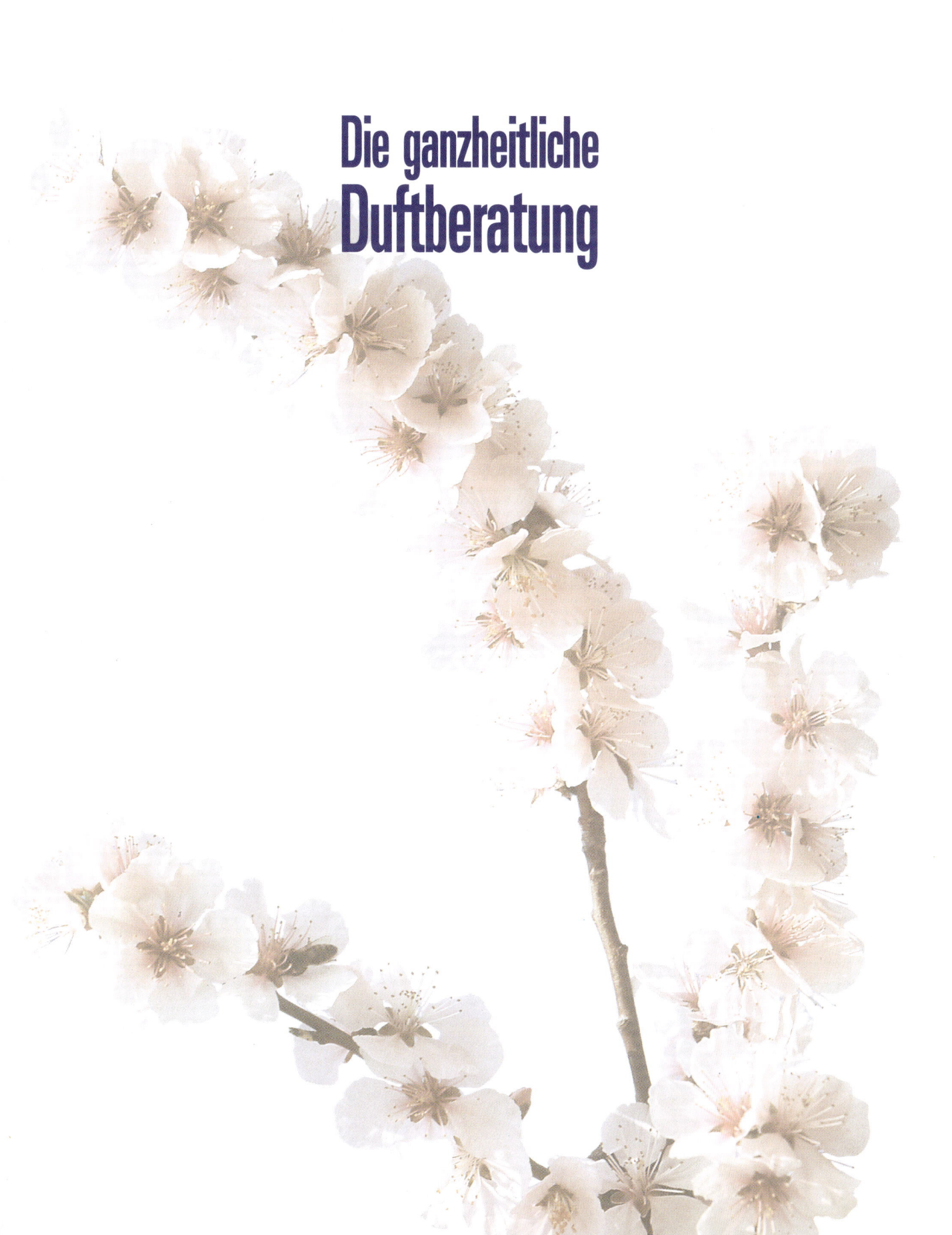

Die ganzheitliche
Duftberatung

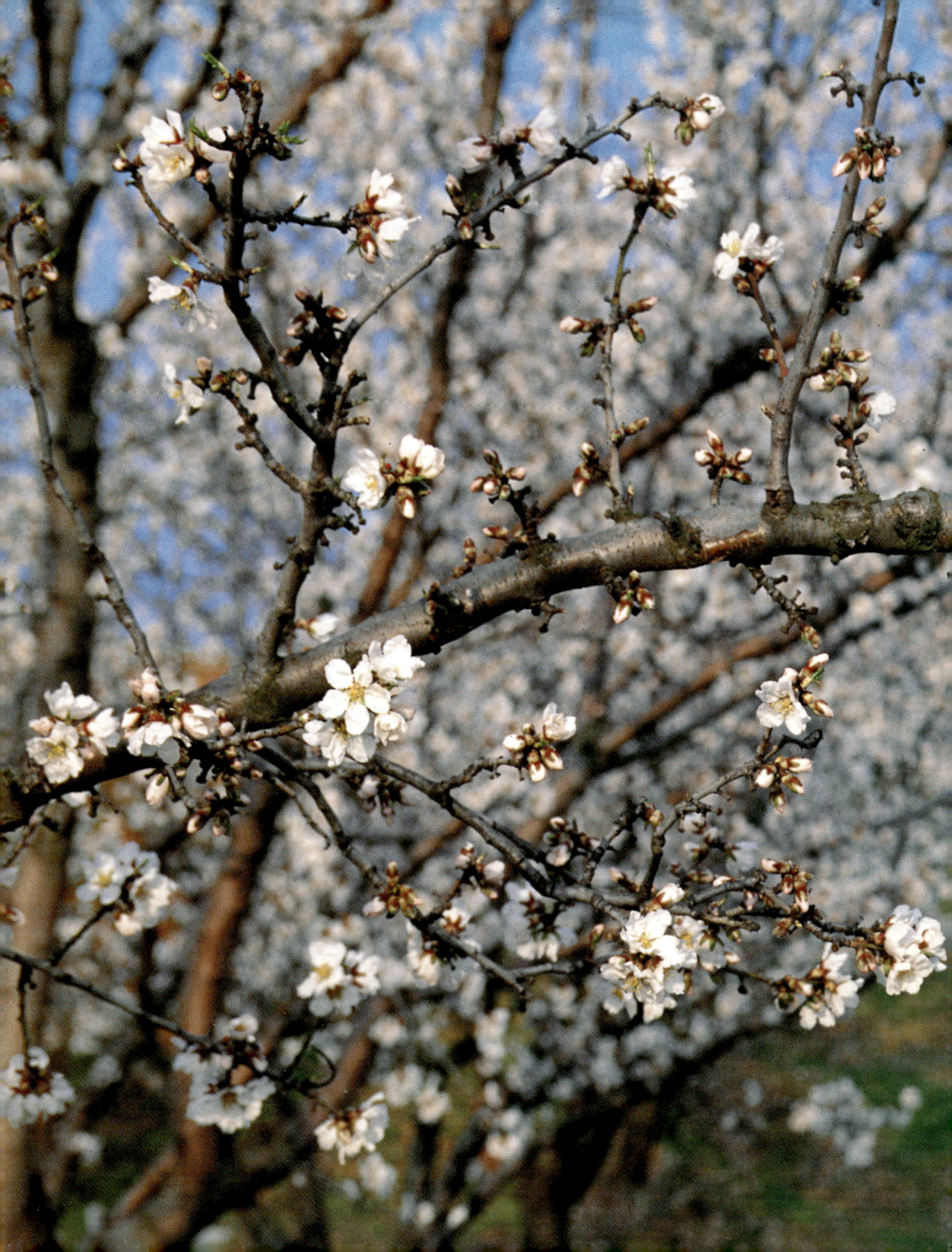

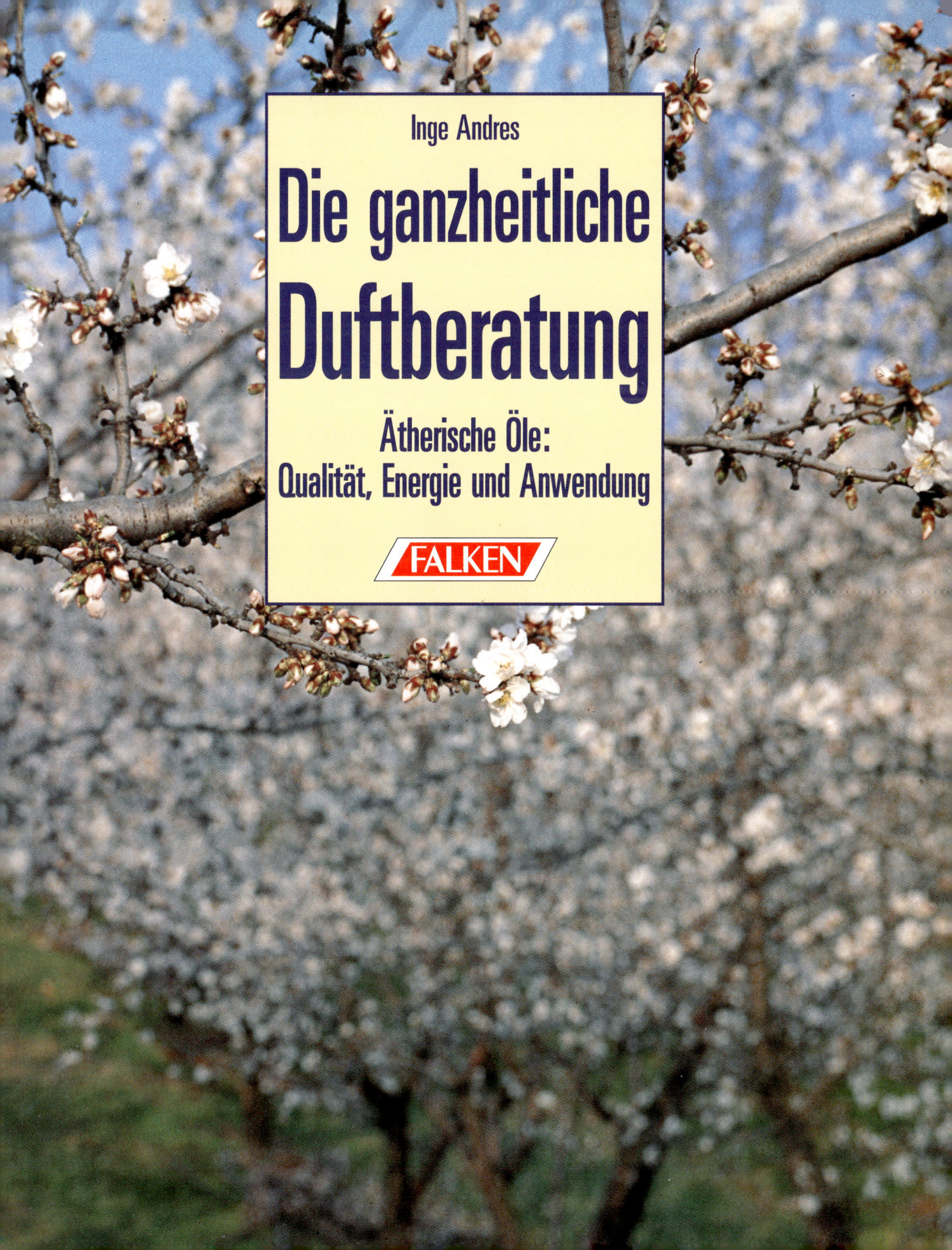

Inge Andres

Die ganzheitliche Duftberatung

Ätherische Öle: Qualität, Energie und Anwendung

FALKEN

Inhaltsverzeichnis

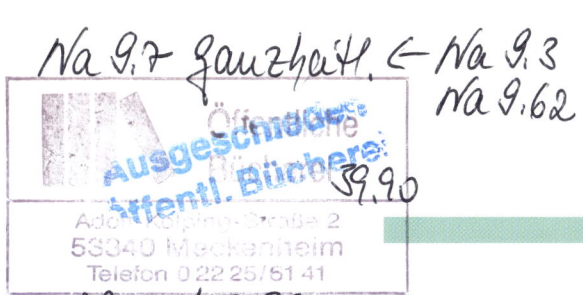

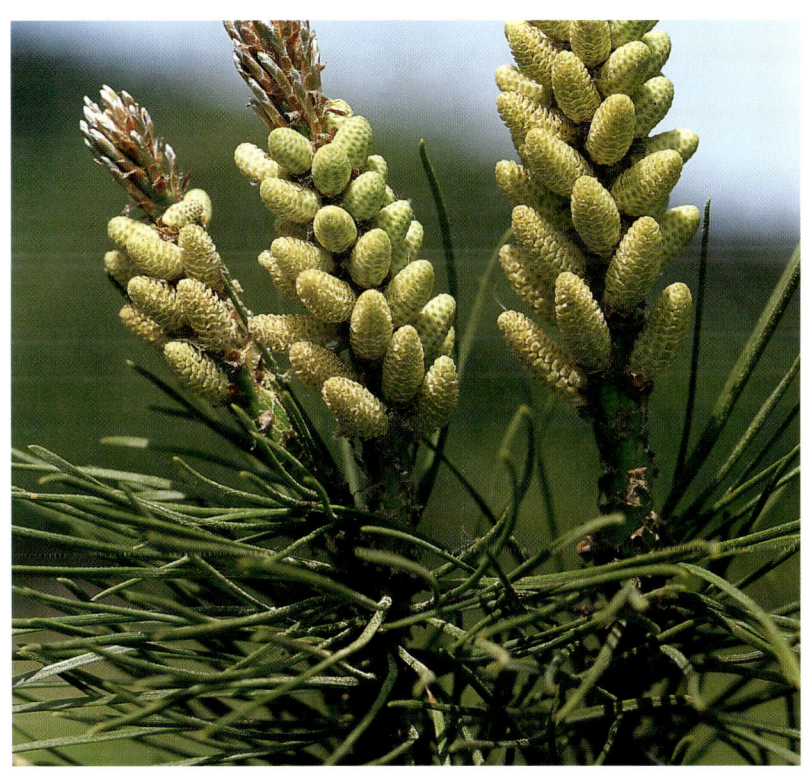

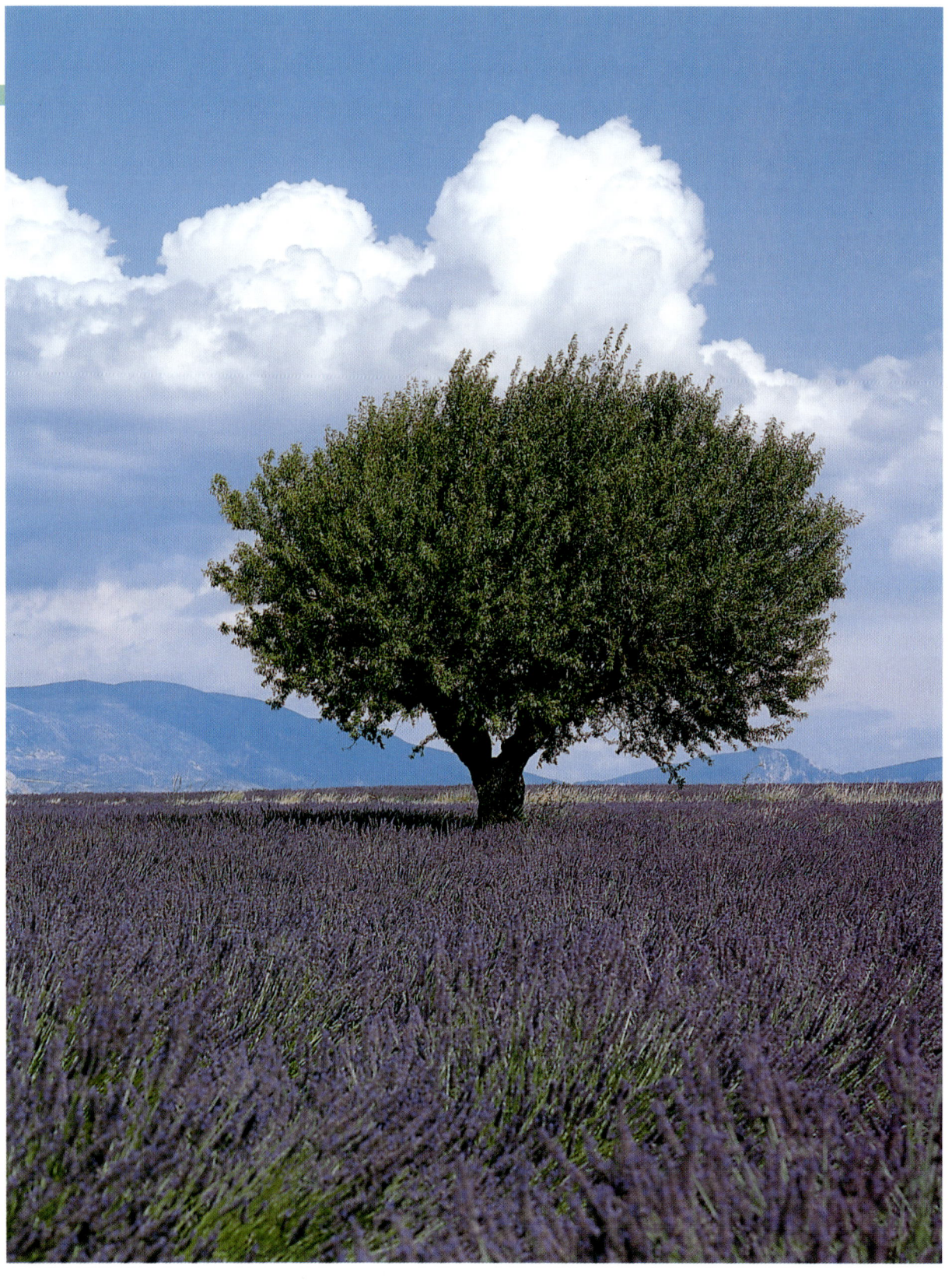

Vorwort

Es begann mit einer sehr beeindruckenden Lavendeldestillation in der Haute-Provence 1982 …
Seither gehe ich meinen Duftweg, mit vielen Freuden, die mich beflügeln, und einigen Hindernissen, an denen ich wachse.

Ich möchte Ihnen, liebe Leserinnen und Leser, mit diesem Buch verschiedene Zugänge zum Thema ätherische Öle vorstellen und Sie einladen, die beiden wichtigsten Wege zum Thema Duft kennenzulernen: den persönlichen (emotional-intuitiven) und den fachlichen (kognitiv-rationalen). Die ganzheitliche Duftberatung ist die Synthese beider Zugänge. Sie gibt Auskunft über Fragen wie Sympathie und Antipathie, Herstellung und Qualität, Inhaltsstoffe, Auswahl, Anwendung und Dosierung.
Mein bisheriger Duftweg hat eine Duftleiter, kombiniert mit einem Farbleitsystem, entstehen lassen.
Anhand dieses Modells stelle ich Ihnen zwölf exemplarische Düfte und benachbarte Duftnoten vor, die gleichzeitig die zwölf zentralen Duftbotschaften repräsentieren.

Ich wünsche mir, daß diese Beschreibungen, Erfahrungen und Informationen in Ihnen ein positives Echo für Ihren eigenen Duftweg auslösen.
Düfte können sehr kraftvolle Wegbegleiter sein. Sie vermögen die Grenzen unseres Wesens auszudehnen, unsere Entfaltung zu unterstützen … Glück zu erleben.
Düfte ermöglichen äußerst energetische Begegnungen mit uns selbst, sie helfen bei der lebenslangen Suche nach unserem körperlichen, seelischen, geistigen und spirituellen Gleichgewicht.
Ich wünsche Ihnen eine faszinierende Reise!

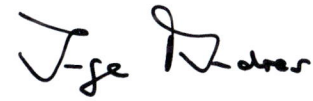

Allgäu, im Herbst 1994

PS: Ein Hinweis zu meiner Schreibweise.
Etwa 95 Prozent der Menschen, die sich mit ätherischen Ölen beschäftigen, sind Frauen. Deshalb verwende ich im folgenden Text meist die weibliche Form. Natürlich möchte ich auch Männer ansprechen. Die doppelte Schreibform habe ich aber zugunsten der besseren Lesbarkeit aufgegeben.

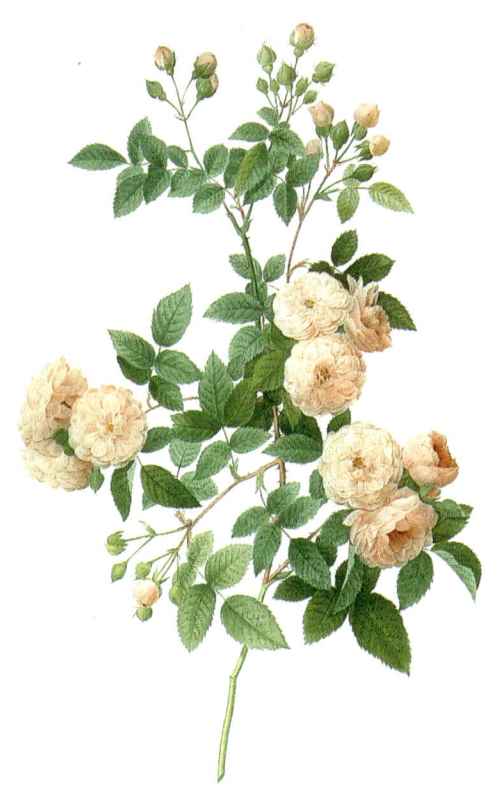

Es ist so angenehm, zugleich die Natur und sich selbst zu erforschen, weder ihr noch dem eigenen Geist Gewalt anzutun, sondern beide in sanfter Wechselwirkung miteinander ins Gleichgewicht zu bringen.

Johann Wolfgang von Goethe

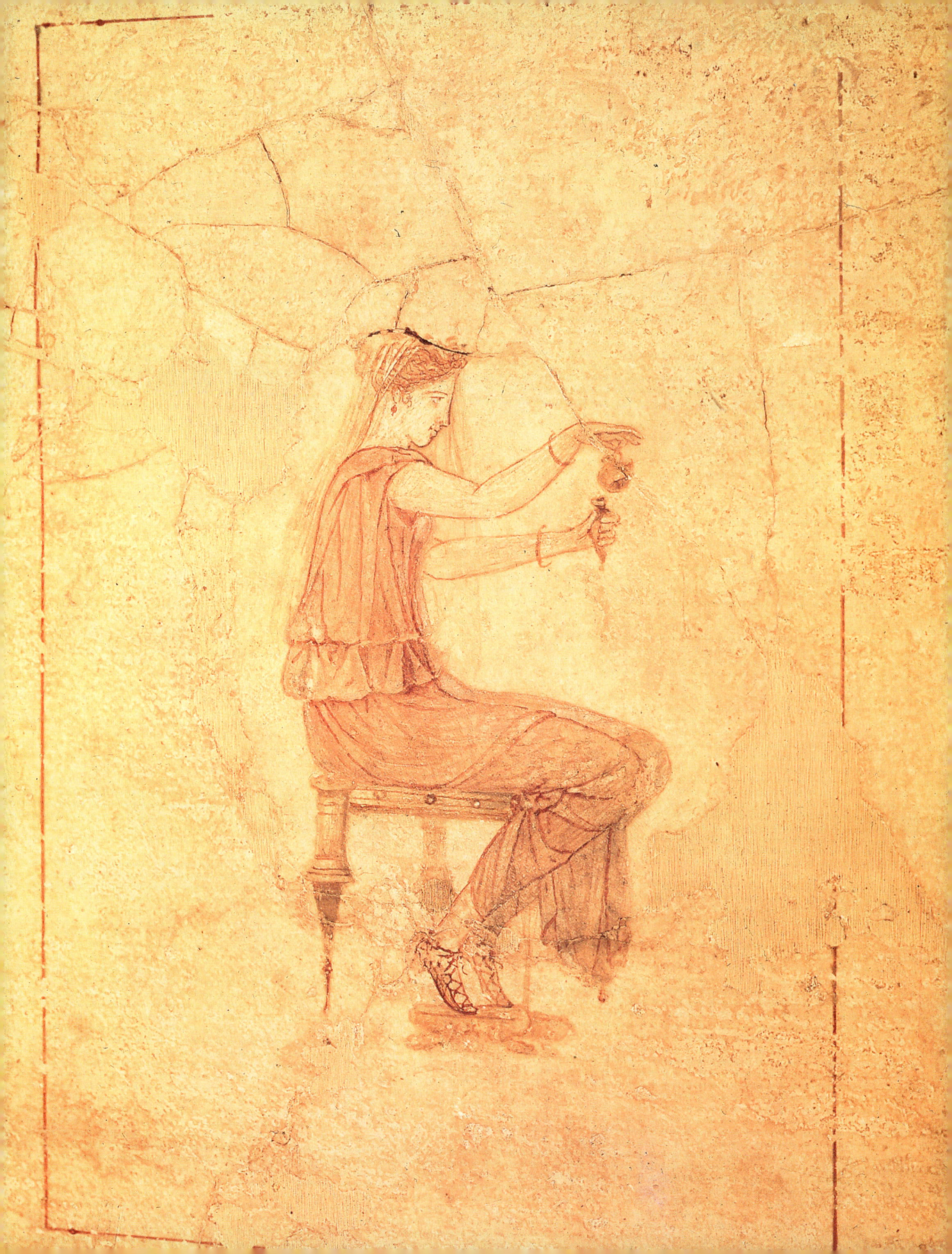

Was ist Aromatherapie,
Aromatologie,
Aromamassage ...?

Die Augen sind die Wege des Menschen,
die Nase ist sein Verstand.

Hildegard von Bingen

Die internationale
Entwicklung seit 1937

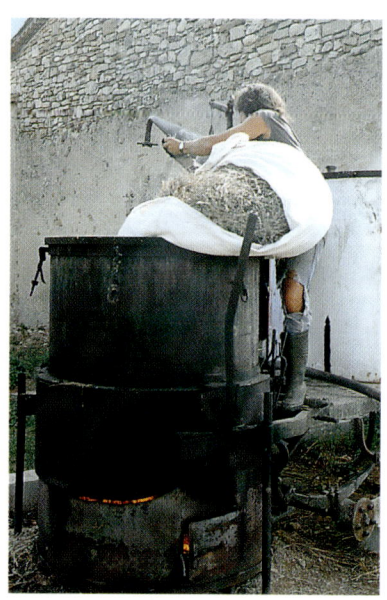

*Befüllen des Alambics für eine
Wasserdampfdestillation*

In den letzten Jahren sind mehr als
100 deutschsprachige Titel zum
Thema Düfte und Aromatherapie
erschienen. In anderen Ländern ist
die Situation ähnlich, und die Zahl
der Bücher, Seminare etc. nimmt
stetig zu. Der Duftmarkt wächst,
zum Teil boomt er; er entwickelt
seine positiven professionellen und
gleichzeitig seine fragwürdigen Seiten. Problematisch ist zum Beispiel
der unreflektierte Umgang mit ätherischen Ölen und ihr manipulativer
Einsatz.

Aus dieser Situation ergeben sich
viele Fragen: Welche Positionen,
Einstellungen gibt es zum Thema
ätherische Öle? Wo liegen die Chancen und wo die Grenzen der Aromatherapie? Welche ätherischen
Öle, Anwendungen und Dosierungen eignen sich für Laien? Wann
sollte eine ausgebildete Therapeutin
behandeln? Welche Faktoren beeinflussen die Qualität eines ätherischen Öles? Wie lassen sich Düfte
klassifizieren? Welche Düfte haben
vergleichbare Duftbotschaften? Und
wo liegen gleichzeitig ihre Beson-
derheiten?

René-Maurice
Gattefossé

Beginnen wir mit einem Abstecher
in die Fachterminologie. Der am
häufigsten benutzte Begriff heißt
„Aromatherapie". Der französische
Chemiker René-Maurice Gattefossé
prägte ihn 1937 mit seinem Buch
„Aromatherapie: les Huiles essentielles Hormones végétales", das
1994 ins Deutsche übersetzt wurde.
Gattefossé beschreibt nach 30jähri-
ger Forschung, daß ätherische Öle
sowohl prophylaktisch als auch the-
rapeutisch angewendet werden können und gibt eine Übersicht über die
Wichtigkeit der biochemischen Inhaltsstoffe. Als Parfumeur kennt er
die psychischen Wirkungen von
Duftstoffen, und durch seine Zu-
sammenarbeit mit Ärzten kann er
die Wirkungen von ätherischen
Ölen auf Atemwege, Nervenzen-
tren, Haut, Verdauungstrakt etc. für
seine Zeit gut beschreiben und ihre
Toxizität (Giftigkeit) diskutieren.
Gleichzeitig legt er drei wesentliche
Zugänge zum Thema an: den biochemischen, den psychologischen
und den medizinischen.

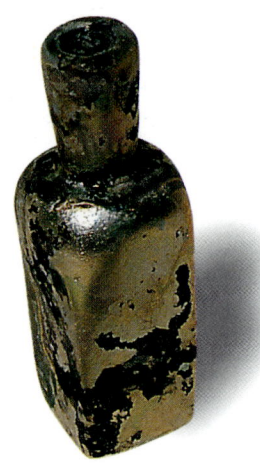

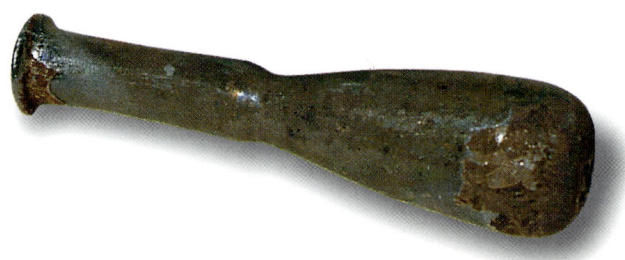

Marguerite Maury

1961 hält die Krankenschwester und chirurgische Assistentin Marguerite Maury nach ebenfalls jahrzehntelanger Beschäftigung mit dem Thema in ihrem Buch „Le Capital Jeunesse" (Die Jugend als wertvolles Gut) ihre Erkenntnisse über ätherische Öle und die Kosmetologie fest. „Aromatherapie ist eine Kunst, die ein umfassendes Wissen und große Sachkenntnis erfordert. Da die Essenzen sehr rasch und oft auch spektakulär wirken, ist ein besonnenes Vorgehen angeraten, um die Verordnung des falschen Öles von vornherein auszuschließen."

Jean Valnet

Nur wenige Jahre später (1964) erscheint in Frankreich der Klassiker „Aromathérapie" des Arztes und Chirurgen Jean Valnet (Deutschland 1986).

Jean Valnet schreibt nach 15jähriger Arbeit, daß die Aromatherapie, also die Behandlung von Krankheiten mit ätherischen Ölen, eine vorbeugende und eine heilende Methode ist, bei der ätherische Öle sowohl innerlich als auch äußerlich verabreicht werden. Für Valnet ist die Aromatherapie wegen ihrer besonders konzentrierten Kraft „die atomare Form der Phytotherapie". Er ergänzt sie mit gesunder Ernährung, Massagen, Bädern etc.

Der Arzt warnt davor, die Aromatherapie als „sanfte Medizin" anzusehen, die nach Belieben eingesetzt werden kann. „Jede Therapie, die etwas bewirkt, kann auch negative Auswirkungen haben, und zwar abhängig von ihrer jeweiligen Schlag-

kraft." Und: „Die Phyto- und Aromatherapie ist eine gefährliche Medizin …"

Valnets Charakterisierung der Aromatherapie ist zu einem wesentlichen Bestandteil meiner Arbeit und meiner Sorgfalt mit ätherischen Ölen geworden.

Sowohl Maury als auch Valnet sehen die Aromatherapie als eine starke Therapieform an, die sehr viel Wissen voraussetzt und für den Laien mit Gefahren verbunden sein kann. Erstaunlich ist auch, daß beide bereits sehr früh einen recht ganzheitlichen Ansatz vertreten: Sie kombinieren ätherische Öle mit der Ernährungslehre, der Phytotherapie und mit weiteren Behandlungsmethoden. Maury und Valnet sind Pioniere der modernen Aromatherapie.

Jean Valnet

Leitsatz

Durch die hundert- bis tausendfache Konzentration von hochwirksamen Substanzen ist die Aromatherapie *eine besonders vehemente Form der Phytotherapie (Pflanzenheilkunde).*

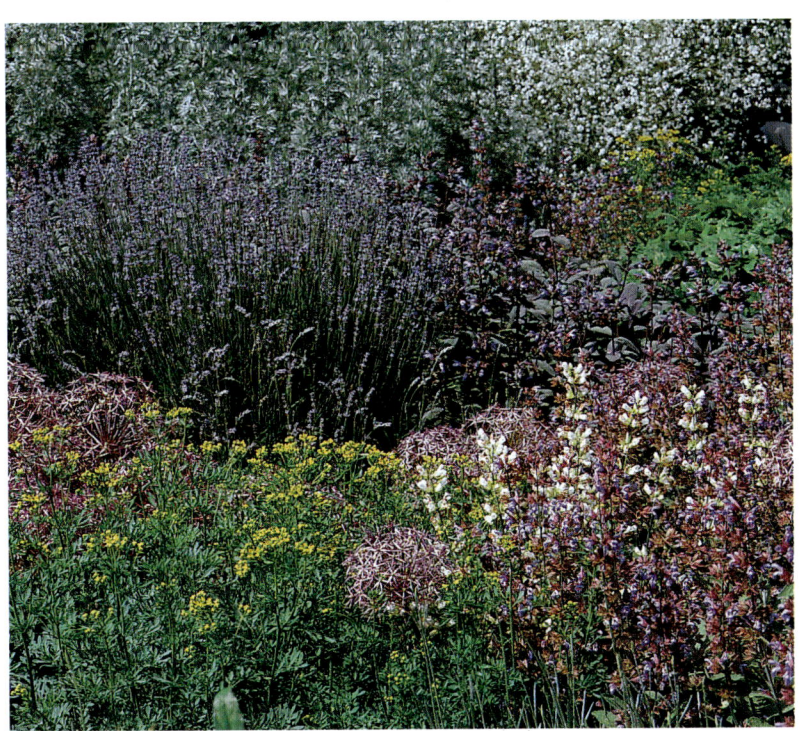

Kräuter (Salbei, Lavendel, Weinraute) für die Phyto- und Aromatherapie

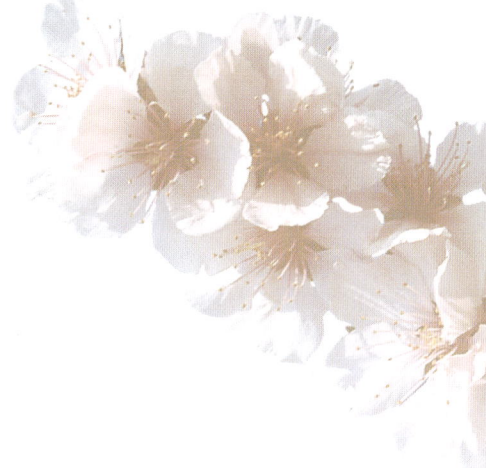

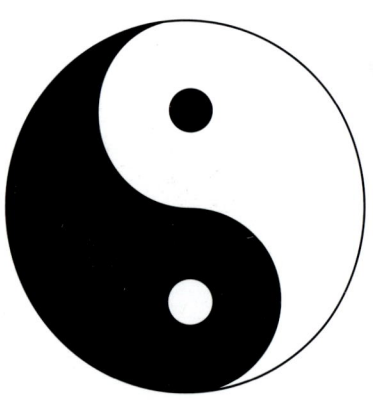

*Das dynamische Gleichgewicht
zwischen Yin und Yang in der
chinesichen Philosophie und Medizin*

Robert Tisserand

Die nächste bemerkenswerte Publikation verfaßt 1977 der junge englische Physiotherapeut Robert Tisserand: „The Art of Aromatherapy". Dieses Buch wurde im Jahr 1980 in Deutschland unter dem Titel „Aromatherapie. Heilung durch Duftstoffe" veröffentlicht. Tisserand schreibt, daß die therapeutische Wirkung bei ätherischen Ölen auf einer höheren, subtileren Ebene erfolgt als die der ganzen Pflanzen oder ihres Extraktes und daß der Einfluß auf Geist und Gemüt daher wesentlich ausgeprägter sei als in der üblichen Pflanzenheilkunde. Die Aromatherapie stehe in einem engen Zusammenhang mit den Grundprinzipien der Naturheilkunde, mit Massage, Ernährung und der gesamten Einstellung dem Leben gegenüber. Bei Tisserand kommt noch eine neue Ebene hinzu: „Womit wir uns im Grunde beschäftigen, das ist das Wesen der Dinge, das sind Vibrationen, Schwingungen … Die Grundlagen unserer Therapie sind Lebenskraft, Yin-Yang und natürliche Ernährung."

Bei Robert Tisserand trifft sich, wie schon bei Marguerite Maury, westliches mit östlichem Gedankengut. Alle bisher genannten Vertreter/innen haben eine medizinische Ausbildung und meist auch langjährige Praxis. Ich betone dies, da viele neuere und jüngere Autorinnen und Autoren weder über das eine noch über das andere verfügen.

Dietrich Gümbel

Die erste Publikation eines deutschen Autors (1984) ist die des Biologen Dr. Dietrich Gümbel: „Ganzheitsmedizinische Hauttherapie mit Heilkräuter-Essenzen".

Gümbel stellt die Verbindung zwischen bestimmten Pflanzenteilen und einzelnen Körperabschnitten beziehungsweise den menschlichen Hautschichten her und konzentriert sich auf die Hauttherapie. Er benutzt in diesem Buch den Terminus Aromatherapie für seine Arbeit nicht, sondern schafft den neuen Begriff der „Ganzheitsmedizinischen Hauttherapie".

Martin Henglein

Ein Jahr später (1985) kommt das Buch des Physiotherapeuten Martin Henglein „Die heilende Kraft der Wohlgerüche und Essenzen" heraus. Henglein schreibt im Zusammenhang mit der Aromatherapie in Frankreich, daß chronischen Leiden, funktionellen, psychosomatischen Störungen etc. kaum noch wirksam in der Arztpraxis zu begegnen sei und daß die Aromatherapie vorbeugend, ganzheitlich und regulierend neben der schulmedizinischen Therapie gute Dienste leisten könne. „Die Heilkunde vergangener Zeiten enthielt viel Wertvolles, das zum Teil wiederentdeckt wurde und zum Teil noch zu entdecken ist."

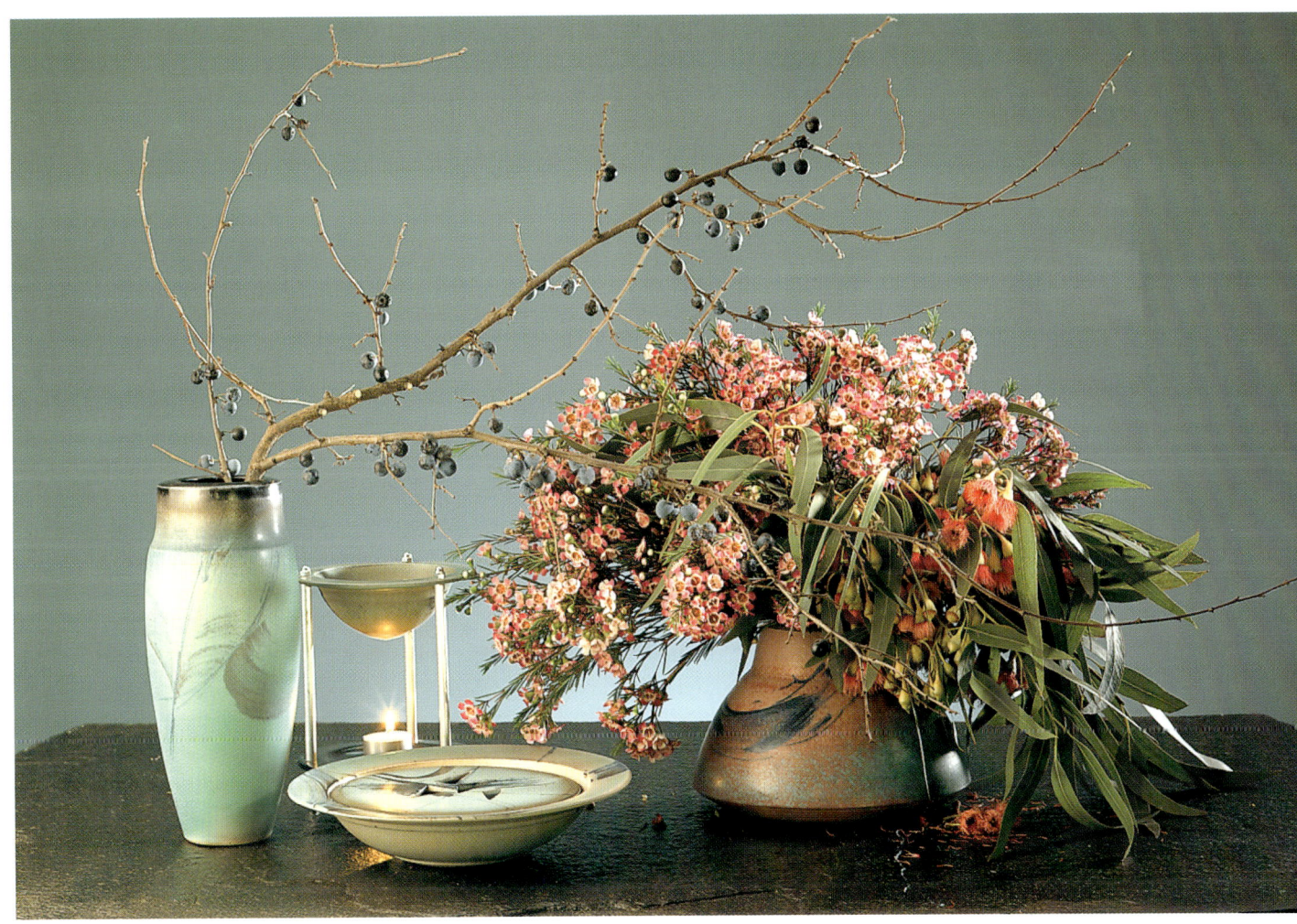

Weitere englisch-
sprachige Autorinnen

Im englischsprachigen Raum erscheinen in der Zwischenzeit die Bücher von Shirley Price (1983), Danièle Ryman (1984), Christine Stead (1986), Judith Jackson (1986) und Patricia Davis (1988).

Exemplarisch möchte ich die Definition von Patricia Davis wiedergeben. Sie besagt, daß mit dem Begriff Aromatherapie die Wissenschaft (und die Kunst) von der Benutzung pflanzlicher Essenzen bei der Behandlung von Krankheiten bezeichnet wird. Es ist eine ganzheitliche Therapie, die Geist, Seele und Körper, aber auch Lebensstil, Eßgewohnheiten, Beziehungen zur Umwelt etc. anspricht.

Susanne Fischer-Rizzi

Erste deutsche Autorin ist die Heilpraktikerin Susanne Fischer-Rizzi. In ihrem Büchlein „Dufterlebnisse" schreibt sie 1987, daß das Heilen mit den Düften von Pflanzen mehr und mehr Bedeutung gewinne und diese Therapie in der Anwendung zwar sanft, in der Wirkung aber durchschlagend sei.

„Aromatherapie, das ist das Einatmen von natürlichen Düften, Massage mit wohlriechenden Ölen, duftende Bäder und das Einnehmen der Essenzen in winzigen Mengen."

In ihrem Buch „Himmlische Düfte", das 1989 erscheint, setzt Susanne Fischer-Rizzi zwei Schwerpunkte: zum einen die Heilpraktikerin-Patientin-Beziehung (medizinisch-professionell), bei der es um die Behandlung von Krankheiten geht, auch verbunden mit der inneren Einnahme, und zum anderen um die Bedeutung von Duftstoffen für die Psyche und Spiritualität aller Menschen (volksheilkundlich-privat).

Begriffsdefinitionen

Im Rückblick auf die Entwicklung des Begriffs „Aromatherapie" zeigt sich, daß dieser Terminus überwiegend von Angehörigen medizinischer Berufe wie Ärztinnen, Heilpraktikerinnen etc. für ihre Arbeit gebraucht wird. Inwieweit eignet sich dieser therapeutische Begriff auch für die private Anwendung? Oder für den öffentlichen Verkauf von ätherischen Ölen oder synthetischen Duftstoffen in Kaufhäusern? Wird mit einem Fläschchen Orangenöl bereits „Aromatherapie" verkauft? Ist die Inbetriebnahme einer Duftlampe im Wohnzimmer bereits eine aromatherapeutische Behandlung?

Es ist sinnvoll, hier zu differenzieren. Der Terminus Aromatherapie löst zu Recht hohe Erwartungen an die Heilung von körperlichen, seelischen oder geistigen Krankheiten aus. Welche Voraussetzungen müssen hier erfüllt werden? Wer verfügt über die medizinische und aromatherapeutische Qualifikation? Welche Qualitäten von ätherischen Ölen haben heilende Kräfte? Werden dünne Taschenbüchlein dem hohen Anspruch an Aromatherapie gerecht? Ich vermisse hier das Verantwortungsbewußtsein vieler Autorinnen und Autoren ebenso wie vieler Firmen.

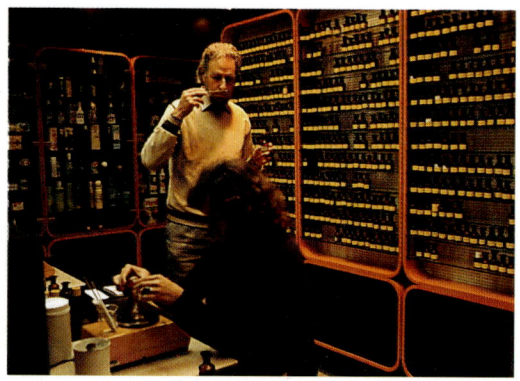

Parfümeure arbeiten überwiegend mit synthetischen Duftstoffen

Da ich um die Kraft und Macht der ätherischen Öle weiß, sie selbst erfahren habe und sehr bewußt und wertschätzend mit ihnen umgehe, möchte ich Ihnen das Thema differenziert vorstellen. Ätherische Öle eröffnen ein breites Spektrum. Je nachdem unter welchen Gesichtspunkten sie ausgewählt und im Rahmen welcher Anwendung sie genutzt werden, erfüllen sie unterschiedliche Funktionen. Sie können Arzneimittel, Kosmetikum, Geschmacks- oder Duftstoff sein.

Bislang war „Aromatherapie" eher ein Sammelbegriff beziehungsweise ein Schlagwort für jeglichen Gebrauch ätherischer Öle. Aus Gründen der Klarheit und der Eindeutigkeit wird jetzt auch in der Wortwahl unterschieden.

Ein Stichwort ist zum Beispiel die Wohnraumaromatisierung beziehungsweise etwas treffender die Wohnraumbeduftung, da der Begriff Aroma für die gleichzeitige sinnliche Erfahrung von Riechen und Schmecken steht. Die Duftlampe vermittelt jedoch ausschließlich Riecherfahrungen.

Weiter werden Begriffe wie Aromaküche, Aromapflege, Aromamassage, Aromakosmetik, Aromakunde, Aromatologie, Psycho-Aromatherapie und Duft- und Aromakultur gebraucht. Für den von mir entwickelten Beratungsansatz habe ich den Begriff der „Ganzheitlichen Duftberatung" geprägt.

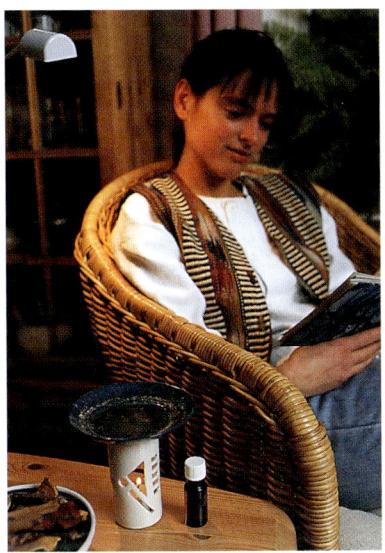

Wohnraumbeduftung mit der Duftlampe

Aromatherapie

Unter Aromatherapie verstehe ich das Heilen mit ätherischen Ölen im professionell-medizinischen Bereich. Es geht um die Behandlung von Krankheiten von Mensch und Tier in einer medizinischen Praxis oder Klinik. Aromatherapeutinnen müssen über eine Heilzulassung verfügen, umfassende Kenntnisse über die Biochemie der ätherischen Öle haben und die Interaktion von anderen Arzneimitteln mit ätherischen Ölen einschätzen können. Sie übernehmen die volle rechtliche und moralische Verantwortung für ihre Behandlung.

Inwieweit es sinnvoll ist, bei der Körperpflege und Massage von „Aroma" zu sprechen, stelle ich zur Diskussion. Der medizinische Begriff der Aromatherapie ist in sich folgerichtig, da hier auch die innerliche Einnahme, das heißt das Schmecken, integriert ist. Die Aufnahme der ätherischen Öle kann hier sowohl über die Nase und die Haut als auch über den Mund gehen.

Es ist offensichtlich: Der Begriff Aromatherapie ist für die Vielzahl der möglichen Anwendungen zu ungenau und irreführend. Die Zeit ist reif, nun zu differenzieren. Ich stelle Ihnen Definitionen vor, die sich nach vielen Diskussionen in meinen Seminargruppen herauskristallisiert haben. Jeder Begriff repräsentiert einen anderen Weg mit unterschiedlichen Voraussetzungen und eigenen Zielen.

Wohnraumbeduftung mit einem dekorativem Potpourri

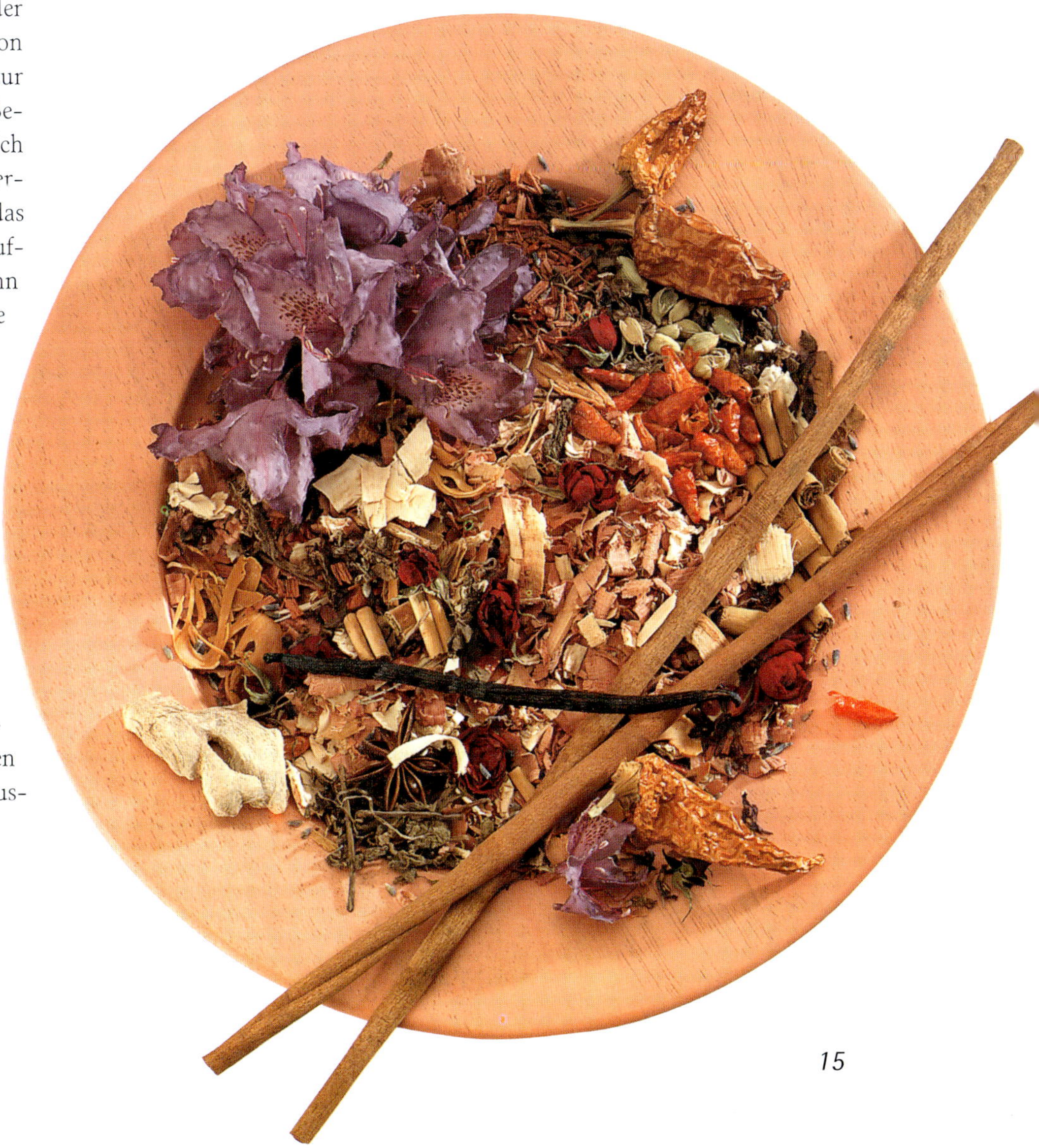

auch öffentliche Institutionen wie Universitäten dieses hochaktuelle und gleichzeitig traditionelle Thema ebenfalls behandeln würden. Aromatologie umfaßt die Forschungsarbeit mit ätherischen Ölen im Sinne von Qualitätsarbeit, Untersuchungen, biochemischen Analysen und Differenzierungen und stellt damit die gemeinsame Basis für alle Personen dar, die sich beruflich mit ätherischen Ölen beschäftigen.

Aromakunde

Aromakunde charakterisiert das wünschenswerte Allgemeinwissen über Duftstoffe. Hier wenden sich überwiegend Menschen mit gewissen Vorerfahrungen an Neueinsteigerinnen. Aromakunde umfaßt die Information über Wohnraumbeduftung, Körperpflege, Gesundheitsvorsorge, Wohlbefinden und Aromaküche für den privaten Bereich. Meist findet diese Information im Rahmen von Kursen an Volkshochschulen oder in Frauengruppen statt, wobei es für die Referentinnen bislang keine allgemeingültigen Ausbildungsstandards gibt.

Aromapflege

Aromapflege kann sowohl im privaten als auch im professionellen Bereich stattfinden. Privat umschreibt sie alle Anwendungsformen, die das Pflegen und Verwöhnen mit ätherischen Ölen beinhalten. Als professionelle Dienstleistung hat sie ihren Platz in der Schönheits-, Gesichts- und Fußpflege, zunehmend aber auch in der Kranken- und Altenpflege.

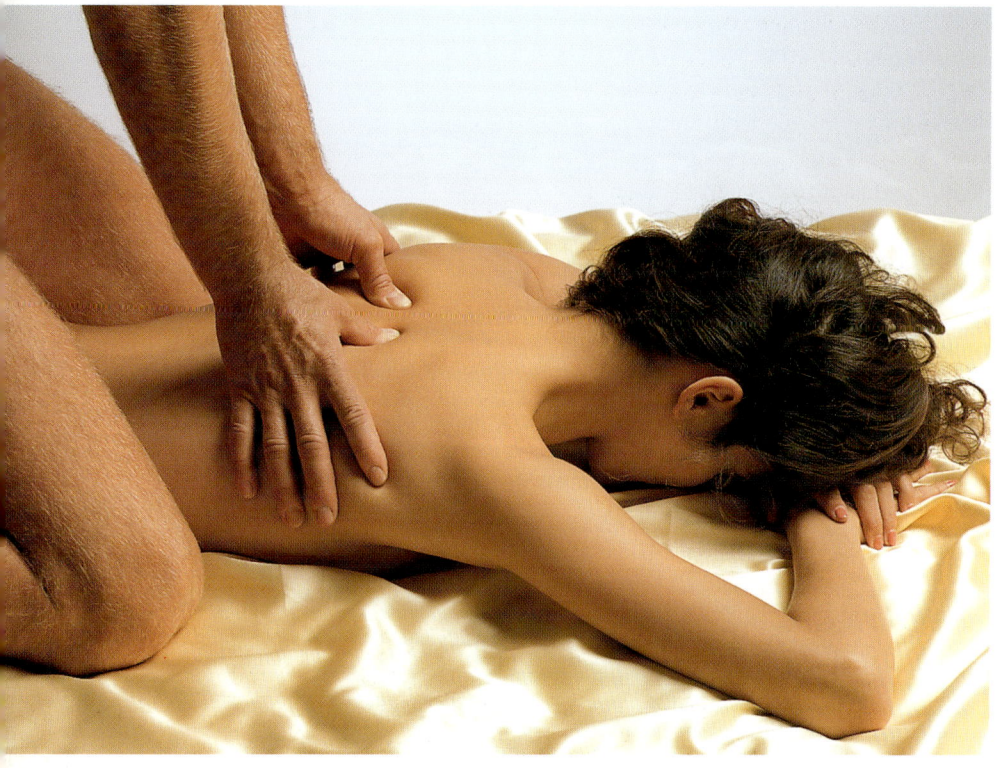

Eine liebevolle Partner-Aromamassage kann viel zu Ihrem Wohlbefinden beitragen

Aromatologie

Aromatologie ist die wissenschaftliche Lehre von den natürlichen pflanzlichen Duftstoffen. Sie umfaßt das volkskundliche und geschichtliche, das medizinische, biochemische, botanische und landwirtschaftliche Wissen. Die Aneignung der Aromatologie ist die Voraussetzung für jedes professionelle Handeln mit ätherischen Ölen. Die Aromatherapie stellt ein Anwendungsgebiet der Aromatologie dar, die professionelle Aromamassage ein weiteres. Die Vermittlung von Aromatologie findet bislang in privaten Instituten und auf Kongressen statt. Ich würde es sehr begrüßen, wenn

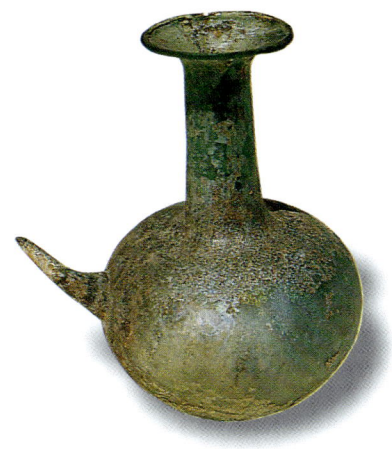

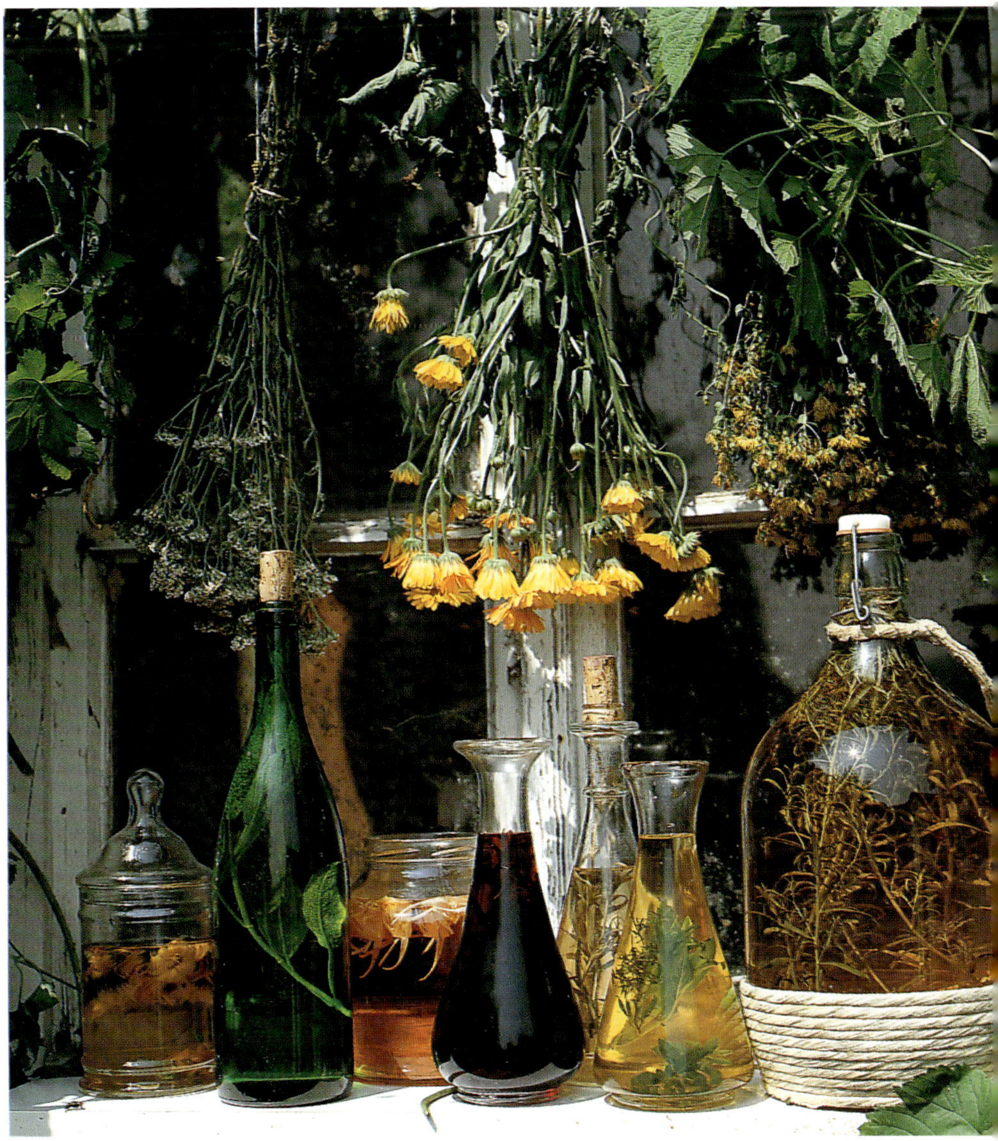

Aromamassage

Auch die Aromamassage kann sowohl einen privaten als auch einen professionellen Charakter haben. Zu Hause steht sie zum Beispiel für die sinnliche Partnermassage, die leichte Babymassage und die duftende Entspannungsmassage. In der Massagepraxis kann mit Hilfe von ätherischen Ölen besonders intensiv gearbeitet werden. Bei der Massage spielt die Auswahl von hautfreundlichen Ölen und deren gekonnter Komposition eine zentrale Rolle.

Aromaküche

Die Aromaküche hat ebenfalls eine private (die eigene Küche) und eine professionelle (Restaurant, Kantine) Seite. Sie steht für die verfeinerte, besonders vitalisierte Küche. Hier werden frische und getrocknete Kräuter durch ätherische Öle und Essenzen ergänzt.

Wohnraumbeduftung

Die Wohnraumbeduftung findet in privaten und öffentlichen Räumen statt. Als öffentliche Räume sind Foyers, Wartezimmer, Büros, Tagungsräume und Hotels interessant, um eine schöne Atmosphäre zu schaffen.

Die besonders kultivierte Form der gelungenen Wohnraumbeduftung kann eine öffentliche Duft-Session oder ein Duft-Happening sein.

Wohnraumbeduftung

Das Aroma von Kräuteressig und Speiseölen kann durch einen Tropfen ätherisches Öl intensiviert werden

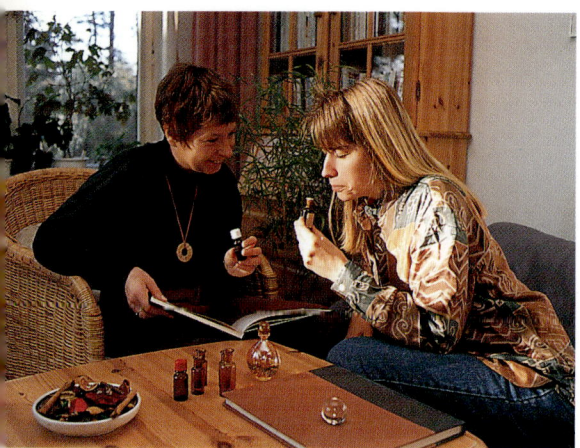

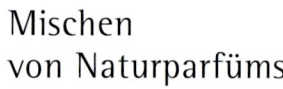

Mischen
von Naturparfüms

Das Mischen von Naturparfüms ist im kleinen, einfachen Stil (siehe Seite 125-131) möglich, wenn gewisse Grundregeln berücksichtigt werden. Große, raffinierte Kompositionen sind jedoch Kunstwerke, die sehr viel Kreativität, Wissen und Erfahrung voraussetzen.

Duftberatung

Mein Ansatz der Duftberatung umfaßt die Information von Interessentinnen, Kundinnen und Klientinnen im Sinne einer Vorauswahl, einer Hilfestellung zur Auswahl von ätherischen Ölen für den persönlichen Gebrauch. Die geschulte Duftberaterin unterstützt bei der Auswahl, informiert über Anwendung und Dosierung, berichtet von eigenen Erfahrungen, beantwortet Fragen und zeichnet Chancen und Grenzen für den Umgang mit ätherischen Ölen auf. Dabei ist die jeweilige Interessenslage der Kundin entscheidend. Individuelle Duftberatungen finden häufig im Rahmen eines Fachgeschäftes (Duftladen, Naturkostladen, Reformhaus) statt, das sich durch eine kompetente Beratung und ein breites und gleichzeitig hochwertiges Sortiment auszeichnet. Gleichzeitig ist eine Duftberatung Voraussetzung für eine Behandlung mit ätherischen Ölen.

Die Form der psychologisch orientierten Duftberatung im Rahmen einer psychologisch-pädagogischen Praxis kann die Persönlichkeitsentwicklung der Klientin wesentlich unterstützen und stellt den Übergang zur Psycho-Aromatherapie dar.

Das Schaubild Seite 19 zeigt die Gesamtheit der Aktivitäten im privaten und professionellen Bereich auf. Die Tabelle Seite 20/21 formuliert die verschiedenen Arbeitsfelder mit ätherischen Ölen.

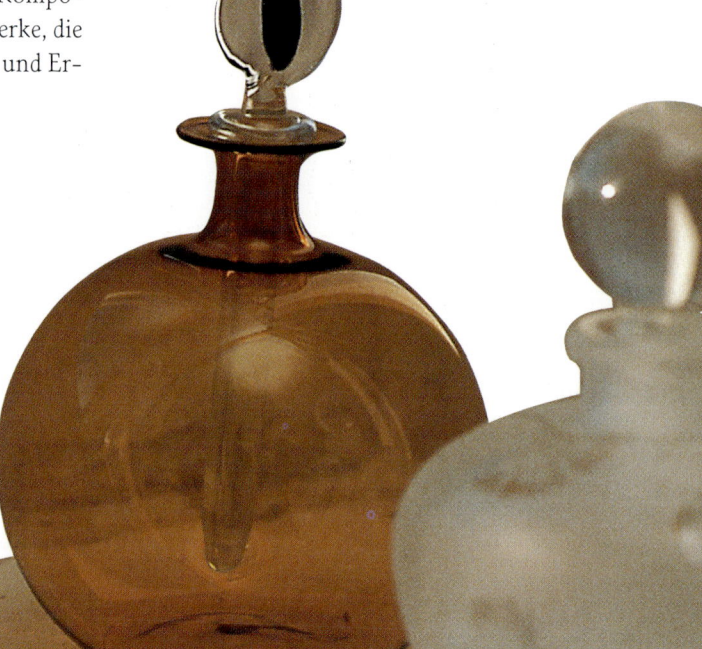

Mögliche Anwendung
ätherischer Öle
im privaten und
professionellen Bereich

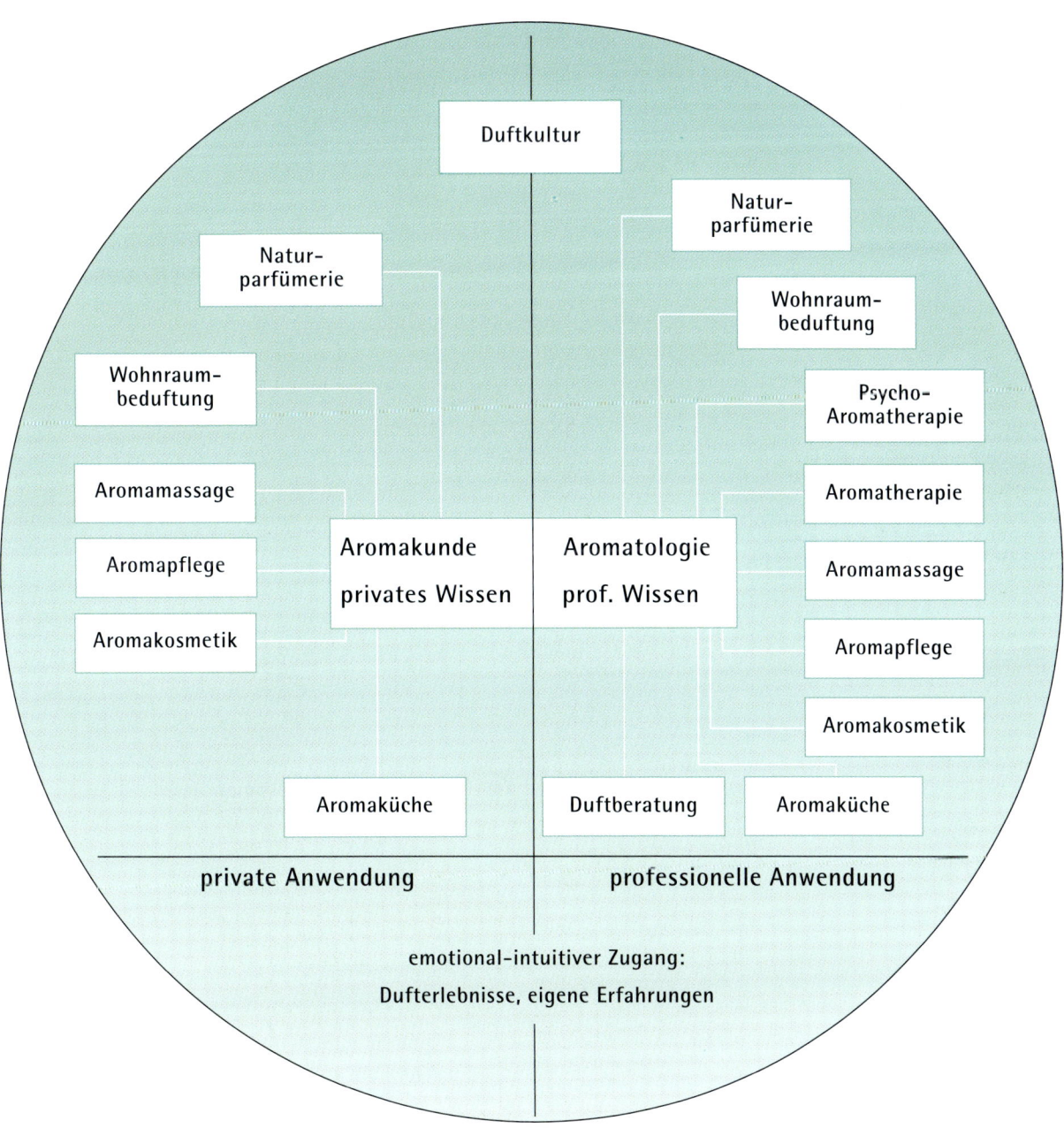

Arbeitsfelder mit ätherischen Ölen

Begriff	Grundqualifikation	Haupttätigkeit	Ort
Aromatherapie	Arzt/Ärztin, Heilpraktiker/-in	Krankheiten behandeln, heilen	Klinik, Praxis
Psycho-Aromatherapie	Psychologie-/Pädagogikstudium, Sozialarbeiter/-in, Sozialpädagog/-in	Hilfestellungen in Krisensituation, therapeutische Gespräche	Klinik, Praxis, Psychiatrie
Aromatologie	Biologe/-in, Arzt/Ärztin, Heilpraktiker/-in, Chemiker/-in, Apotheker/-in, Destillateur/-in, Großhändler/-in	Wissen an Profis vermitteln, Facts	Kongresse, Ausbildungen, Arbeitsgruppe, Vorträge
Aromakunde	private Referentin/privater Referent	Nützliches an Privatpersonen vermitteln, Infos	VHS, Frauengruppen, Wochenendkurse
Duftberatung	Ladnerin, Masseurin, Kosmetikerin	über Düfte beraten, Auswahl, Anwendung, Dosierung, Erfahrungen	Laden, Praxis, Studio
Aromapflege	Privatperson oder Kranken- und Altenpfleger/-in, Hebamme und Krankenschwester	sich und andere pflegen, unterstützend behandeln	zu Hause oder Heim, Praxis, Krankenhaus
Aromakosmetik	Privatperson oder Kosmetiker/-in	pflegen kosmetische Behandlung	zu Hause oder Praxis/Studio
Aromamassage	Privatperson oder Masseur/-in	pflegen und verwöhnen, massieren und verwöhnen	zu Hause oder Heim/Praxis
Aromaküche	Privatperson oder Koch/Köchin	Speisen und Getränke aromatisieren und verfeinern	zu Hause oder in der Gastronom
Wohnraumbeduftung	Privatperson oder Bedufter/-in	Atmosphäre schaffen, „zaubern"	zu Hause oder in der Gastronom Hotels, Tagungen Schulen
Naturparfümerie	Privatperson oder Naturparfümeur/-in	sich und andere beduften	zu Hause, Praxis
Duftkultur	Duftkünstler/-in	Sinneswahrnehmungen inszenieren	Theater, Museum Konzertsaal

rt der Anwendung	Art der Auswahl	Laie	Zusatzqualifikation
Nase – Haut – Mund – Anus	freie Auswahl, totale Verantwortung	auf keinen Fall	ja
Nase und Haut	Auswahl je nach Klientin, hohe Verantwortung	nein	ja
eine direkte Anwendung ibers Ohr, Auge und Nase erfahren)	Auswahl je nach Klientin, hohe Verantwortung	nein	ja
eine direkte Anwendung ibers Ohr, Auge und Nase erfahren)	kinder- und familienfreundliche Auswahl, hohe Verantwortung, hautfreundlich	teils	teils
onkrete und direkte Anwendung, nfos	kundenfreundlich, individuell, keine toxischen oder problematischen Öle	nein	ja
Nase und Haut, ußerliche Anwendung	hautfreundlich, keine toxischen oder problematischen Öle	ja nein	nein ja
Nase und Haut, ußerliche Anwendung	hautfreundlich, keine toxischen oder problematischen Öle	ja nein	nein ja
Nase und Haut, ußerliche Anwendung	hautfreundlich, keine toxischen oder problematischen Öle	ja nein	nein ja
Gaumen und Nase	mund- und magenfreundlich, keine toxischen oder problematischen Öle	ja nein	nein ja
Nase	gruppenfreundlich, keine toxischen oder problematischen Öle	ja nein	nein ja
Nase und Haut	hautfreundlich, keine toxischen oder problematischen Öle	ja nein	nein ja
ber die Nase, kombiniert nit anderen Sinnen	Auswahl je nach Klientel, keine toxischen oder problematischen Öle	nein	ja

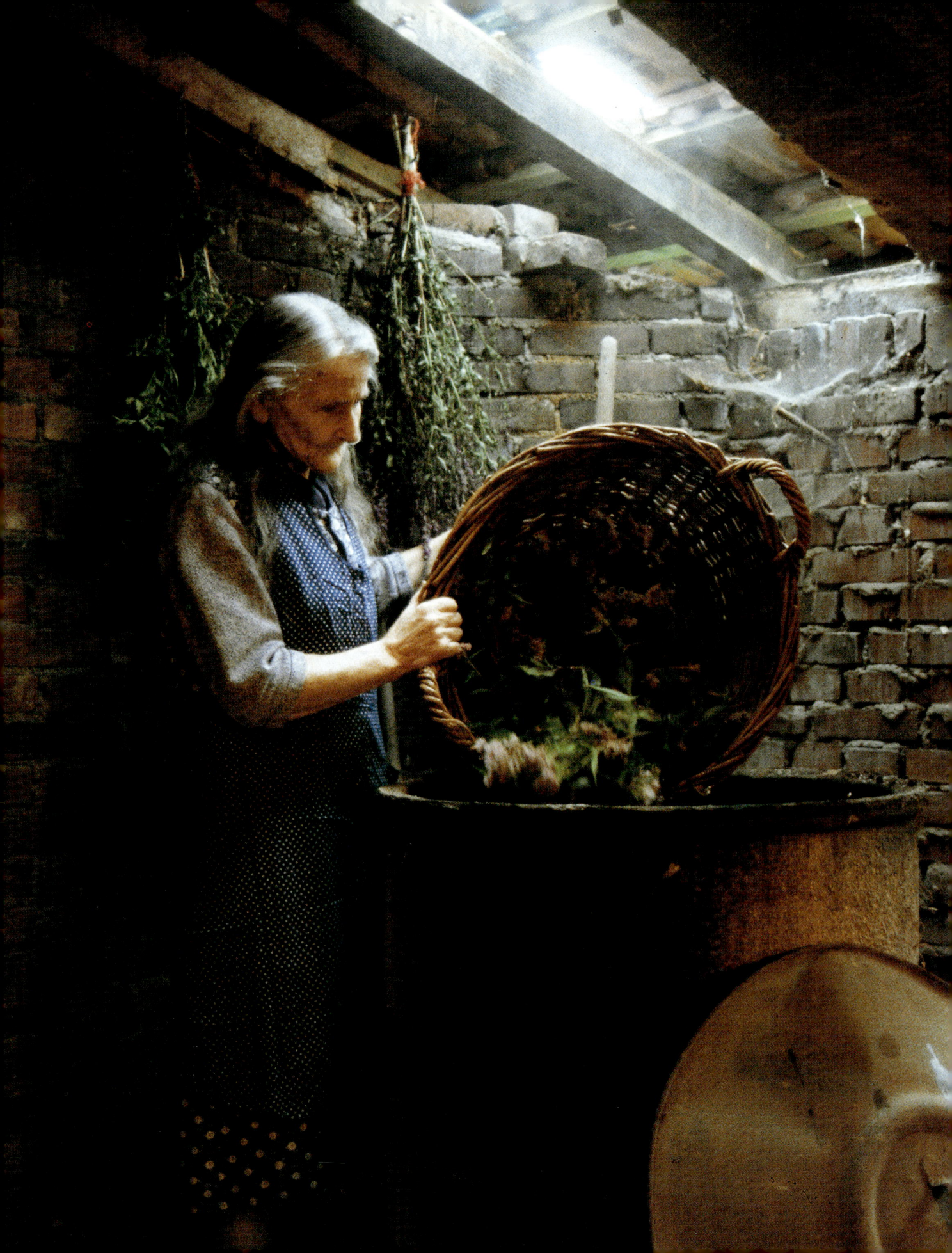

Die ganzheitliche Duftberatung

Müsset in Natur betrachten,
immer eins und alles achten,
nichts ist drinnen, nichts ist draußen,
denn was drinnen ist, ist außen.

Johann Wolfgang von Goethe

Warum „ganzheitliche" Duftberatung?

Aufgaben

Die ganzheitliche Duftauswahl und Duftberatung berücksichtigt alle Faktoren der menschlichen Gesundheit. Ätherische Öle sind ein kräftiger Stimulus in diesem Gefüge. Sie sind wertvolle Wegbegleiter, wenn der Kontext stimmt und wenn andere Faktoren die Wirkung nicht aufheben oder stark beeinträchtigen. Viele Menschen fühlen sich von Düften sehr angesprochen. Sie spüren, daß Düfte etwas Ursprüngliches, Archetypisches in ihnen reaktivieren.

Die ganzheitliche Duftberatung umfaßt die aktive Unterstützung von Klientinnen und Kundinnen bei der zielgerichteten, verantwortungsbewußten und individuellen Auswahl, Anwendung und Dosierung von natürlichen pflanzlichen Duftstoffen und dient der Gesundheitsvorsorge sowie der Förderung von Lebensfreude und Lebensqualität.

Die ganzheitliche Duftberatung verfolgt in keinem Fall das Ziel, einen Besuch bei der Ärztin, Heilpraktikerin oder Psychologin ersetzen zu wollen. Ihre Aufgabe darf niemals in der Behandlung von ernsthaften Krankheiten und Notfällen liegen!

Dieses Buch gibt eine allgemeine Duftberatung in schriftlicher Form. Bitte treffen Sie eigenverantwortlich die individuelle Endauswahl. Mit weiteren Fragen können Sie sich dann an Duftberaterinnen und Aromatherapeutinnen oder gerne auch an mich wenden.

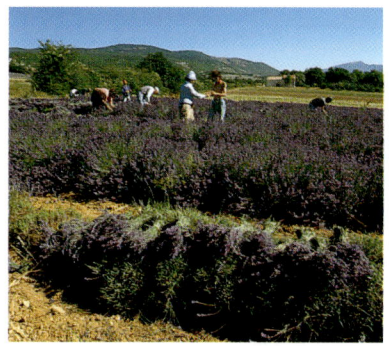

Begriffsdefinition

Ich habe den Terminus „ganzheitliche Duftberatung" für meine Arbeit aus folgenden Gründen geprägt:

● Der Begriff „Beratung" steht für die verbale Kompetenz, einerseits die Bedürfnisse der Klientin zu verstehen und zu formulieren und andererseits Informationen und Erfahrungen zu vermitteln.

Lavendelernte mit der Sichel (Foto rechts) und geschnittener Lavendel (Foto unten)

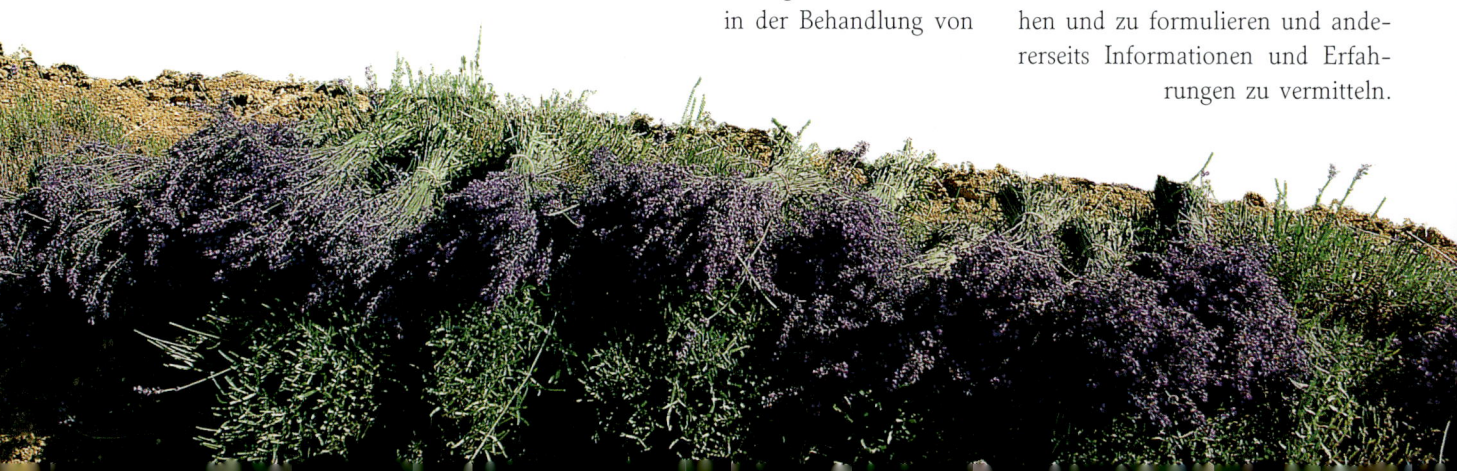

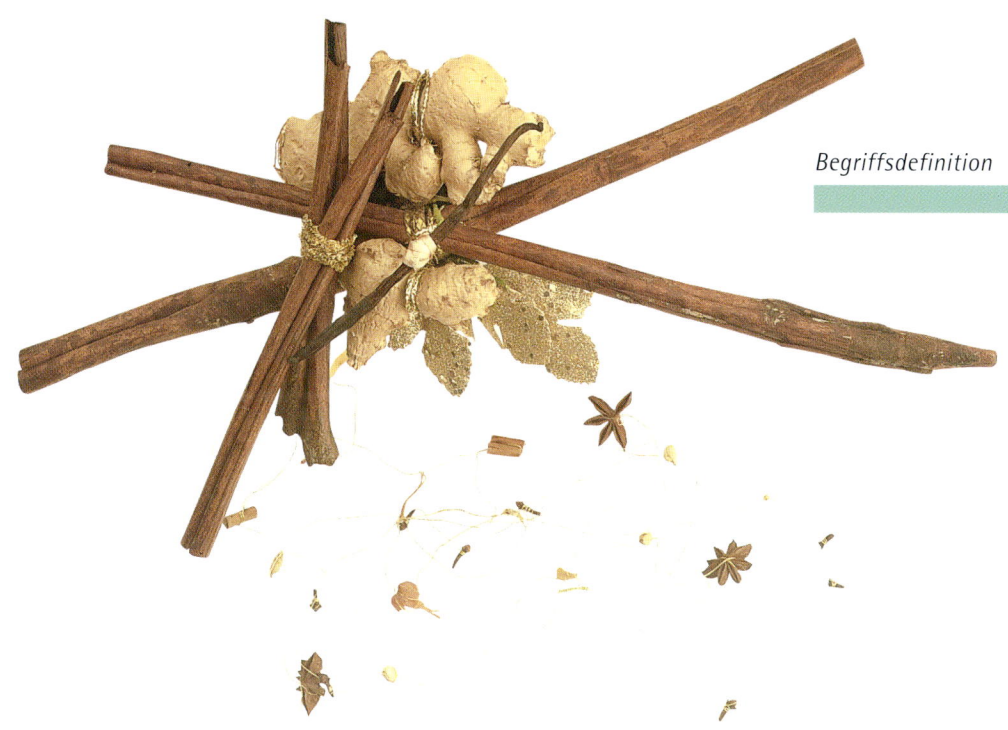

● Die Bezeichnung „Duft" umfaßt hier die Vielzahl an natürlichen pflanzlichen Duftstoffen in reiner Form und in guter Qualität. Dazu zählen die Grundstoffe wie ätherische Öle, Essenzen und Absolues, die Hydrolate.

Hinzu kommen Trägeröle und fertige Produkte wie gute Massageöle, konsequente Naturkosmetik, Naturparfums und natürliche Potpourris. (Auf die Grundstoffe gehe ich auf Seite 132-139 ausführlich ein. Ausführlichere Hinweise für die Anwendung und Komposition finden Sie auf Seite 132-145.)

● Das Adjektiv „ganzheitlich" steht für den bewußt hohen Anspruch, den Menschen als Einheit von Körper, Seele und Geist wahrzunehmen. Um diesem Anspruch tatsächlich gerecht zu werden, gilt es, die eigene Basis kontinuierlich zu erweitern. Hierzu gehören große Bereiche der Medizin, der Psychologie, der Philosophie und der Religion(en).

Sowohl die Stärken als auch die Schwächen der Schulmedizin müssen realisiert werden, ebenso wie die Stärken und Schwächen der Komplementärmedizin. Beide stehen in der Gefahr, einseitig zu sein, dem Menschen in seiner Ganzheit nicht gerecht zu werden.

Außerdem fordert der ganzheitliche Anspruch dazu auf, global zu denken, ökologische, wirtschaftliche und politische Bedingungen zu reflektieren und die Verantwortung für unser Handeln bewußt zu übernehmen. Die Begriffe „Ganzheit" und „Gesundheit" haben einen engen inneren Kontext. Das englische „whole" (ganz) und „hale" (gesund) haben die gleiche Wurzel. Daher steht die „ganzheitliche Duftberatung" auch für eine spezialisierte Form von Gesundheitsberatung.

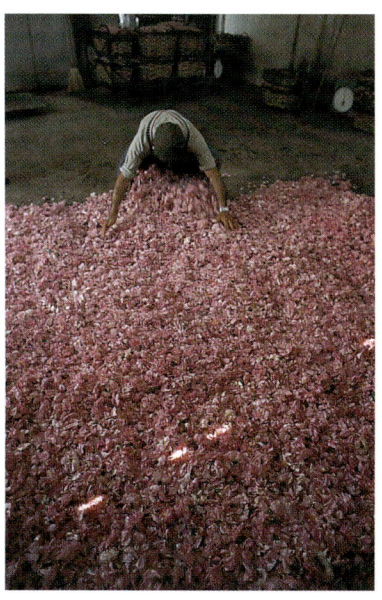

Rosenblätter werden zum besseren Trocknen aufgeschüttelt

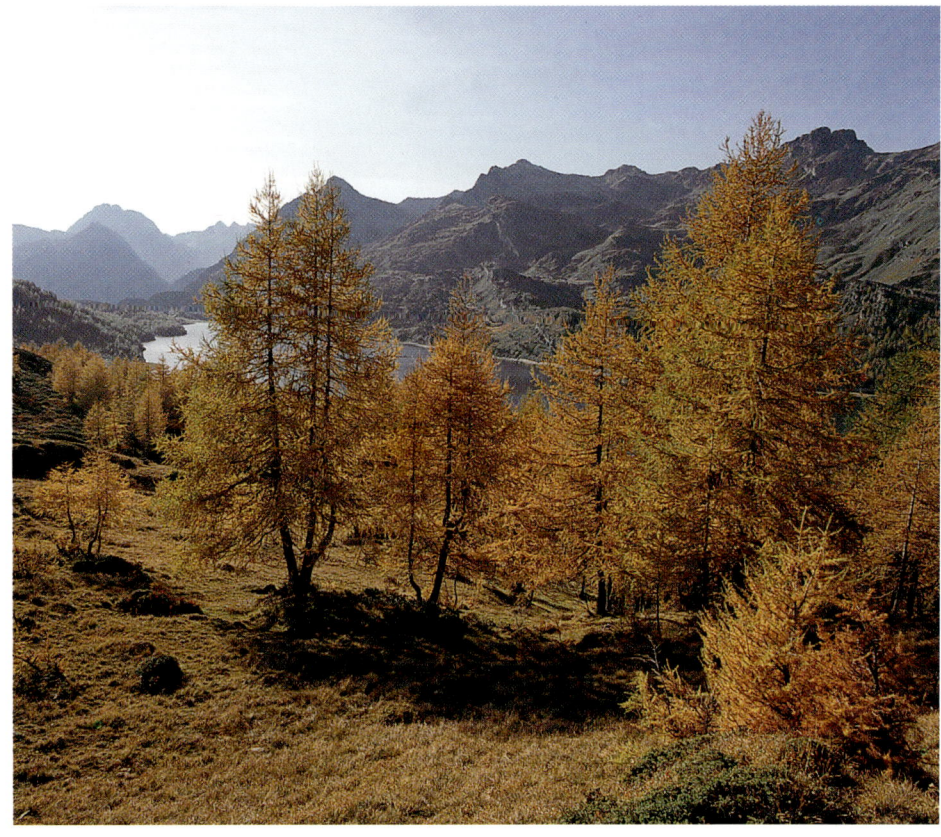

Herbststimmung im Gebirge.
Die Nadeln der Lärchen haben sich
bereits golden gefärbt

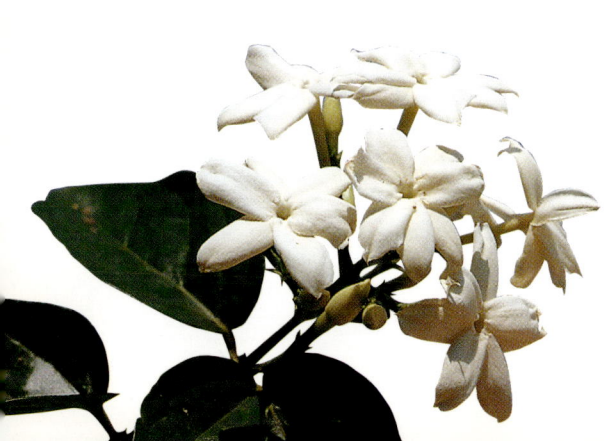

Wege
zum Thema „Duft"

Zum Duft führen zwei wesentliche Zugänge: der seelisch-intuitive und erlebnisorientierte und der rationale, wissensorientierte Zugang. Beide Wege ergänzen, ja vervollständigen sich geradezu.

Die Aussage „Ich habe das Gefühl, daß mich dieser Duft gerade erdet" hat eine hohe private Bedeutung, läßt sich aber nicht ohne weiteres auf andere Menschen und andere Situationen übertragen. Ähnlich begrenzt ist die Aussagekraft der Information: „Das ätherische Vetiveröl

wird aus den Wurzeln einer subtropischen Grasart gewonnen." Ohne das sinnliche Erleben und Erfahren dieses Duftes ist die Wahrscheinlichkeit groß, daß die Information in Vergessenheit gerät. Wenn aber das spezifische Wesen eines Duftes deutlich erkennbar ist, können die Anwendungsmöglichkeiten weitgehend selbständig abgeleitet werden.

Beide Zugänge gehören zusammen: das erdende Erlebnis und die Information um den Pflanzenteil Wurzel. Erst wenn beides in unserem Gehirn abgespeichert ist, können wir wieder darauf zurückgreifen.

Das sinnliche Dufterlebnis wird in der rechten Gehirnhälfte, das kognitive Wissen in der linken Gehirnhälfte „abgelegt" – und die Ganzheit zeichnet sich erst durch die Integration beider Hälften aus. Erlebnisse möchten strukturiert und Struktur möchte mit Leben erfüllt werden. Das ist das Prinzip von Yin und Yang, Form und Inhalt, Materie und Geist.

Bei der Erarbeitung eines Duftes wende ich mich ihm zunächst recht intuitiv über das Riechen und Erriechen zu, male Bilder, reale und fiktive, notiere Assoziationen und suche nach passenden Begriffen. In einem zweiten Schritt schlage ich in einigen zentralen Büchern nach und vergleiche die verschiedenen Aussagen miteinander. Manche meiner Erfahrungen finde ich dann in der Literatur wieder, andere entdecke ich ganz neu, und manche widersprüchlichen Aussagen klären sich durch den eigenen Zugang.

Ich schlage Ihnen den gleichen Weg vor! Beginnen wir mit dem Zugang über die eigene Nase.

Der emotionale Zugang: die Dufterlebnisse

Düfte – Erfahrungen – Stimmungen – Assoziationen

Können Sie sich an den Duft eines Kindergeburtstages erinnern? Oder sich einen Waldspaziergang duftend vergegenwärtigen? Wie roch der erste Freund, die erste Freundin? Welchen Geruch hatte die Schule? Wie duftet Urlaub?

Erfahrungen und Erlebnisse sind eng mit Düften verknüpft, im positiven wie im negativen Sinn. Diese Verbindung ist sehr stabil und kann, wenn überhaupt, nur durch systematisches Umlernen neu geschaffen werden.

Das ist für mich auch ein wichtiger Hinweis darauf, daß wir uns und andere niemals mit einem Duft „bombardieren" sollten, da sonst eine Barriere errichtet und dieser Duft für lange Zeit, vielleicht für immer, abgelehnt wird.

Die interessante Information dieser Duftnote können wir dann nicht mehr aufnehmen. Sie bleibt uns verschlossen, selbst wenn sie für uns sehr hilfreich wäre.

Mit Düften und Erlebnissen verbinden sich unterschiedliche Stimmungen. Hier liegt eine Wechselwirkung vor: Die vorhandene Stimmung wirkt sich auf das Dufterlebnis aus, und der Duft beeinflußt unsere Stimmung.

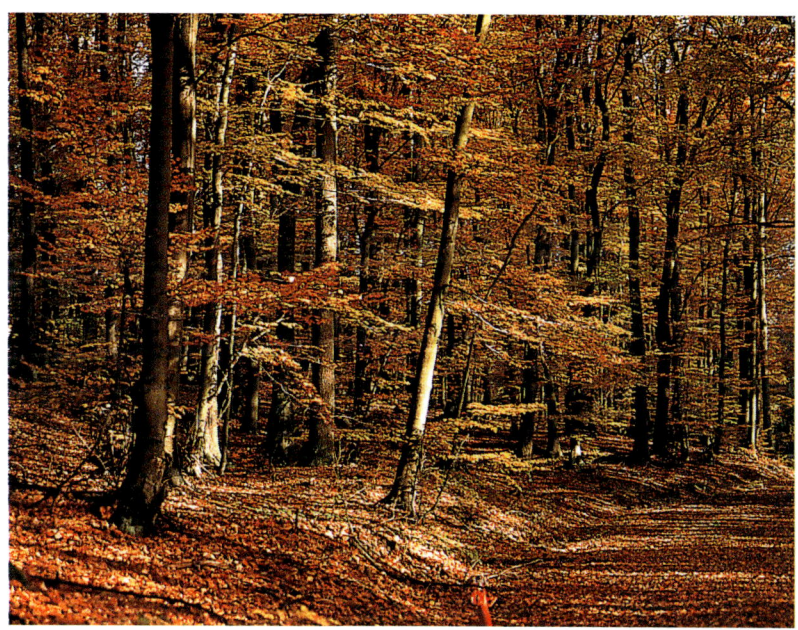

Stellen Sie sich folgende Situation vor: Es ist Sommer und drückend heiß. Sie suchen zur Erfrischung einen kühlen, anregenden Duft. Das einzige Fläschchen, das gerade greifbar ist, enthält ein Zimtrindenöl. Die Wahrscheinlichkeit ist sehr gering, daß der warme, tropische Zimtduft Ihnen in der jetzigen Situation und mit Ihrem aktuellen Bedürfnis gefällt, denn Erfrischung kann er nicht geben.

Anders wurde es sich verhalten, wenn Sie die Wärme und Fülle des Sommers genießen, dieses Lebensgefühl auskosten und noch unterstreichen möchten. Dann könnte der Zimtduft „das gewisse Etwas", die Krönung des „tropischen Feelings" sein.

> **Leitsatz**
>
> *Keine Duftprovokationen, auch keine versteckten, weder gegenüber sich selbst noch gegenüber anderen! Die Provokation kann in der falschen Auswahl des Duftes, in der zu starken Dosierung oder am ungünstigen Zeitpunkt liegen.*

Das allopathische und das homöopathische Prinzip

Es gibt zwei gegensätzliche Prinzipien: das allopathische (Allopathie: Heilverfahren, das Krankheiten mit entgegengesetzt wirkenden Mitteln zu behandeln versucht) und das homöopathische (Homöopathie: Heilverfahren, bei dem Kranke mit solchen Mitteln in hoher Verdünnung behandelt werden, die in größerer Menge bei Gesunden ähnliche Krankheitserscheinungen hervorrufen). Die Schulmedizin, die Pflanzenheilkunde und die Verhaltenspsychologie verfolgen meist das allopathische Prinzip, indem sie eine Gegenbewegung einleiten. Dies hat den Vorteil, daß rasch größerer Schaden abgewendet werden kann und die Patientin erst einmal wenig Eigenleistung erbringen muß. Der Nachteil kann darin liegen, daß die wirkliche Ursache der Erkrankung, die Psychologie spricht hier vom „Schatten", nicht beleuchtet und aufgearbeitet wird. Das allopathische Prinzip ist somit symptomorientiert und darin recht erfolgreich. Die Stärken des homöopathischen Prinzips liegen in der Aufarbeitung, in der „Integration" des Schattens. Als nachteilig wird hier von einer ganzen Reihe von Menschen die längere Dauer und die damit verbundene Eigenarbeit im Sinne einer Lebens- und Einstellungsveränderung empfunden.

Die bisherigen Ansätze in der Aromatherapie gehen eher von der Gegenbewegung aus, das heißt, sie verfolgen einen allopathischen Ansatz, sie formulieren das oder die Gegenmittel.

Der Gong als Symbol des Mitschwingens

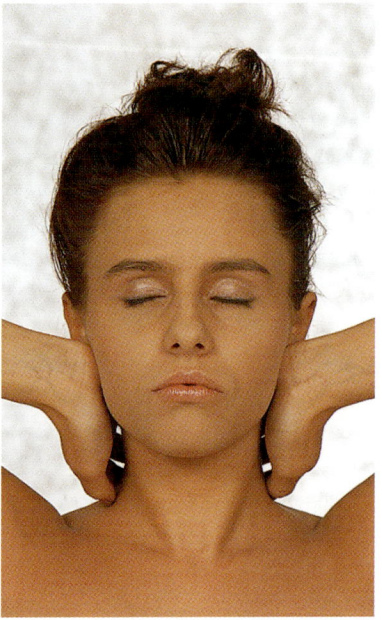

Zentral bei der Duftauswahl ist somit die Frage, ob wir den Gegenpol suchen oder mitschwingen möchten. Brauche ich einen anderen Impuls, oder möchte ich meine gegenwärtige Situation unterstreichen und erleben? Möchte ich gegenschwingen oder möchte ich mitschwingen?

Diese Frage führt zur Grundsatzentscheidung für die gesamte Heilkunde und für alle Therapieformen. Sie gilt zum Beispiel auch für die tägliche Ernährung und für die Farbauswahl unserer Kleidung.

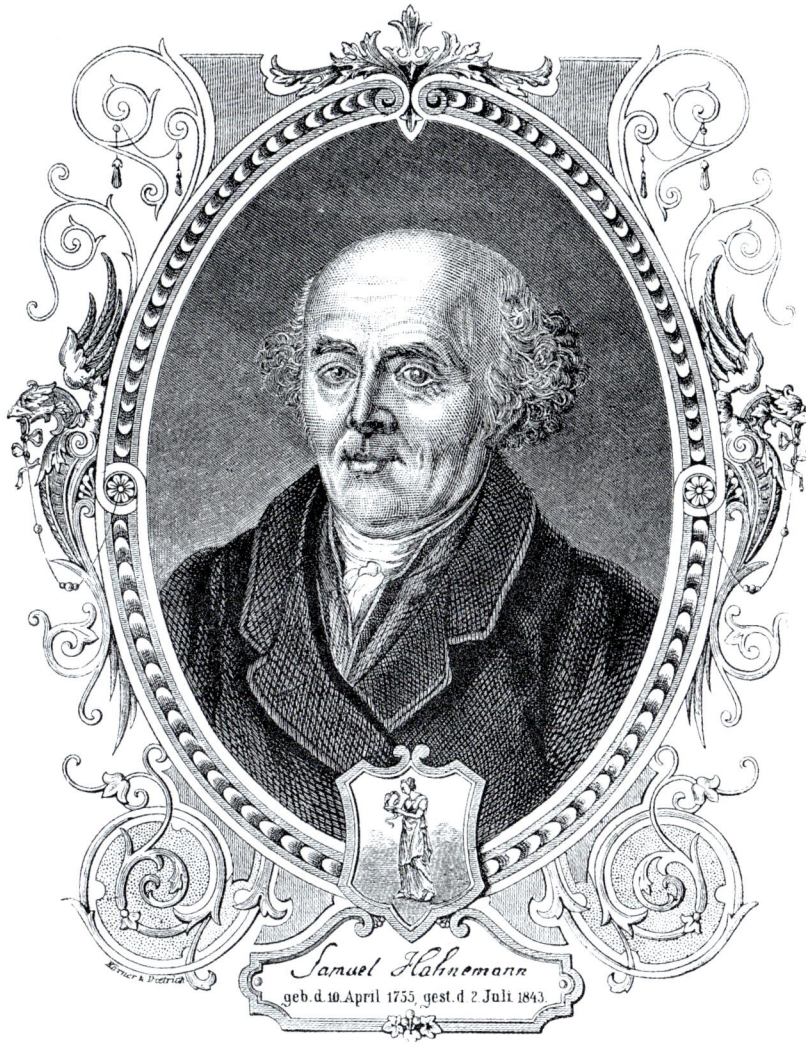

Samuel Hahnemann
geb. d. 10. April 1755, gest. d. 2 Juli 1843

*Samuel Hahnemann (1755 – 1843) gilt
als Begründer der Homöopathie*

kräftig widersprechen kann. Im optimalen Falle stellt eine gelungene Komposition eine Synergie dar, das heißt, das Wesen und die prozentualen Anteile eines jeden Öles sind sehr harmonisch auf jeden anderen Bestandteil abgestimmt, es ist ein Gesamtkunstwerk. Dies gelingt aber nur, wenn der spezifische Charakter jeder einzelnen Duftnote erkannt und integriert werden kann.

Kein ätherisches Öl ist durch ein anderes vollkommen austauschbar und genausowenig lassen sich Erfahrungen und Informationen eines Menschen auf den anderen vollkommen übertragen. Die Tatsache, daß zum Beispiel eine dunkelhaarige Frau mit dunkler Haut ein bestimmtes ätherisches Öl in einer Hautanwendung verträgt, läßt sich nicht zwangsläufig auf die meist sensiblere Haut einer rothaarigen, hellhäutigen Frau übertragen.

Ähnlich verhält es sich auf der psychischen Ebene: Wenn zum Beispiel meine Freundin Muskatellersalbei schätzt, bedeutet dies noch lange nicht, daß auch ihr Partner diesen Duft mag. Vielleicht empfindet er ihn sogar als störend. Dieses Beispiel veranschaulicht gleichzeitig den Einfluß von Dufterlebnissen auf die Stimmung. Durch die richtige Auswahl kann eine schöne Stimmung „gezaubert", durch die falsche Duftauswahl Irritationen vermittelt oder eine angenehme Stimmung zerstört werden.

Die bewußte Auswahl des Öls

Wann aber paßt welches ätherische Öl für welchen Menschen in welcher Situation? Und wann eignet es sich für wen nicht? Ähnliche kausale „Verschreibungen" nach dem beliebten Muster „Wenn – dann" finden sich in manchen Büchern selbst für Symptome, wie zum Beispiel Eifersucht.

Aber wem werden solche „Einbahnstraßen" gerecht? Hier wird weder der hohe subjektive Faktor berücksichtigt noch die Vielzahl an objektiven Faktoren.

Jedes ätherische Öl ist in sich sehr vielschichtig, es hat unterschiedliche Schwerpunkte, die sich in seinen Duftebenen, in seiner Biochemie und in seinem Wirkungsspektrum ausdrücken.

Unspezifische eindimensionale Aufzählungen und Zuordnungen können Laien dazu verleiten, alle scheinbar möglichen Duftrichtungen miteinander zu kombinieren. Dabei wird übersehen, daß die verschiedenen Duftstoffe in den Mischungen eine spezifische Reaktion miteinander eingehen, sich manches aufheben kann, anderes sich gegenseitig verstärken oder sich auch

29

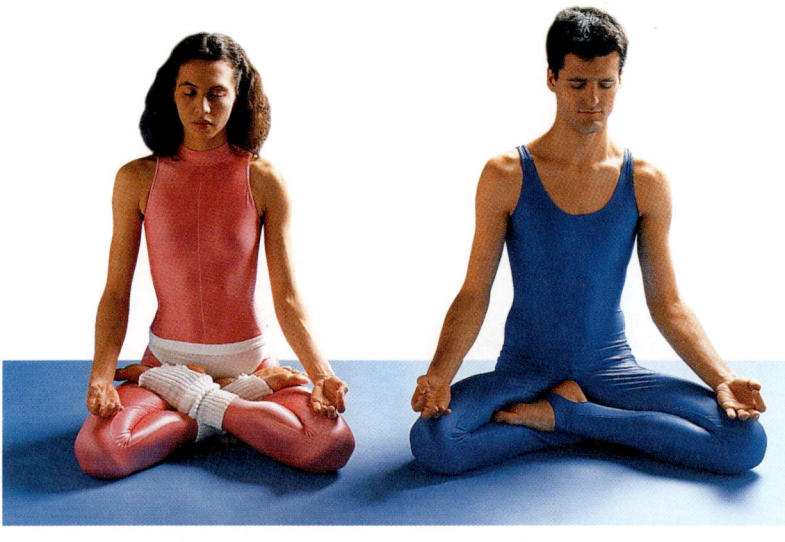

Beachtung der momentanen Befindlichkeit

Die individuelle Duftauswahl setzt damit die bewußte Wahrnehmung des eigenen „Gestimmtseins", der momentanen Befindlichkeit voraus. Wie fühle ich mich jetzt? Wie geht es mir? Möchte ich diese Stimmung unterstreichen und vertiefen, leicht modifizieren oder mir durch einen kräftigen Gegenimpuls eine „Gegenwelt" schaffen?

Beide Möglichkeiten haben ihre Bedeutung und Berechtigung. Wenn

Die innere Mitte in der Meditation finden (Foto oben rechts).
Beim Baden können Sie die Seele baumeln lassen (Foto unten)

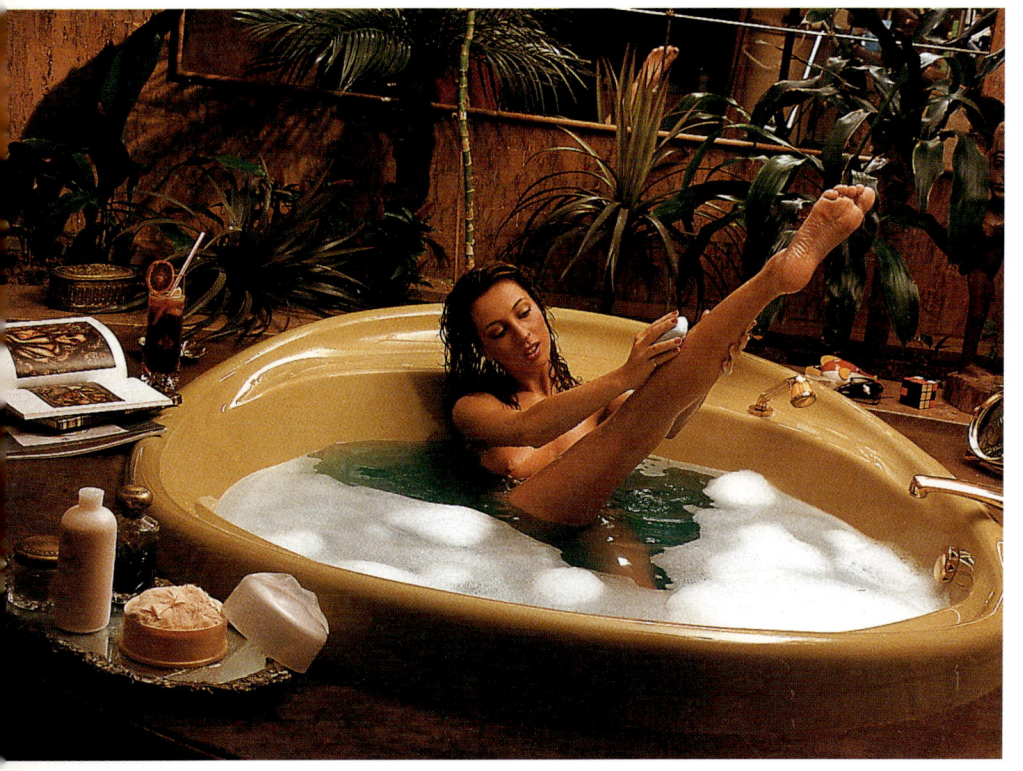

Sie gerade müde sind, können Sie bewußt entscheiden, ob Sie sich mit frischen Düften aktivieren möchten oder sich zugestehen können, daß heute eher „Schongang" und Erholung angesagt ist. Dann macht ein entspannendes Öl in der Duftlampe und im Badewasser mehr Sinn. Sie allein entscheiden situativ, individuell und eigenverantwortlich.

Nach meiner Beobachtung allerdings liegt der Vorteil des Gegenschwingens mehr in der einmaligen und kurzfristigen Anwendung: Ich bin sehr müde, muß aber in einer halben Stunde ein Seminar leiten. Also entscheide ich mich jetzt für einen Muntermacher und erst nach getaner Arbeit für etwas, das einen wohligen Feierabend verspricht. Für das nächste Seminar hilft vielleicht ein besseres Zeitmanagement.

Der Vorteil des „homöopathischen" Mitschwingens nach dem Motto „Gleiches mit Gleichem" liegt in der langfristigen Anwendung. Wenn ich feststelle, daß ich in letzter Zeit häufig müde und unkonzentriert bin, kann dies ein wichtiger Hinweis meines Körpers sein, daß er jetzt mehr Ruhe und Erholung braucht. Diese Ruhephasen lassen sich zum Beispiel durch eine geeignete Auswahl an ätherischen Ölen, Musik und Farben vertiefen. Vielleicht bietet sich aber auch ein Ortswechsel an, vielleicht ein klärendes Gespräch, eine andere Ernährung, mehr Bewegung, mehr Schlaf …

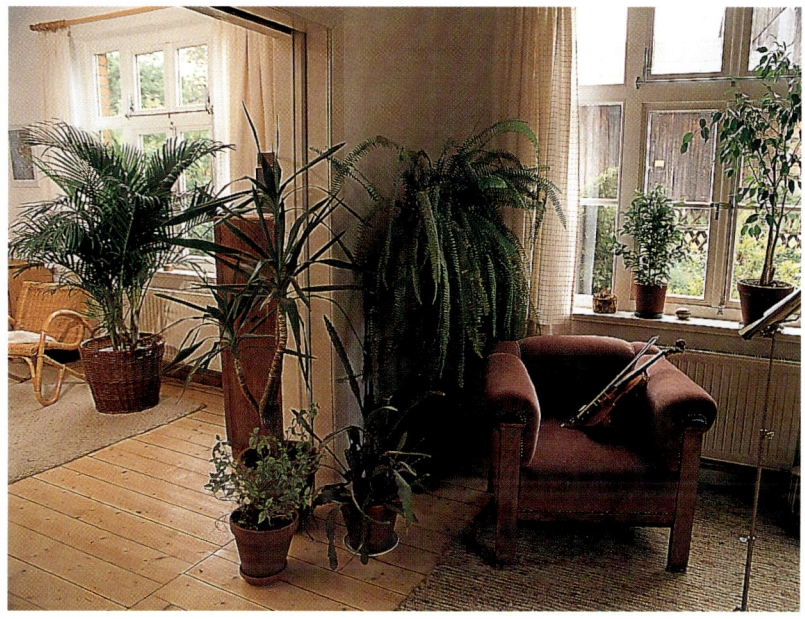

Düfte ...

Wahrnehmungskanäle

Neben dem Riechen (siehe die Seiten 33–35 und Seite 118/119) stehen uns weitere vier Wahrnehmungsmöglichkeiten zur Verfügung: das Sehen, das Fühlen und Spüren, das Hören und das Schmecken.

Im Normalfall haben wir alle fünf Sinne „beieinander", manchmal aber verfügen wir sogar über einen „sechsten Sinn". Und dennoch beschränken sich die meisten Menschen unbewußt auf nur ein bis zwei „Lieblingssinne" – sie nehmen damit die Realität nur ausschnittweise wahr. Welcher ist Ihr Lieblingssinn? Und welche Sinne könnten Sie zugunsten einer ganzheitlicheren Wahrnehmung schulen und auch verfeinern?

Je mehr Wahrnehmungskanäle uns offenstehen, desto vielfältiger gestalten sich unsere Lebens- und Erlebensmöglichkeiten in unserer Arbeit und im Privatleben. (Unsere Gesell-

schaft ist sehr augenbetont; das bedeutet, daß der visuelle Wahrnehmungstyp überrepräsentiert und häufig auch überstrapaziert ist.)

Ein Gesamtkunstwerk für die Sinne sind Gleichklänge von Düften, Farben und Tönen. Gäste sollten in Hotels, Sanatorien und Tagungsstätten zwischen verschiedenen Räumlichkeiten wählen können: Das „Relax-Zimmer" ist in zarten Farbtönen gehalten. Entspannende Musik und sedierende Duftnoten unterstreichen diesen Charakter. Der „Action-Room" dagegen lebt von kräftigen Farben, temperamentvoller Musik und tonisierenden Düften. Durch kühle, aber kräftige Farben, lebendige Musik und frische Duftnoten zeichnet sich der „Mental-Raum" aus, und der „Salon" sollte ein Ambiente mit warmen, weichen Farben besitzen, untermalt von melodischer bis romantischer Musik und getragen von sehr warmen-balsamischen und üppig-blumigen Duftnoten.

Leitsatz

Für jeden Anlaß und für jede Stimmung das richtige Setting! Haben Sie schon bestimmte Kombinationen für sich entdeckt? Welche Musik paßt zu welchem Outfit, zu welchem Drink/Essen, zu welchem Duft?

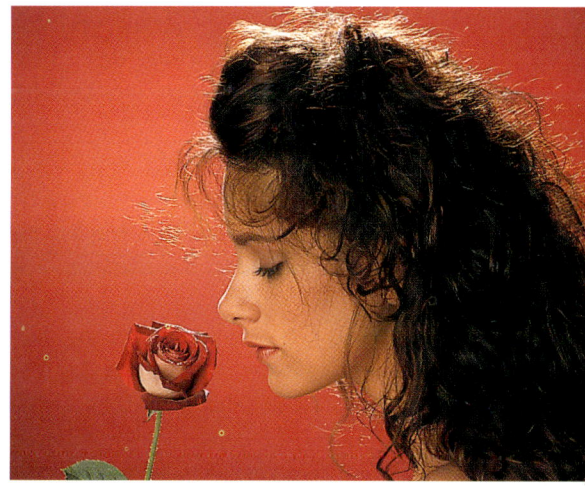

Rosenduft gehört für viele Menschen zu den schönsten Düften überhaupt

Düfte und Sprache

Daß wir Düfte mit Begriffen aus der Musik und der Malerei zu umschreiben versuchen, deutet schon auf den inneren Zusammenhang dieser drei Themen hin. Der Parfümeur zum Beispiel spricht von grünen Duftnoten, tiefen Basisnoten, vollen Herznoten und hohen Kopfnoten. Da das Vokabular, das uns zur Beschreibung von Düften zur Verfügung steht, leider recht bescheiden ist, gilt es, alle möglichen Parallelen und Zusammenhänge zu nutzen, um dem Duft gerecht zu werden und ihn anderen Menschen sprachlich vorzustellen, wobei der reduzierte Wortschatz als Ausdruck einer vernachlässigten Sinneswahrnehmung gedeutet werden kann. In der Umkehrung: Indem wir uns bemühen, Düfte wieder intensiv zu erleben und sie zu beschreiben, schulen wir unsere Wahrnehmung und erweitern unsere Ausdrucksfähigkeit.

Begriffe und Assoziationen aus anderen Wahrnehmungsbereichen sind sehr hilfreich für die Umschreibung von Duftnoten, die zum Beispiel mit samtig, gelb, laut und süß beschrieben werden können.

Das Umschreibenkönnen von Duftnoten ist eine zentrale Voraussetzung für die Arbeit mit Düften. Dies gilt für alle Bereiche und alle Ebenen: in der Parfümentwicklung, in der Duftberatung im Fachgeschäft oder beim Vor- und Nachgespräch einer kosmetischen oder therapeutischen Anwendung.

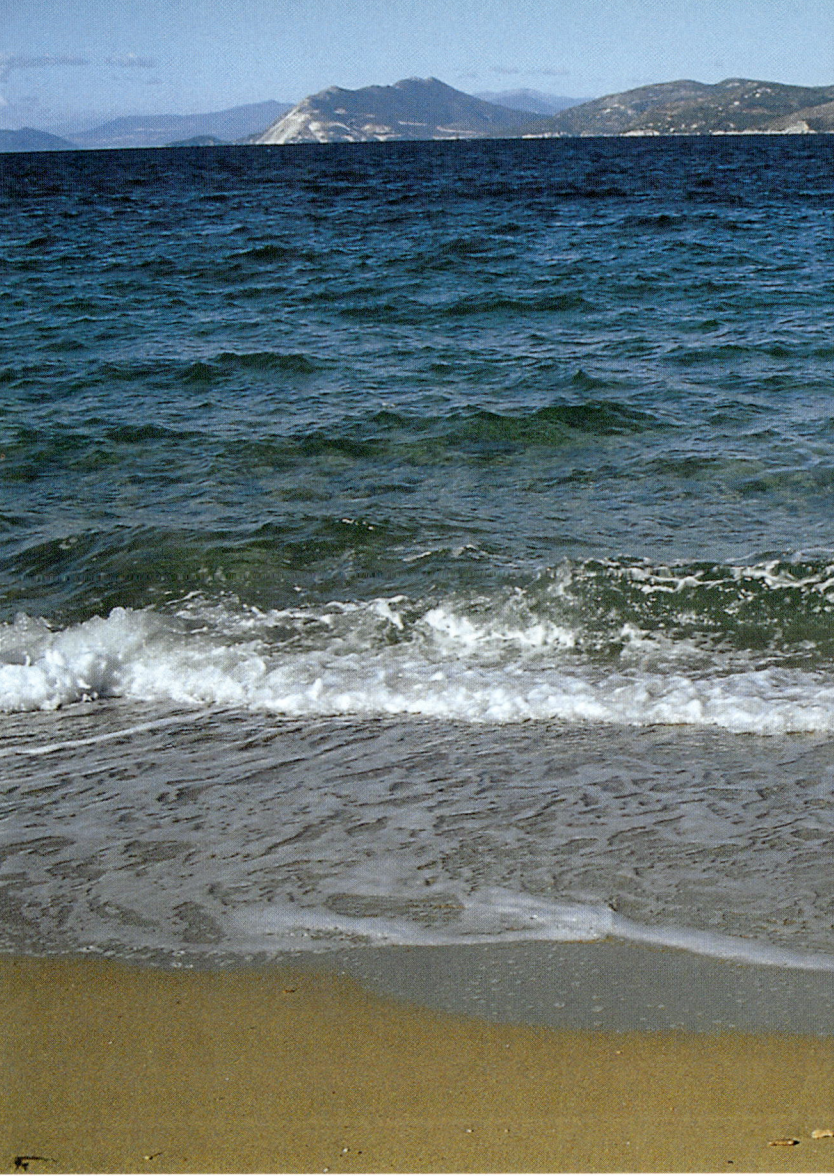

Sprachübung 1: Nehmen Sie sich ein Blatt und einen Stift zur Hand, und notieren Sie sich alle Begriffe, die Ihnen zur Be- und Umschreibung von Düften einfallen. Wie viele finden Sie?

Vorsicht: Konzentrieren Sie sich auf die Beschreibung der Duft*botschaft* wie zum Beispiel „frisch". Diese ist nicht zu verwechseln mit der Duft*wirkung* „erfrischend". Aus welchen thematischen Bereichen stammen die gefundenen Wörter? Welche Wahrnehmungskanäle wurden hier angesprochen?

Sprachübung 2: Ich stelle Ihnen drei verschiedene Duftbeschreibungen aus der Literatur vor. Welche Duftnoten werden hier zu umschreiben versucht? (Es gibt mehrere richtige Lösungen.)

● **Duft A:** „Starker, holziger, balsamisch-süßer Duft. Etwas krautig, waldig-erdig von unverwechselbarer Originalität"

● **Duft B:** „Narkotischer, blütiger, süßer, blumig-jasminiger Duft von großer Strahlkraft"

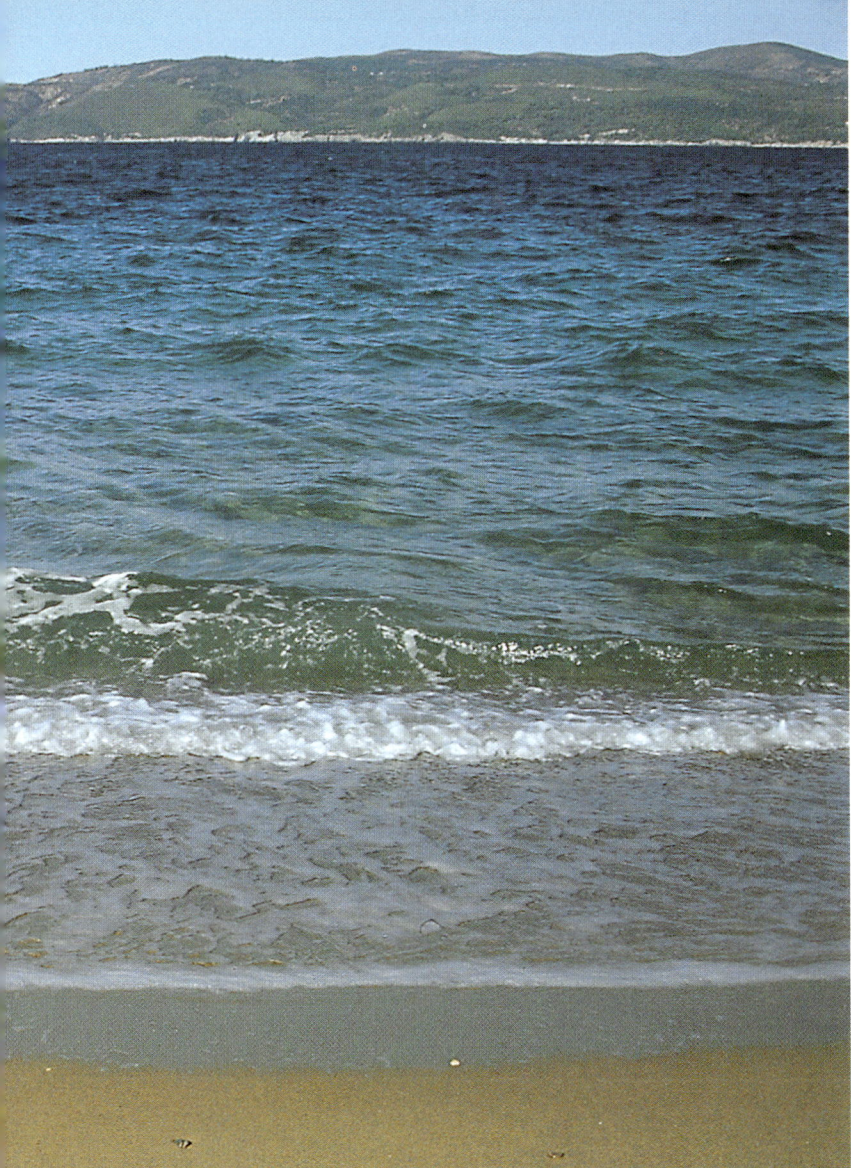

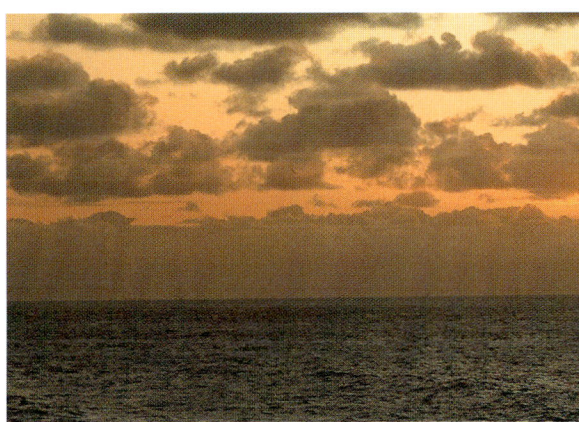

Vor der Umschreibung eines jeden Duftes steht das bewußte Riechen dieses Duftes und das Erriechen seiner spezifischen Duftbotschaft.

Hier einige Übungen zur Verbesserung des Riechvermögens: (Kleine, aber wichtige Vorbemerkung: Bitte parfümieren Sie sich selbst nicht, damit keine Duftüberlagerungen und somit Duftverschiebungen entstehen, und arbeiten Sie aus Gründen der Eindeutigkeit nur mit Einzeldüften.)

● **Duft C:** „Klarer, frischer, lebhafter, wenig fruchtig-süßer Duft von großer Originalität"

(nach: H + R Lexikon, Duftbausteine)

Manches Mal ist es ein wirkliches Kunststück, einen Duft treffend zu charakterisieren! Oft bieten sich auch Vergleiche (zum Beispiel Thymian und Oregano) an, und jedesmal bleibt doch die Originalität.

Die offizielle „Auflösung" der Übung: Patchouliöl, Ylang-Ylang-Öl, Bergamotteöl

Düfte und Geruchssinn

Unsere Nase gehört leider meist zu den vernachlässigten Sinnesorganen, aber wenn wir unser Bewußtsein auf das Riechen lenken, erweitern wir unser Potential an Erfahrungen und Erlebnissen beträchtlich.

Riechübung 1: Wählen Sie drei Fläschchen mit verschiedenen Ölen aus, am besten eine hohe Kopfnote (zum Beispiel Zitrone), eine mittlere Herznote (zum Beispiel Rosengeranie) und eine tiefe Basisnote (zum

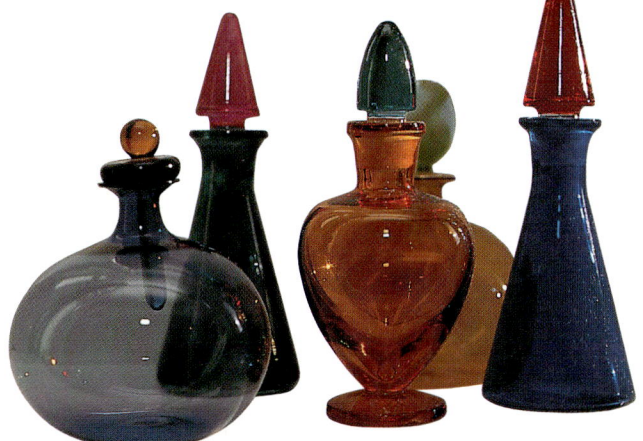

Der emotionale Zugang

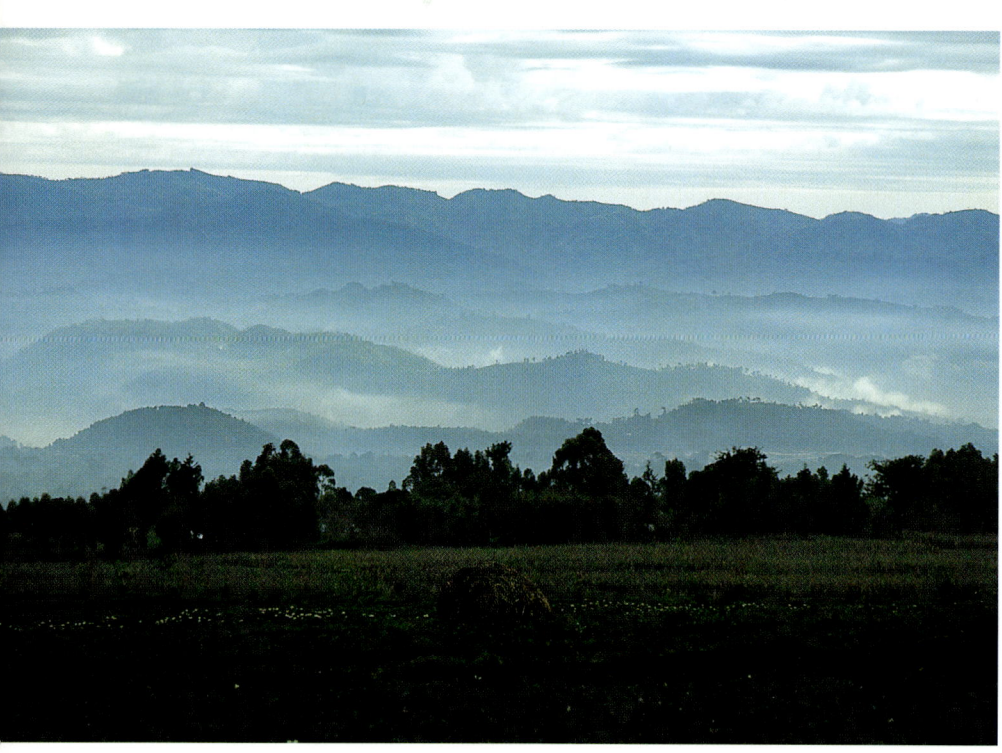

Landschaft in Ruanda.
Welche Düfte assoziieren Sie damit?

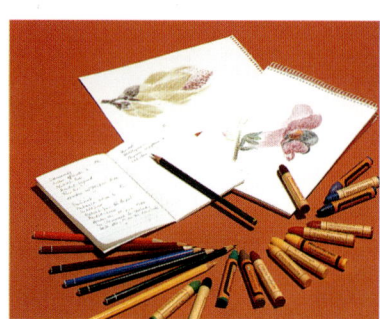

Welchen Weg nimmt dieser Duft in Ihrem Körper? Steigt er in die Kopfregion, füllt er den Brustraum, oder spüren Sie ihn tief im Bauch?

Schillert dieser Duft? Hat er mehrere Facetten? Wie präsentiert sich der Vordergrund, was steht im Mittelgrund, und wie zeigt sich der Hintergrund?

Verändert sich der Duft mit der Zeit? Wenn ja, wie?

Wie wirkt sich der Duft auf Ihre Stimmung aus? Welchen Charakter hat er? Was sagt er Ihnen?

Zu welchen Situationen paßt er im Sinne von Mitschwingen, von Gegenschwingen? Drücken Sie das Erlebte nun aus: in Bildern, Bewegungen, Tönen, Geräuschen, Worten.

Manche Düfte sind bekannte, beliebte Gefilde, in denen Sie sich wohl fühlen, andere unbequeme Herausforderungen, wieder andere einfach noch recht „blaß".

Gestalten Sie Ihre Forschungsreise selbstverantwortlich! Auf welchen Duft mag ich mich heute einlassen? In welcher Nähe und Dosierung? Wie lange? Wie tief?

Registrieren Sie, mit welchen Düften Sie mühelos Kontakt aufnehmen, welche Sie (noch) nicht näher kennenlernen möchten und auf welche Sie sowohl mit Neugierde als auch mit einer gewissen Scheu reagieren.

Dies kann der Auftakt für ein „Duft-Tagebuch" sein. Wer ätherische Öle gezielt einsetzen möchte, sollte jeden seiner vorrätigen Düfte mehrfach zu verschiedenen Tages- und Jahreszeiten und in unterschiedlichen Stimmungen bewußt „errochen" haben und diese Erfahrungen aufschreiben, um vergleichen zu können. Das

Beispiel Vetiver). Suchen Sie sich nun ein ruhiges, warmes Plätzchen, setzen Sie sich bequem und aufrecht hin, vielleicht mit einem Sitzkissen auf den Boden, putzen Sie bei Bedarf noch einmal die Nase, und atmen Sie tief und gleichmäßig ein und aus. Nun nehmen Sie eines der Fläschchen oder einen bedufteten Riechstreifen und wedeln damit in einem möglichst weiten Abstand zur Nase. Der Duft sollte gerade noch zu erkennen sein.

Wie stellt er sich dar? Ist er Ihnen sympathisch oder unsympathisch? Kommt er Ihnen bekannt vor? Welche Assoziationen knüpfen sich daran? Farben, Formen, Höhen, Tiefen, Musik, Landschaften, Situationen, Erlebnisse …

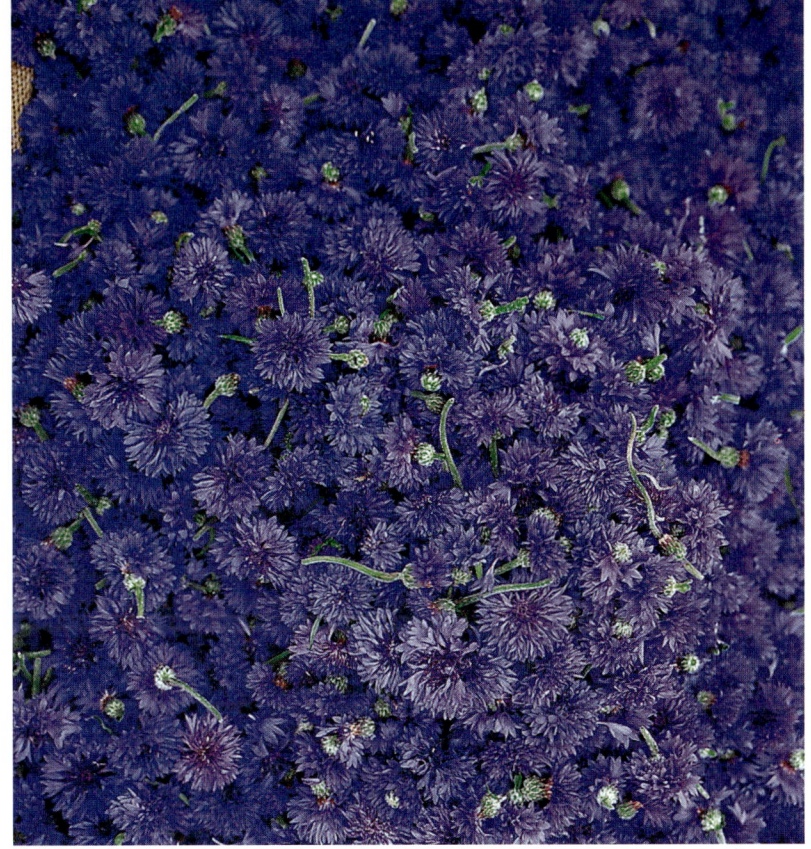

ist sehr aufschlußreich, sowohl um die eigenen Variationsmöglichkeiten zu studieren als auch die anderer Menschen einschätzen zu lernen.

Riechübung 2: Wenden Sie sich zunächst Ihren Lieblingsdüften zu. Was ist es, was mir so gut daran gefällt und so guttut? Welcher Teil von mir fühlt sich hier angesprochen?

Riechübung 3: Richten Sie nun Ihre Aufmerksamkeit auf Düfte, die Sie eher als uneindeutig empfinden oder die Sie noch nicht kennen. Wie geht es mir mit diesem Duft? Fühle ich mich angezogen? Irritiert mich etwas? Gibt es beides gleichzeitig? Kann ich mich annähern? Mag ich mich annähern? Verändert sich mein Zugang? Welche Teile von mir schwingen mit, welche nicht? Bei Düften, die Sie ablehnen, empfehle ich, dies entweder als gegeben zu akzeptieren oder sich sachte, am

besten mit fachkundiger Unterstützung, durch Änderung der Dosierung oder auf einem „Umweg", zu nähern. Provokationen, auch versteckte, führen nur zu einer verstärkten Abwehr. Bedenken Sie, daß diese Abwehrhaltung eine wichtige Schutzfunktion haben kann, und entscheiden Sie selbst, ob und wann Sie sich dieser „Herausforderung" stellen.

Düfte und Farben

Neben der Möglichkeit, sein Duftempfinden mit Worten zu umschreiben, ist es hochinteressant, die Duftbotschaft mit Farben und Formen auszudrücken. Dies setzt weder Talent noch Übung voraus. Malen Sie einfach drauflos!

Malübung für Anfängerinnen: Nehmen Sie sich etwa eine halbe Stunde Zeit, und legen Sie sich Farben, Stifte, Pinsel und Papier bereit. Konzentrieren Sie sich nun auf einen Duft. Sie können ihn am Fläschchen, am Deckel, auf dem Duftstreifen oder, wenn es sich um einen hautfreundlichen Duft handelt, auf der Haut erriechen. Anfangs bietet es sich an, möglichst unterschiedliche Düfte, wie zum Beispiel Rosmarin und Patchouli, mit Farben auszudrücken.

Welche Farben kommen Ihnen spontan in den Sinn? Ist der Duft eher spitz oder rund? Entwickelt er sich mehr in die Höhe oder in die Tiefe? Im Laufe der Zeit kann so eine private „Duftgalerie" entstehen. Mit zunehmender Übung können Sie sich dann auch speziellen Duftgruppen, wie etwa den Zitrusfrüchten oder den Rosen- und rosenähnlichen Düften, zuwenden. Auf diese Art und Weise lernen Sie recht spielerisch die kleinen, aber bedeutenden Unterschiede kennen und können sie ausdrücken.

Interessant sind auch Vergleiche über einen längeren Zeitraum. Wie drücke ich das Pfefferöl morgens aus, wie abends, wie im Sommer, wie im Winter?

Malübung für Fortgeschrittene: Wie stellen sich die feinen, aber bedeutenden Unterschiede zwischen Zitrone, Limone, Limette, Pampelmuse, Grapefruit, Orange, Blutorange, Mandarine, Clementine und Bergamotte optisch dar?

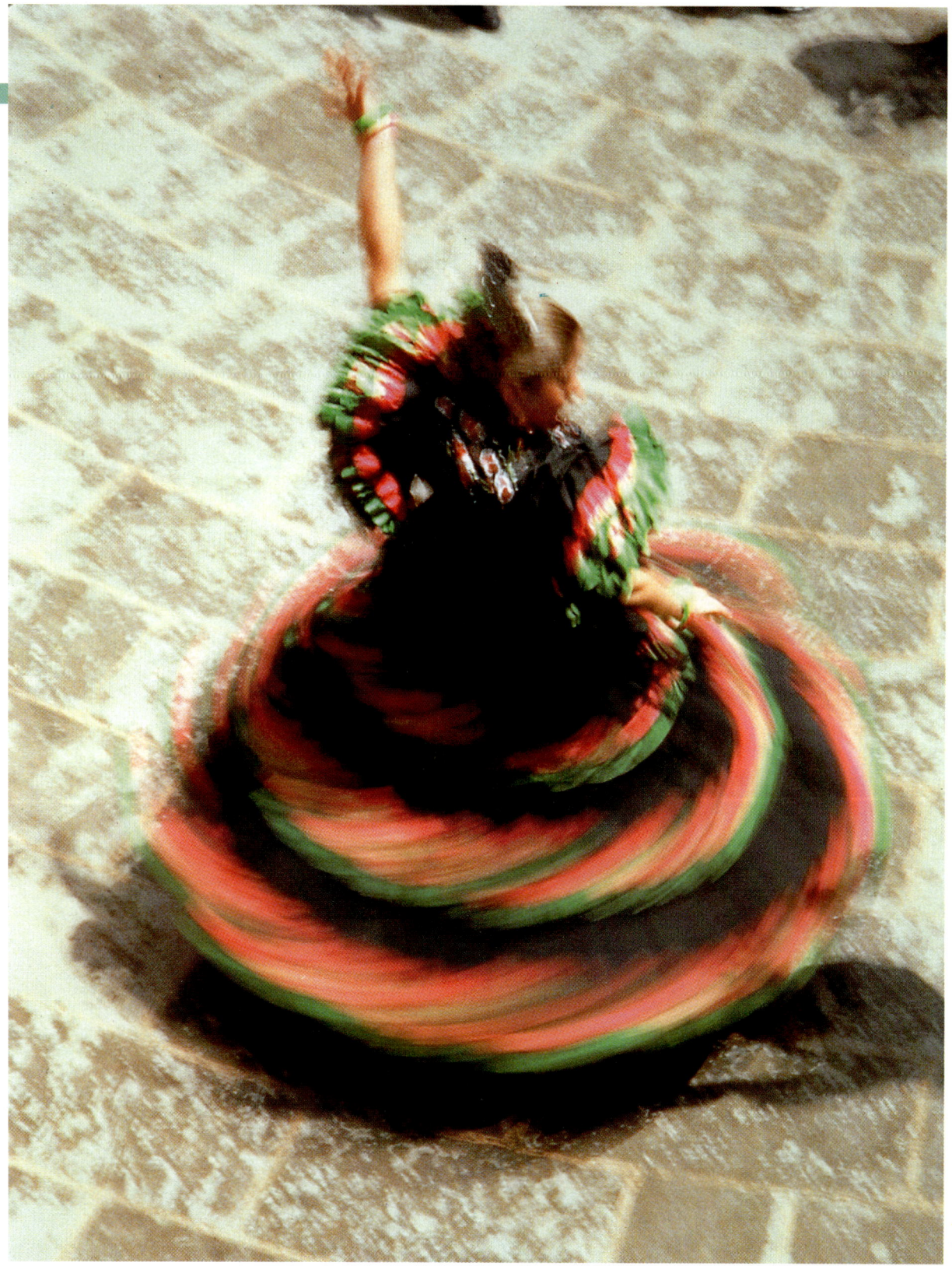

Düfte und Klänge

Nicht zufällig wird von hohen und tiefen Duftnoten gesprochen. Bitte versuchen Sie selbst, diesen inneren Zusammenhang herzustellen, indem Sie sich, wann immer Sie Musik hören, überlegen: Welche Duftnote oder welche Duftnoten passen hierzu? (Klassische Musik und Meditationsmusik eignen sich ganz besonders.)

Umgekehrt können Sie sich bei einem Duft fragen: Welche Tonhöhe paßt hierzu, welches Instrument, welches Tempo, welche Frequenz? Sie erhalten so wertvolle Informationen über das Temperament eines ätherischen Öls. Ist es ein schneller, lauter, vitaler Duft oder ein langsamer, leiser Duft? Entspricht er mehr einem Flamenco oder einem Wiegenlied?

Ein multisensorisches Erlebnis sind Konzerte, die zur Unterstreichung der Stimmung Düfte, Farben, Bilder und Gedichte einsetzen – leider sind sie noch sehr selten.

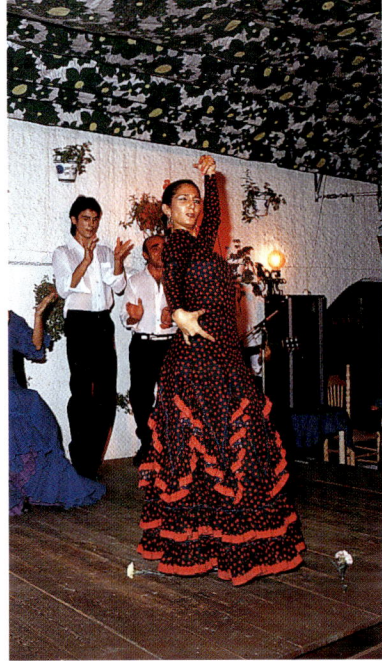

Düfte und Lebensphasen

Düfte korrespondieren mit verschiedenen Lebensphasen. Diese Phasen können sich auf das Alter oder auf das aktuelle Lebensthema beziehen. Zu den Düften, die wohltuend während der Geburt für Mutter und Kind sind, zählen insbesondere Jasmin, Rose oder Lavendel.

Düfte . . .

Babynasen schmeicheln zum Beispiel Vanille und Kamille, während Mandarine und Zimt beliebte Kinderdüfte sind. Teenager mögen häufig frische Düfte wie Birke und Bergamotte. Rose, Ylang-Ylang und Sandelholz gehören mit zu den Düften „for Lovers". Die reife, mentale Seite repräsentieren Düfte wie Lorbeer, Zypresse und Rosmarin. Auch der Lavendelduft verkörpert eine gewisse Reife und wird daher häufig und auch schon seit sehr langer Zeit mit Großmüttern in Verbindung gebracht.

So wie ätherische Öle den Eintritt ins Leben erleichtern und verschönern, können sie auch eine wertvolle Sterbebegleitung sein. Öle mit transformativer Kraft werden zum Beispiel aus Rosenblüten und der Iriswurzel gewonnen.

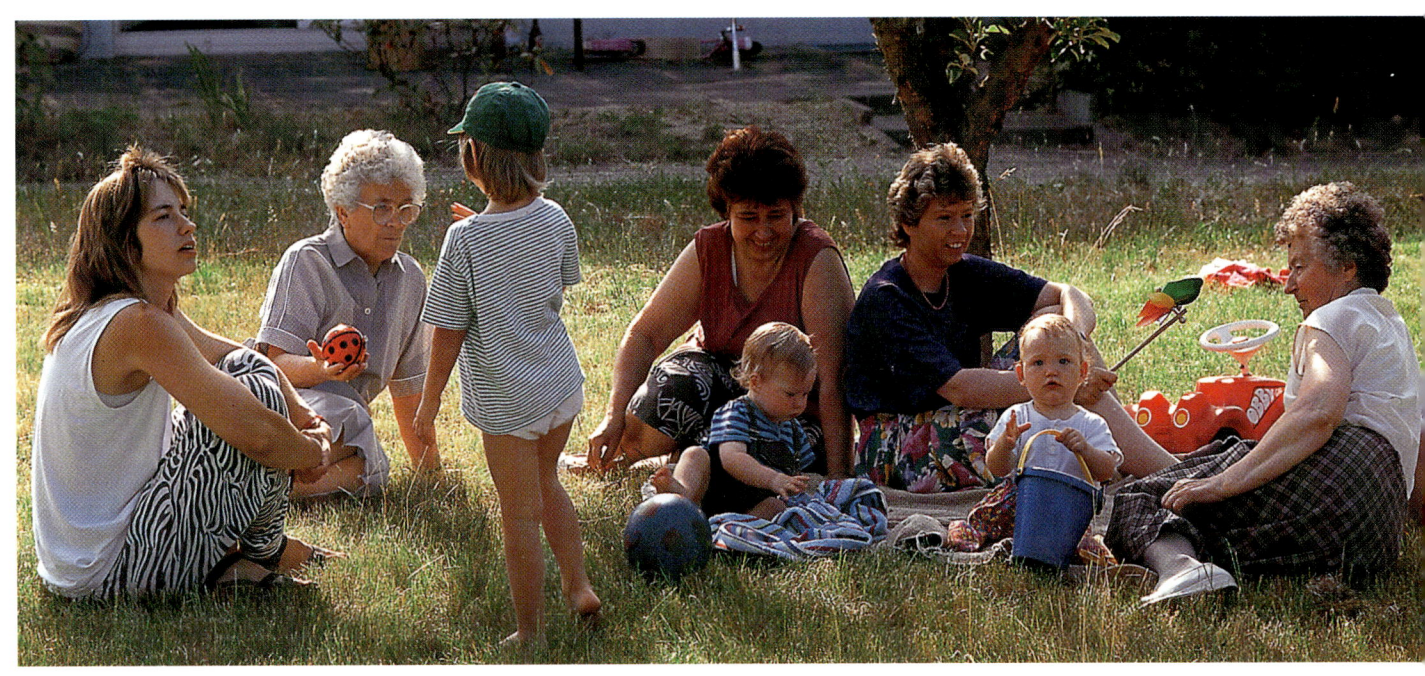

Düfte und Manipulation

Düfte sollten nicht standardisiert über einen längeren Zeitraum weder für einzelne Personen noch bei Gruppen eingesetzt werden. Wenn der Organismus ständig zum Beispiel den Impuls „super-frisch" erhält, dann kippt dieser Impuls von der Anregung in die Überstrapazierung um. Der Organismus wehrt sich dagegen und baut Barrieren auf. Langfristig führt dies dazu, daß

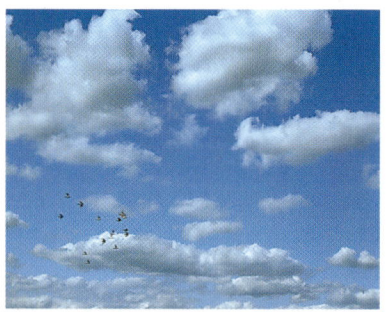

Ätherische Öle können mit den verschiedenen Jahreszeiten und mit den Elementen in Verbindung gebracht werden. Welche Düfte fallen Ihnen beim Stichwort „Frühlingsdüfte" spontan ein? Und welche ätherischen Öle mit feurigem Temperament kennen Sie?

Uns stehen jeweils eine Reihe von Düften zur Auswahl. Auf den Seiten 66 - 113 stelle ich Ihnen zwölf exemplarische Duftpräsentationen vor. Jeder Duft stellt eine gewisse Herausforderung dar, ist ein Wachstumsimpuls. Nehmen Sie sich die Zeit und die Muße dafür, und variieren Sie entsprechend Ihres aktuellen Bedürfnisses.

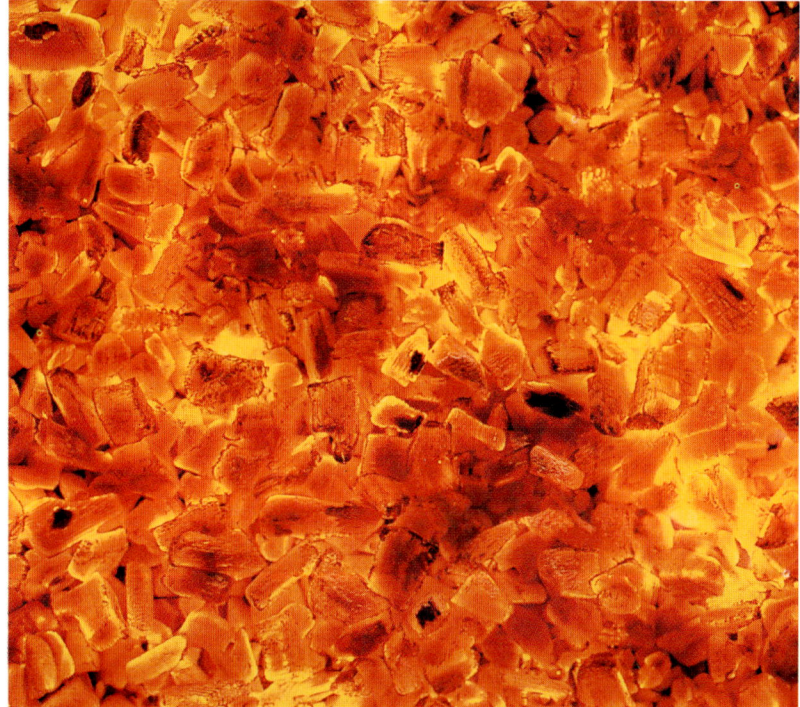

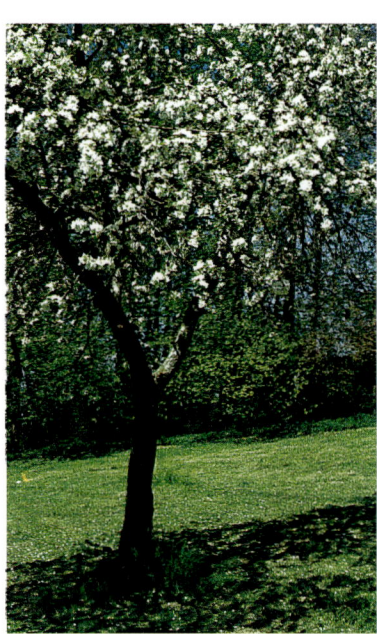

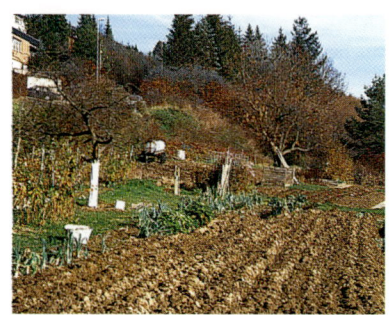

selbst ein ursprünglich als sympathisch erlebter Duft abgelehnt wird. Hinzu kommt, daß in einer Gruppe die Empfindungen der einzelnen Personen nicht berücksichtigt werden können. Vielleicht ist ja 90 Prozent der Büroangestellten die frische Botschaft der Minze zum Beispiel heute sympathisch, aber die restlichen Menschen fühlen sich irritiert und „zwangsbeduftet".

Der wissensorientierte
Zugang: die Aromatologie

Ein wesentlicher Kritikpunkt an der Aromatherapie ist, daß sie unzulässige Verallgemeinerungen von privaten Erfahrungen aufstellt. Diese Kritik ist berechtigt, wenn die privaten Erfahrungen nicht als solche formuliert werden.

In diesem Abschnitt geht es um die zulässigen Verallgemeinerungen, die bei der konkreten Anwendung jedoch immer die individuelle Ausgangslage berücksichtigen müssen. Eine verantwortungsvolle Anwendung setzt immer ein umfassendes Wissen voraus. Die „Auswahl" und Benutzung nach Lust und Laune oder ungeschulter Intuition alleine genügt im Umgang mit dieser starken Konzentration von Pflanzenkräften in keinem Fall, und die phantastischen Möglichkeiten, die die ätherischen Öle schaffen, können bei Unkenntnis schnell ins Negative umschlagen.

Grundwissen über Duftstoffe

Wer in einem Kaufhaus nach Düften schaut, findet so allerlei, zum Beispiel Gras, Maiglöckchen, Flieder, Moschus, Lavendel. Was aber ist natürlich, was ist künstlich?

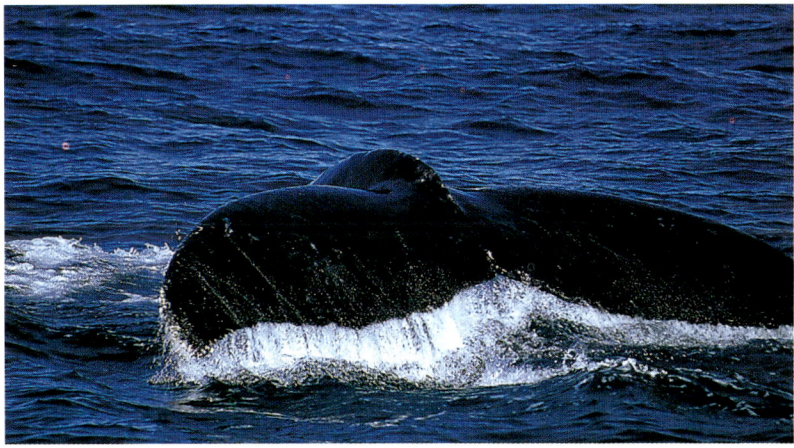

Natürliche und synthetische, pflanzliche und tierische Duftstoffe

Zunächst stellt sich die Frage, ob es sich um einen pflanzlichen, tierischen oder synthetischen Duftstoff handelt. Während die pflanzlichen und tierischen Duftstoffe zu den natürlichen zählen, sind synthetische Duftstoffe Erdöl- oder Kohleprodukte und kommen in der Natur in dieser Form nicht vor.

Zu den tierischen Duftstoffen zählen Ambra vom Pottwal, Zibet von der Zibetkatze, Castoreum (Bibergeil) vom Biber und Moschus vom Moschushirschen – der Bestand dieser Tiere wurde durch die grausame Jagd nach Düften zum Teil stark dezimiert. Heute allerdings werden die Duftstoffe aus Kostengründen meist synthetisch nachgebildet, wobei die Kopie zwar ähnlich riecht, das Original aber nie vollständig erreichen wird.

Vom Pottwal stammt das Stoffwechselprodukt Ambra

Leitsatz

Die richtige Duftanwendung braucht ein solides Wissen über die ätherischen Öle und ein gutes Einfühlungsvermögen in sich und andere.

Der wissensorientierte Zugang

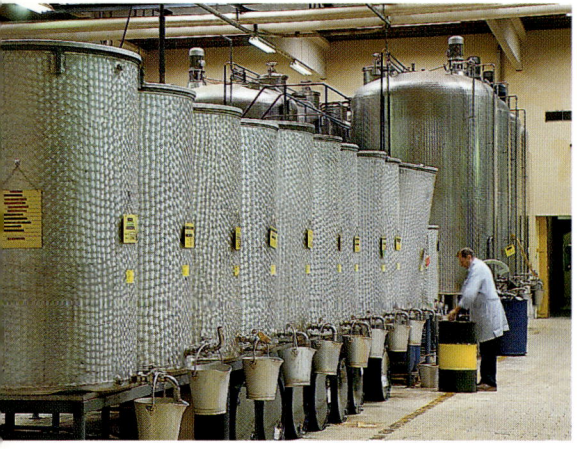

Großtechnische Riechstoff-Fabrikation

Leitsatz

Die Aromatologie und die Aromatherapie beschäftigen sich ausschließlich mit natürlichen und pflanzlichen, nicht aber mit tierischen oder synthetischen Duftstoffen.

Die moderne Parfümerie konzentriert sich primär auf synthetische bzw. naturidentische Duftstoffe (wenn diese in der Lage sind, natürliche Düfte vordergründig zu ersetzen). Die starke Nachfrage nach Düften und bedufteten Artikeln kann durch die begrenzte Quantität der natürlichen Rohstoffe heute nicht mehr gedeckt werden. Manche Pflanzen „weigern sich auch, ihren Duft herzugeben", so zum Beispiel Maiglöckchen und Flieder. Ihr Duft läßt sich nur synthetisch „rekonstruieren".

Ungeschulten Nasen ist es oft nicht möglich, zwischen synthetischen und natürlichen Düften zu unterscheiden, professionelle dagegen können den Unterschied meist erriechen. Dies ist aber abhängig davon, wie raffiniert der Duft nachgebaut wurde.

Inwieweit von „künstlichen" Düften eine Wirkung ausgeht, wird kontrovers diskutiert. Eine positive sicherlich nicht, da diese Duftstoffe nie mit der Lebendigkeit einer Pflanze in Berührung gekommen sind.

Der günstigste Fall wäre, daß der Organismus gar nicht auf synthetische Düfte reagiert, da er sie nicht erkennen kann. Es gibt jedoch zunehmend Hinweise darauf, daß synthetische Düfte den Organismus von Menschen, Tieren und Pflanzen stark irritieren und damit schwächen.

Ich stelle die Hypothese auf, daß synthetische, leblose Düfte anderen lebendigen Systemen wie ätherischen Ölen und Menschen Lebensenergie rauben.

Die Forschungsergebnisse von Prof. Dr. Popp zeigen in eine ähnliche Richtung. Die von ihm entwickelte Biophotonenanalyse untersucht bislang vor allem die ganzheitliche Qualität von Nahrungsmitteln, indem sie ihr jeweiliges „Lebenslicht" mißt und optisch darstellt. Danach strahlen zum Beispiel konventionell angebaute Tomaten nur 20 Prozent der Biophotonenmenge ab, wie es solche aus biologischem Anbau tun. Wir leben damit auch von Lichtinformation, die hochwertige Pflanzen speichern und an unseren Organismus abgeben.

Zurück zu den natürlichen und pflanzlichen Duftstoffen. Der Hinweis darauf, daß sie nicht unbegrenzt zur Verfügung stehen, ist eine Mahnung an uns, mit ihnen achtsam und bewußt umzugehen. Beispiel: Wenn jemand ein Parfüm mischt, 10 Tröpfchen echtes Rosenöl und vieles andere hinzugibt, ihr dieses Parfüm dann aber nicht gefällt und sie es wegschüttet, hat sie die Kraft und die Schönheit von 300 blühenden und duftenden Rosen und vieler anderer Pflanzen sinnlos vernichtet. Jeder Tropfen Öl verdient, optimal eingesetzt zu werden.

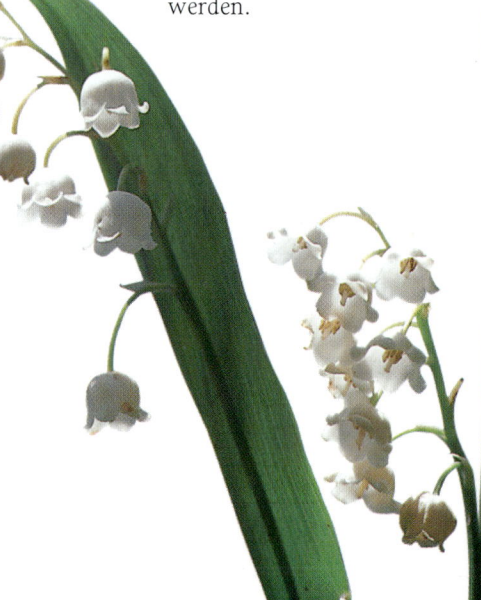

Allgemeine Kriterien für natürliche Duftstoffe

Ätherische Öle:
- sind bei Raumtemperatur flüssig,
- sind leichtflüchtig (ätherisch) und hinterlassen meist keine Rückstände,
- sind lipophil, das heißt, sie lösen sich in Öl, nicht jedoch in Wasser,
- lösen sich in Alkohol,
- haben ein sehr hohes Durchdringungsvermögen, das heißt, sie durchdringen die Haut und die Schleimhäute,
- sind geruchs- und geschmacksintensiv,
- sind leicht entflammbar bis feuergefährlich und
- haben ihre spezifische Farbe, Dichte etc.

Gegenwärtig liegt die Weltproduktion der natürlichen Duftstoffe bei etwa 450 000 Tonnen pro Jahr. Davon sind 35 Prozent Zitrusfruchtessenzen.

Qualitätskriterien für ätherische Öle

Die zentralen Kriterien sind:
- botanische Bezeichnung,
- verarbeitetes Pflanzenteil,
- Herkunftsland,
- Anbauform oder Wildsammlung,
- Gewinnungsverfahren,
- Konzentration,
- biochemische Spezifizierung.

Die botanische Bezeichnung

Am Beispiel Lavendel lassen sich sehr gut die verschiedenen Arten studieren. Was landläufig als Lavendel bezeichnet wird, ist meist Lavandin, ein Lavendelhybrid, das heißt eine spezielle Züchtung, die sich nicht regenerativ vermehren läßt und die mehr ätherisches Öl produziert als die altbekannte Kulturpflanze Lavendel, fein.

Lavandinpflanzen sind wesentlich größer, haben mehr Blüten und liefern mehr ätherisches Öl. Dieses duftet etwas spitzer, leichter und

blumiger und hat eine andere biochemische Zusammensetzung als Lavendel, fein. Daher wird Lavandinöl auch anders eingesetzt. All diese Unterschiede können Sie oft nur durch die botanische Bezeichnung *Lavandula hybrida* erkennen. Verschiedene Botaniker haben dieser Pflanze unterschiedliche Bezeichnungen gegeben. Die botanische Bezeichnung für Lavendel, fein ist *La-*

Qualitätskriterien für Öle

Leitsatz

Der Gebrauch von ätherischen Ölen setzt eine hohe Verantwortung voraus: gegenüber der Natur, gegenüber den Menschen, die an der Herstellung beteiligt sind, und gegenüber dem Menschen, der die Duftanwendung erhält.

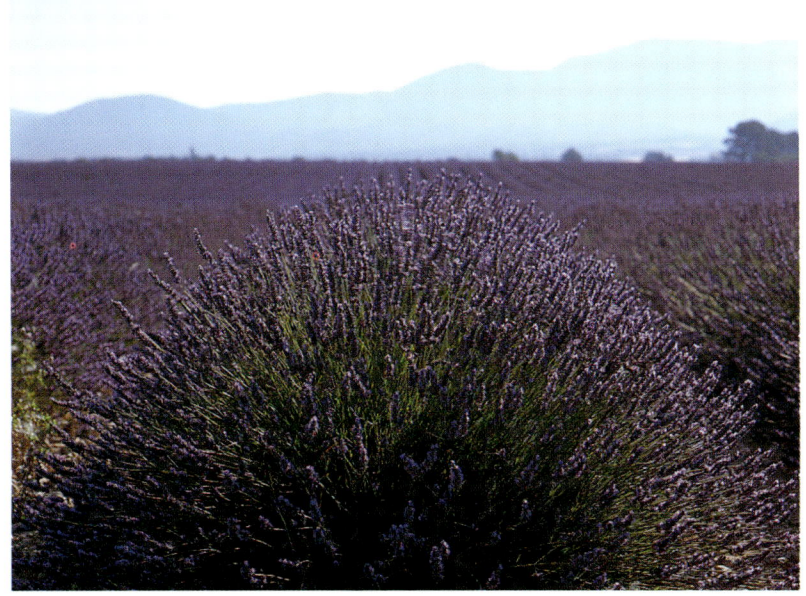

Lavandin, soweit das Auge reicht

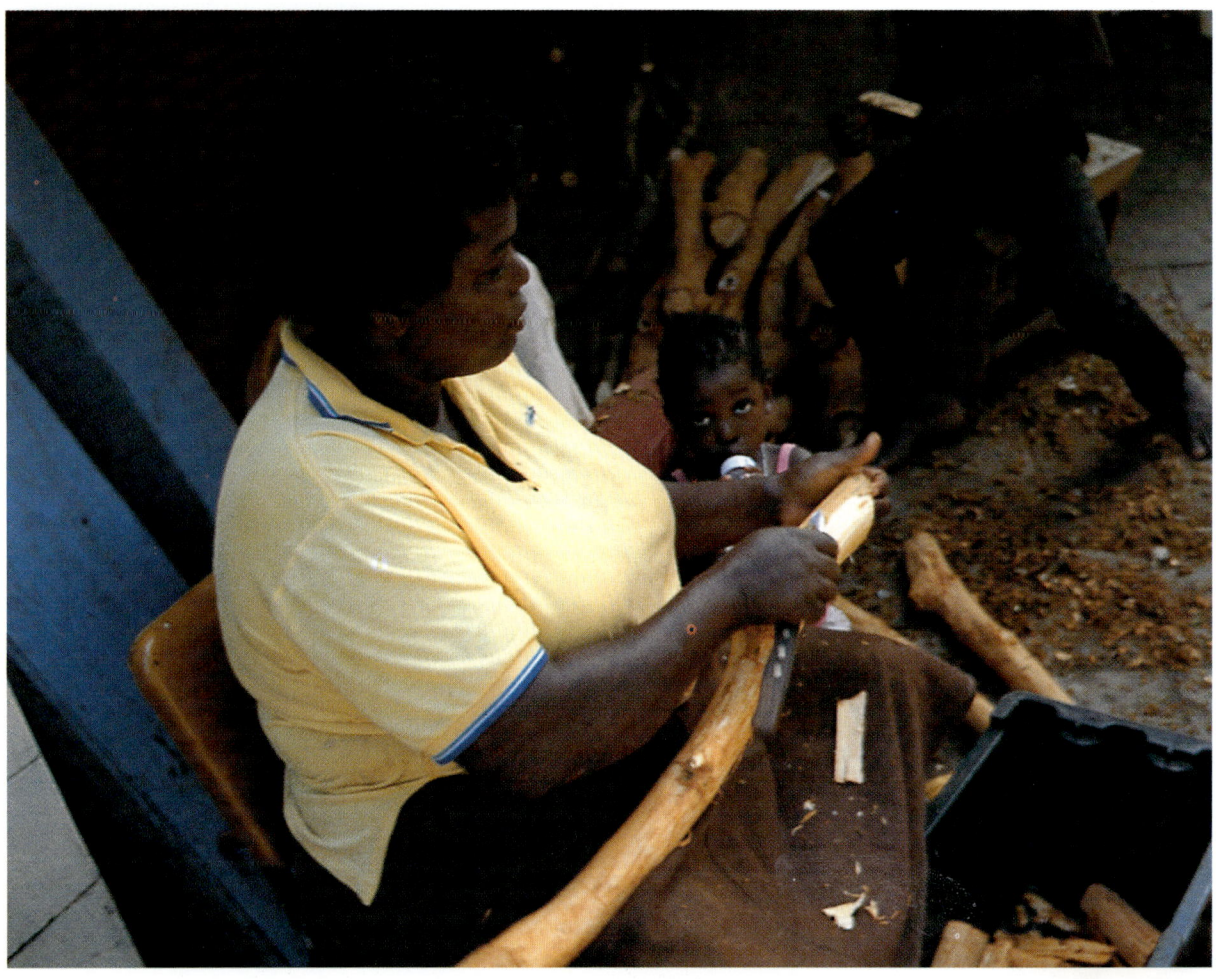

Zimtrinde wird in Sri Lanka zum Teil noch in Handarbeit abgeschält

Leitsatz

Die Duftentfaltung, die Biochemie und die Wirkung sind Ausdruck des gleichen Prinzips.

vandula officinalis oder *Lavandula angustifolia.* Der wildwachsende Lavendel wird meist als *Lavandula vera* bezeichnet. Speiklavendel erkennen Sie an der botanischen Bezeichnung *Lavandula spica.* Er duftet völlig anders als die anderen drei Lavendelarten und hat somit auch andere Funktionen. Auch die Preise sind unterschiedlich. Auf Seite 108‑111 stelle ich Ihnen die verschiedenen Lavendelarten ausführlicher vor.

Lavendel und Lavendel ist also nicht das gleiche. Wenn auf einem Etikett lediglich die Angabe „Lavendel" oder „Salbei" steht, liegt die Vermutung sehr nahe, daß die Qualität des Inhaltes und die Ansprüche und Kenntnisse der Herstellerfirma nicht gerade überragend sind. Solche Etiketten erinnern mehr an Etiketten von Billigweinen, auf denen „Rotwein" statt Rotwein, Châteauneuf-du-Pape, steht. Hier ist also Vorsicht geboten.

Das verarbeitete Pflanzenteil

Die Bedeutung des Pflanzenteils läßt sich am Beispiel des Zimtes gut erkennen. Das ätherische Öl der Zimtrinde duftet sehr warm und weich und erinnert an das Gewürz Zimtrinde, wie wir es pulverisiert in der Küche verwenden. Das ätherische Öl von Zimtblättern dagegen hat einen herben, strengen Duft; es weckt Assoziationen mit Gewürznelken. Natürlich haben beide Öle auch andere Inhaltsstoffe und damit andere Anwendungsgebiete. Die Zimtrinde stellt den wertvolleren Pflanzenteil dar; das zeigt sich unter anderem am Preis.

Das ätherische Öl offenbart seinen Charakter auf jedem Niveau. Jedes Niveau ist eine Ausdrucksform ein und desselben Wesenkerns: So wie ein ätherisches Öl duftet, so wirkt es, und so präsentiert sich auch seine Biochemie. Wenn eine der drei Informationen vorliegt, können die anderen beiden davon abgeleitet werden.

Am Beispiel des Zimtes heißt dies:
- Zimtrinde: warm duftend, aldehydbetont, seelisch erwärmend.
- Zimtblätter: streng duftend, phenolbetont, körperlich stärkend.

Die beiden Pflanzenteile stellen sich somit auf jeder Ebene sehr unterschiedlich dar.

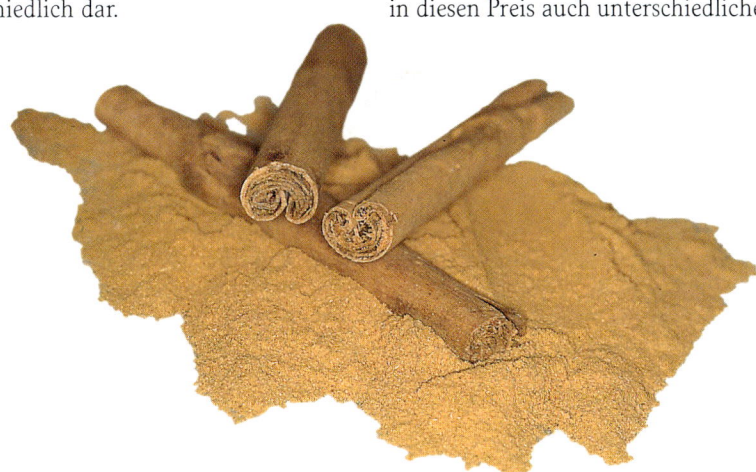

Das Herkunftsland

Typische Anbauländer von Aromapflanzen zeichnen sich durch optimale Boden- und Klimaverhältnisse für die entsprechenden Pflanzen aus und durch traditionelle Erfahrungen in der Züchtung und der Gewinnung. Am Beispiel des Zimtes ist dies Sri Lanka (früher: Ceylon). Ein ätherisches Zimtrindenöl *(Cinnamomum verum)* von dieser Insel stellt sich im Duft, in seiner biochemischen Zusammensetzung und in seiner Wirkung etwas anders dar als ein Zimtrindenöl von den Komoren. Der Vorteil des traditionellen Anbaugebietes überzeugt zum Beispiel bei Lavendel aus der Haute-Provence, bei Petitgrain aus Marokko, bei Sandelholz aus Ostindien usw. Oft wird der Anbau jedoch aus Preisgründen in Billiglohnländer, die an der Peripherie des Anbaugebietes liegen, gedrängt. Dabei leidet die Originalität der Pflanzen und damit auch die des ätherischen Öles.

Es verhält sich wie bei einem guten Wein oder Sekt: Er braucht typische ausgesuchte Lagen. Ein wahrer Champagner kommt eben nur aus der Champagne!

Der marokkanische Rosmarin ist billiger als der spanische und der spanische wiederum als der französische. Dies zeigt sich im Preis und in der Originalität. Natürlich fließen in diesen Preis auch unterschiedliche

Qualitätskriterien für Öle

Lebenshaltungskosten und Stundenlöhne ein. Der Kauf von ätherischen Ölen hat sowohl wirtschaftspolitische als auch entwicklungspolitische Aspekte. Hier stellt sich immer wieder neu die Frage: Welche Länder und welche Projekte möchte ich mit meinem Einkauf unterstützen?

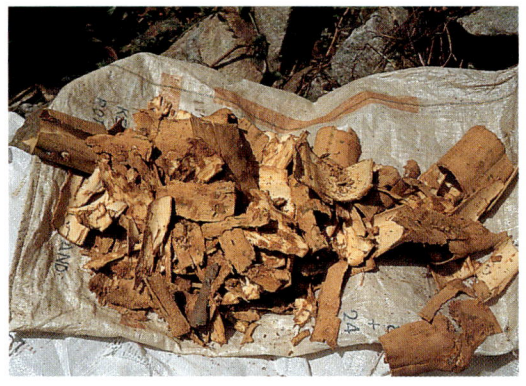

Frisch abgeschälte Zimtrinde

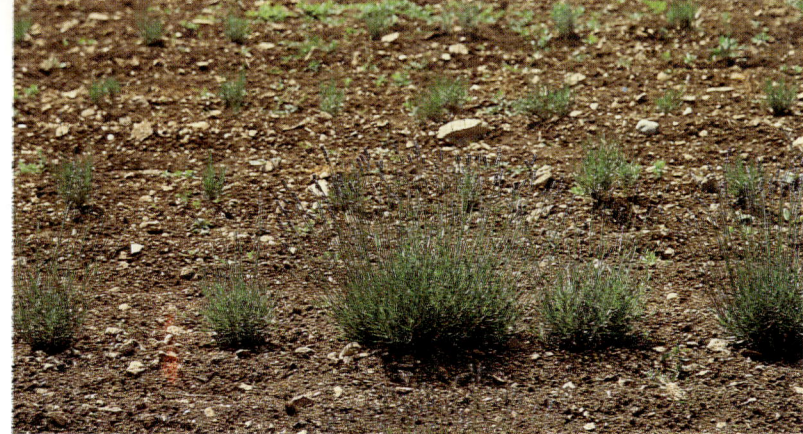

Der konventionelle und der biologische Anbau von Duftpflanzen

Der kontrolliert biologische Anbau von Duftpflanzen ist in der Regel dem konventionellen aus folgenden Gründen eindeutig vorzuziehen:

● Die Pflanze kann sich typisch entwickeln und wird nicht durch Beigaben von künstlicher Düngung oder Herbiziden in ihrer Entwicklung gestört oder forciert. Die Pflanze aus biologischem Anbau ist somit sehr viel lebendiger, vitaler, energiereicher, authentischer, „aussagekräftiger".

● Die Felder können durch Fruchtwechsel viele Jahre genutzt werden.

● Biologische Landwirtschaft ist ein wesentlicher Beitrag zum Umwelt- und Landschaftsschutz. Und: Die Gefährdung der Bauern durch den Umgang mit chemischen Produkten entfällt.

● Die Kundin hält ein sehr energiereiches, typisches, besonders heilkräftiges ätherisches Öl in Händen, das wesentlich sparsamer dosiert werden kann als ein untypisches ätherisches Öl.

Ätherische Öle aus tropischen Gewürzen

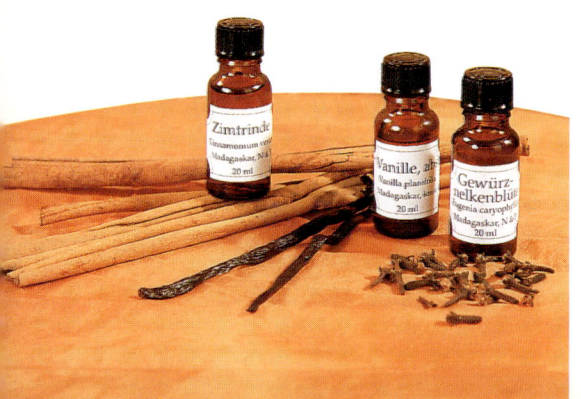

Ätherische Öle sind energetische Informationen, die weitgehend stofflich nachweisbar sind. Je wertvoller und typischer diese Information ist, desto geringer ist der Verbrauch. Ich bevorzuge ein Tröpfchen eines hochenergetischen ätherischen Öles anstelle von 5 oder 10 Tröpfchen eines flachen Öles – der Preis relativiert sich damit sehr. Letztendlich sind ätherische Öle aus konventionellem Anbau ihren Preis nicht wert, da der Genuß eingeschränkt ist, die notwendige Dosierung höher ist und die ökologischen Kosten nicht getragen wurden. Für gepanschte Öle gilt dies um so mehr. Hersteller von ätherischen Ölen aus kontrolliert biologischem Anbau (kbA) deklarieren dies auf dem Etikett und in der Preisliste. Die landwirtschaftlichen Betriebe für kbA gehören einer der anerkannten Anbauvereinigungen an, die regelmäßige Kontrollen vor Ort vornimmt. Die Vertriebsfirma, die die ätherischen Öle in handelsübliche Größen abfüllt, kann einem weiteren Kontrollorgan ihre quantitativen und qualitativen Ein- und Verkäufe vorlegen.

Bisher kommen nur ca. 2 Prozent der Weltproduktion aus biologischem Anbau – wesentlich mehr wäre möglich.

Je billiger ein Öl sein soll, desto größer muß der Erfindungsreichtum

der Duftindustrie sein, diesen Preis durch Hinzufügen anderer natürlicher oder synthetischer Stoffe zu ermöglichen. Die Verbraucherinnen entscheiden durch ihren Einkauf darüber, ob sich gepanschtes oder hochwertige ätherische Öle sowie biologische Ware am Markt durchsetzen. Die Profite liegen eindeutig auf seiten der industriellen Duftbranche.

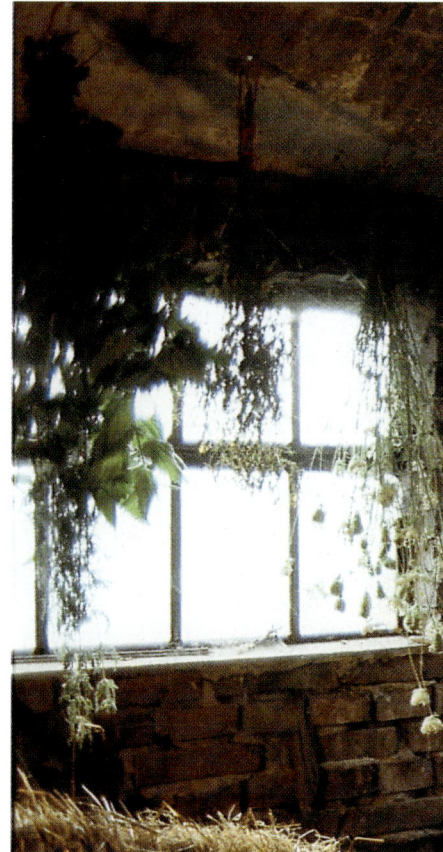

Die Wildsammlung

Im allgemeinen ist ein Kraut aus Wildsammlung interessanter als ein kultiviertes, selbst dann, wenn dies aus biologischem Anbau kommt. Es könnte sich seinen optimalen Standort selbst aussuchen, wächst – wie der wilde Lavendel – in höheren, eher unwirtlichen Lagen und kann dort seinen spezifischen, urwüchsigen Charakter ausprägen. Problematisch wird die Wildsammlung dann, wenn ein „Kahlschlag" erfolgt, wenn nicht behutsam und rücksichtsvoll genug geerntet wird oder wenn in der Nähe von Autobahnen und Industriegebieten gesammelt wird. Aufgrund der starken Nachfrage zum Beispiel nach Lavendel ist der Anbau dieser Kulturpflanze sinnvoll.

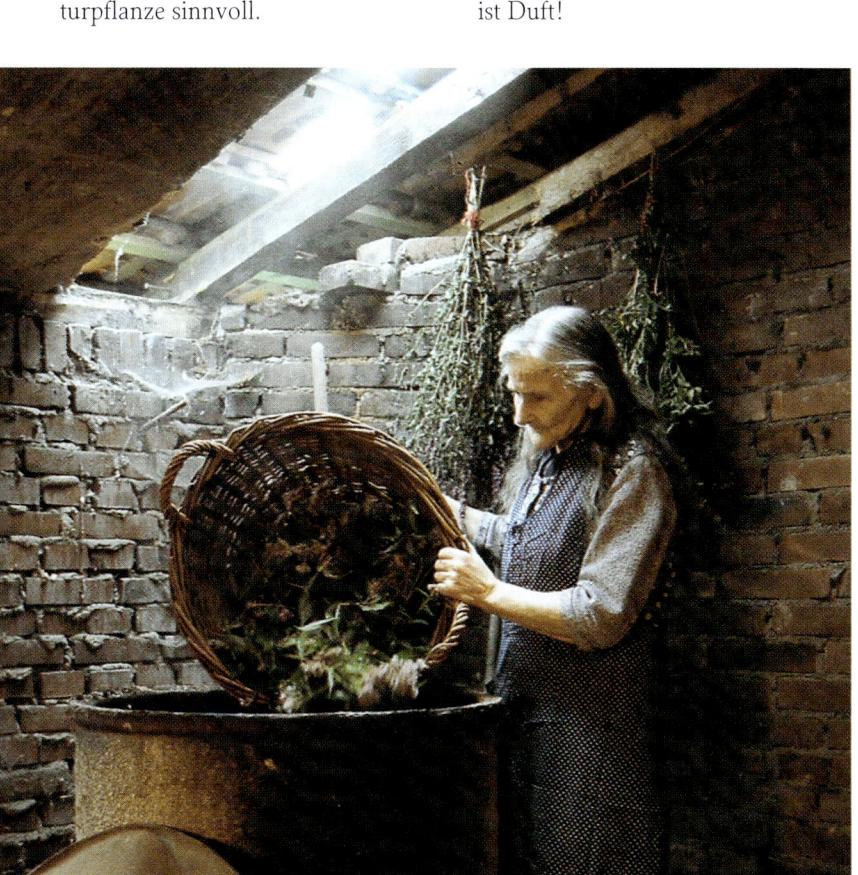

Ätherische Öle, Absolues und Essenzen: Gewinnung und Charakter

Die Bildung ätherischer Öle ist die spezifische Antwort der Pflanze auf die Licht- und Sonnenenergie des Kosmos. Die ätherischen Öle haben insbesondere eine kommunikative Bedeutung für die Pflanze: sie teilt sich damit anderen Pflanzen, Tieren und Menschen mit, im anziehenden und im abwehrenden Sinne. Die Fähigkeit des Erriechens von Duftbotschaften ist für den Menschen daher eine – und eine sehr schöne dazu – Möglichkeit, die Sprache der Natur (wieder) zu erlernen. Die Welt ist Duft!

Es ist hochinteressant und sehr aussagekräftig, welcher Pflanzenfamilie eine Duftpflanze angehört und in welchem Pflanzenteil sie ihr ätherisches Öl entwickelt. Jede Pflanzenfamilie verfügt über ihr spezifisches „Gedächtnis", und jeder Pflanzenteil ist Ausdruck einer besonderen Form von Kreativität.

In den meisten deutschsprachigen Büchern werden die Begriffe ätherisches Öl, Essenz und Absolue als Synonym verwandt. Ich schließe mich der französischen Deklaration an, da sie wesentliche Hinweise für die Auswahl, Anwendung und Dosierung impliziert. Danach sind

- ätherische Öle Produkte der Wasserdampfdestillation,
- Essenzen Produkte der Expression,
- Absolues Produkte der Extraktion mit Lösungsmitteln.

Jedes der drei Produkte hat einen anderen Charakter.

Die meisten Pflanzen können destilliert werden, andere, zum Beispiel Zitrusfruchtschalen, werden einfach nur ausgepreßt. Sehr empfindliche Blüten wie Jasmin, Hyazinthe und Tuberose oder sehr robuste Pflanzen wie Eichenmoos oder Harze (Benzoe) eignen sich weder für die Destillation noch für die Expression, hier bleibt nur die Extraktion. Das Verfahren der Enfleurage für Blüten wird für kommerzielle Zwecke nicht mehr angewandt.

Auf Seite 47-51 stelle ich Ihnen die drei zentralen Verfahren und die verschiedenen Charaktere von Duftstoffen detaillierter dar.

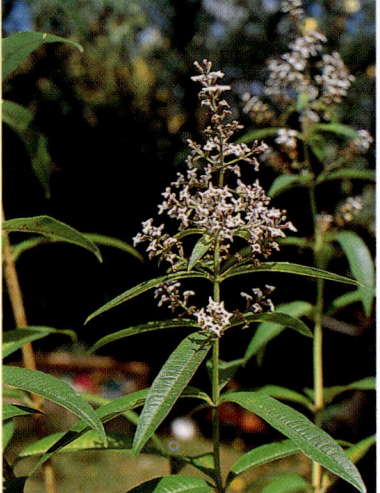

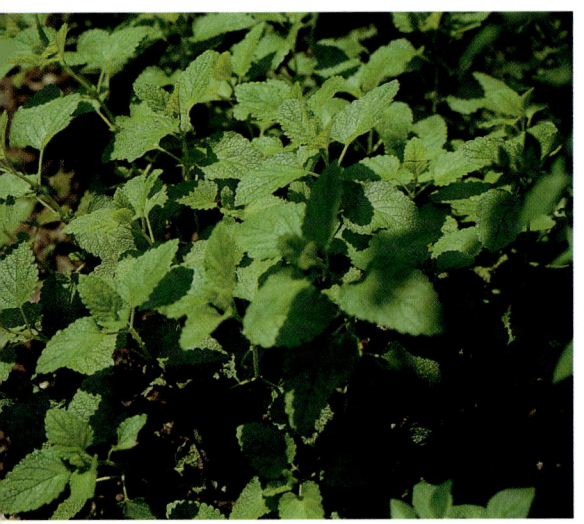

Zwei Pflanzen, die sehr wenig und damit ein sehr kostbares ätherisches Öl produzieren: die Melisse (Foto oben) und der Zitronenstrauch (Foto rechts oben)

Die Konzentration

Die Qualität und der Preis von ätherischen Ölen lassen sich bei gleicher botanischer Bezeichnung, gleichem Herkunftsland und gleicher Anbauform nur dann vergleichen, wenn auch die Konzentration die gleiche ist. Da das Melissenkraut *(Melissa officinalis)* nur sehr wenig ätherisches Öl (ca. 0,1 Prozent) enthält und die Destillation recht schwierig ist, wird neben Melisse 100prozentig auch Melisse 20 Prozent mit 80 Prozent Lemongrass angeboten. Manche Händler erlauben sich sogar, das subtropische Zitronengras Citronnelle *(Cymbopogon nardus)* als *Melisse indicum* oder kurz und irreführend als „Melisse" anzubieten. Ähnlich verhält es sich beim Zitronenstrauch *(Lippia citriodora).* Hier finden sich aus Preisgründen neben 100prozentigen auch geringere Konzentrationen auf dem Markt. Bei manchen sehr zähflüssigen Absolues wie Benzoe, Mimose, Tonkabohne und Vanille wird aus Gründen der Anwendungsfreundlichkeit Jojobaöl oder Weingeist hinzugegeben, damit das Fläschchen nicht vor jeder Anwendung im Wasserbad erwärmt werden muß. Diese Zusätze müssen aber auf dem Etikett und in der Preisliste qualitativ und quantitativ vermerkt sein.

Die biochemische Spezifität

Besonders bei den ätherischen Ölen der Provence gibt es verschiedene Chemotypen. Ich möchte dies am Beispiel des Thymians *(Thymus vulgaris)* verdeutlichen. Hier wächst der milde Thymian, der besonders viel Linalol, ein Monoterpenol, enthält. Daneben gibt es den starken Thymian, dessen biochemischer Schwerpunkt auf Thymol, einem Phenol, liegt. Manches Mal bekommt man auch den Geranienthymian, der ebenfalls zu den milden und monoterpenolbetonten Thymianen zählt.

Alle drei Thymianarten tragen den Namen *Thymus vulgaris,* duften recht unterschiedlich, haben dementsprechend unterschiedliche Inhaltsstoffe und eignen sich daher für ganz unterschiedliche Anwendungsgebiete.

Die verschiedenen Chemotypen werden durch einen Zusatz gekennzeichnet: *Thymus vulgaris L. linaloliferum, Thymus vulgaris L. thymoliferum* und *Thymus vulgaris L. geraniliferum.* Zuerst wird der Gattungsname (hier: *Thymus*), dann die Artbezeichnung (hier: *vulgaris*) und als drittes die Abkürzung des Namens des Botanikers genannt (L. steht für den Botaniker Linné). Der Zitronenthymian trägt die botanische Bezeichnung *Thymus mastichina L. cineolifera.* Sein biochemischer Schwerpunkt liegt bei den Oxiden.

Dies war ein kleiner Vorgriff auf die Bedeutung des Themas Biochemie. Ich werde auf Seite 55-60 ausführlich auf dieses hochinteressante Gebiet eingehen.

Gewinnung

Die Wasserdampfdestillation

So hat Hieronymus Brunschwig vor 500 Jahren den Prozeß der Destillation treffend charakterisiert:

Das Subtile vom Groben,
das Grobe vom Subtilen zu scheiden,
das Gebrechliche und Zerstörbare
vom Unzerstörbaren,
das Materielle unmateriell,
das Leibliche geistig und
das Unschöne schöner zu machen.

Dieses Verfahren wird am häufigsten angewandt und ist gleichzeitig auch die Methode mit der größten Bedeutung und den besten Ergebnissen. Etwa 80 Prozent der gängigen Duftstoffe sind ätherische Öle, das heißt, sie werden durch Wasserdampfdestillation gewonnen.
Übrigens: Radioaktive Belastung des Krauts geht bei der Destillation nicht in das ätherische Öl über.

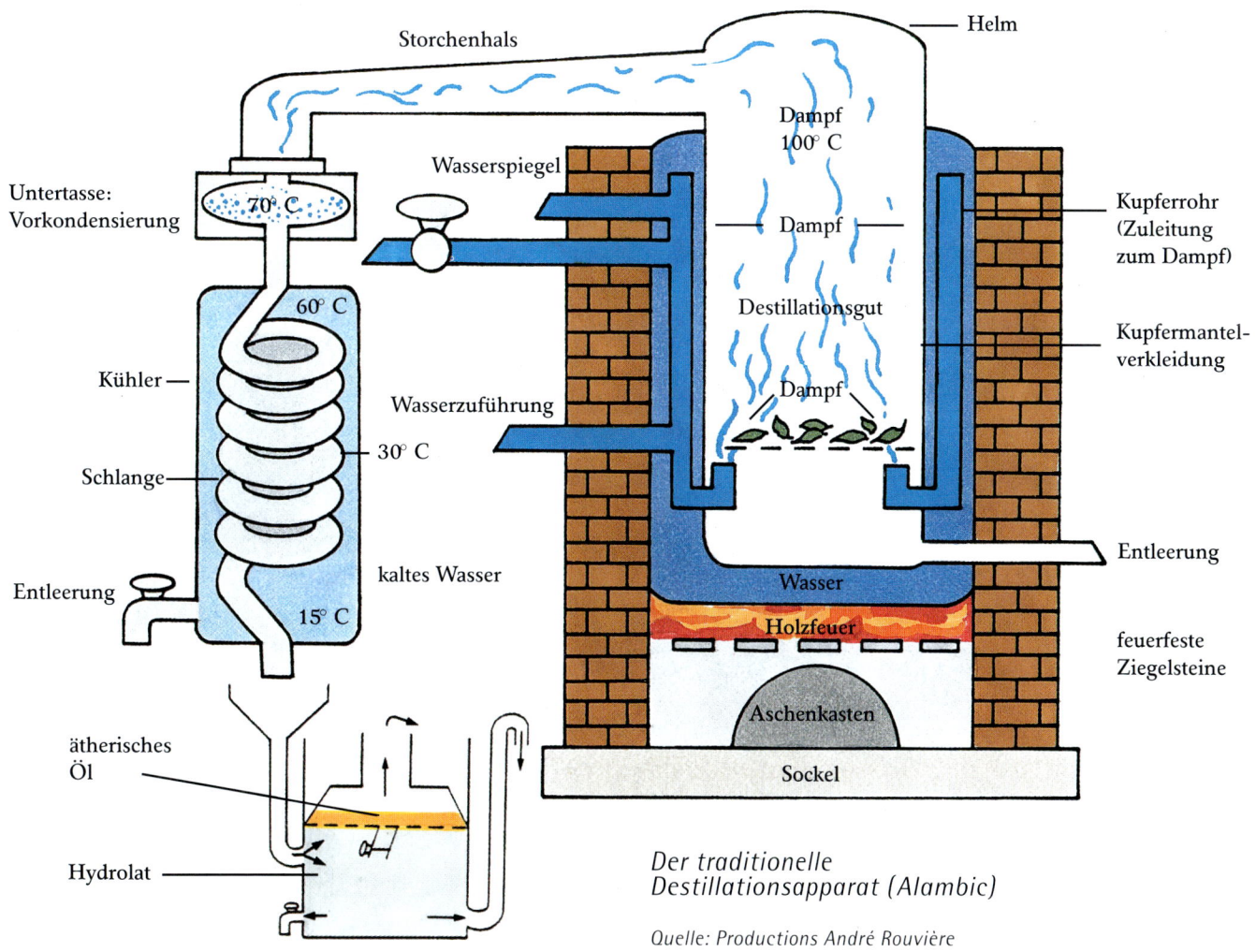

Der traditionelle
Destillationsapparat (Alambic)

Quelle: Productions André Rouvière

47

Leitsatz

Ätherische Öle durchlaufen einen Reifungsprozeß und stehen dann meist viele Jahre zur Verfügung.

Die Destillation ist ein beeindruckender Prozeß. Zunächst wird gutes Wasser, am besten Quellwasser, bereitgestellt und mit Holz oder Gas erhitzt. Je nach Größe der Destille und nach Pflanzenvolumen wird der Pflanzenkorb mit 50, 150 oder auch 500 kg Pflanzen gefüllt. Der Wasserdampf steigt durch das Pflanzengut hindurch, bricht die Ölzellen auf und nimmt den Pflanzenduft in gasförmiger Form mit sich. Nun wird der duftende Wasserdampf durch den Kühler geleitet, kondensiert und fließt in die Florentiner Flasche. Sie ist so konstruiert, daß das ätherische Öl, das meist an der Oberfläche schwimmt, in einen Extraring fließt und separat entnommen werden kann: Das ätherische Öl trennt sich hier vom duftenden Hydrolat.

Destillieren ist einerseits eine handwerkliche, praktische Tätigkeit, bei der es anzupacken gilt, gleichzeitig aber auch eine alchemistische Kunst, ein wahrer Transformationsprozeß. Die Pflanze wird von ihrer Stofflich-

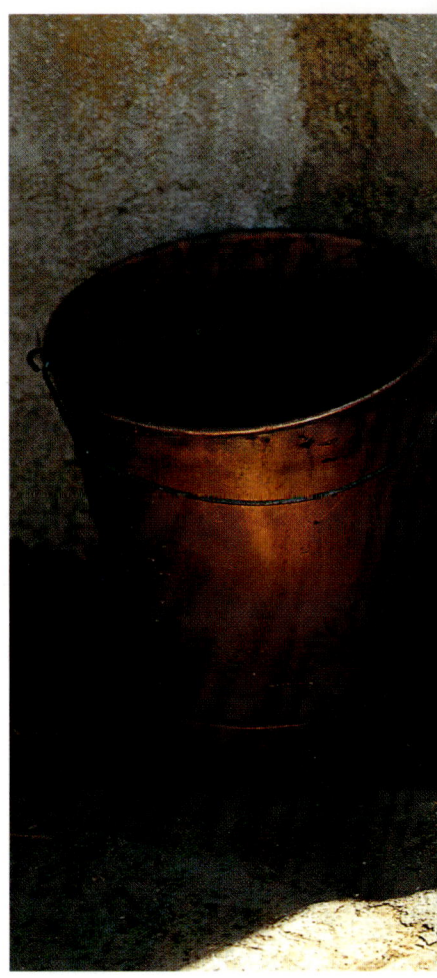

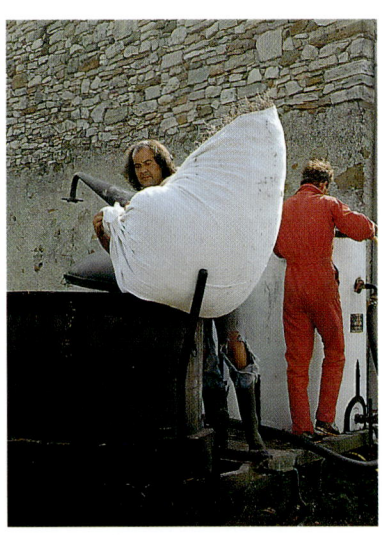

Befüllen des Alambics (Foto oben); Florentiner Flasche (großes Foto); Alambic und Kühler (Foto rechts)

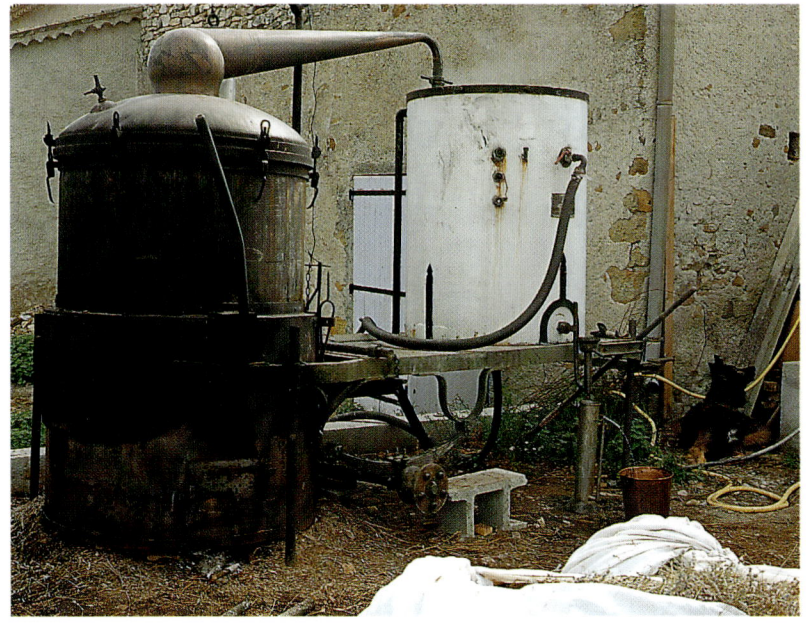

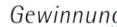

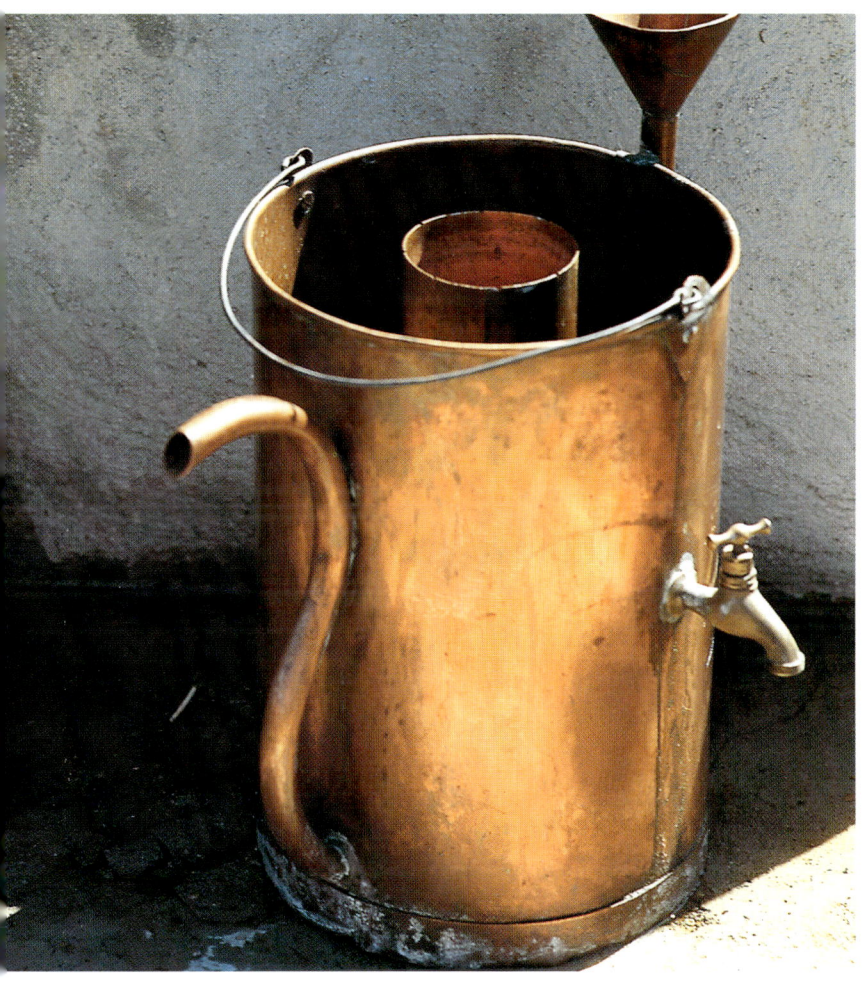

keit „erlöst" und in die Feinstofflich-keit geführt: Sie wird sublimiert und erhöht.

Ätherische Öle sind viele Jahre halt-bar, mit ihnen wird etwas fast Un-vergängliches geschaffen (während Kräuter nach einem Jahr wesentlich an Qualität verloren haben).

Ätherische Öle sind normal- bis zähflüssig und umfassen die ganze Spannbreite der Kopf-, Herz- und Basisnoten. Als Herz- und Basisno-ten entfalten sie sich am besten mit Wärme und haben eine stärkere In-tensität als Essenzen, das heißt, sie sind anhaltender und auch haltba-rer. In der Regel sind ätherische Öle drei (zum Beispiel Koniferenöle) bis

zehn (zum Beispiel Patchouliöl) Jahre haltbar. Die Öle reifen in größeren Gebinden und werden zu-nehmend schöner, runder, harmoni-scher. Ein Faß Lavendelöl sollte mindestens ein Jahr gut gelagert sein, damit es sich stabilisieren kann. Dann erst werden gute Öle in kleine Fläschchen abgefüllt. Dies ist eine von vielen Parallelen zwischen guten Ölen und guten Weinen.

Die Wasserdampfdestillation bringt also zwei interessante Produkte her-vor: das duftende Hydrolat und das ätherische Öl. Im Hydrolat finden sich die wasserlöslichen Wirkstoffe, im ätherischen Öl die öllöslichen

Wirkstoffe der Pflanze. Dement-sprechend eignet sich das Hydrolat für Anwendungen im wäßrigen Be-reich, wie Gesichtswasser, Bäder, Duftlampen etc., das ätherische Öl für alle öligen Anwendungsformen, zum Beispiel für ein Massageöl. Jedes der beiden Produkte schließt eine wertvolle Seite der Pflanze auf. Indem wir beide verwenden, fügen wir die getrennten Hälften wieder zusammen und erleben das Wesen der Pflanze ganzheitlicher.

Die ätherischen Öle repräsentieren überwiegend den konzentrierten Geist der Pflanze. Sie aktivieren daher stark den Geist und das Gei-stig-Spirituelle im Menschen. Wenn eher die körperliche Ebene ange-sprochen werden soll, ist es sinnvoll, die frischen oder auch getrockneten Kräuter zu verwenden; sie stehen für die materielle Seite der Pflanze. Die Hydrolate dagegen berühren stark die emotionale Seite des Menschen. Kein Zugang ist an sich höher- oder minderwertiger, jeder hat einfach seinen eigenen Schwerpunkt. Ent-scheiden Sie je nach Alter, Typ und Thema, welche Anwendung gerade die richtige ist: Kräutertees und Hy-drolate zum Beispiel eignen sich oft

Leitsatz
Hydrolate sind bei kühler Lagerung ein bis drei Jahre haltbar.

Leitsatz

Zitrusessenzen sind in der Regel dünnflüssiger als ätherische Öle und zählen alle zu den leicht flüchtigen Kopfnoten, das heißt, sie entfalten sich leicht, sind aber auch schnell wieder verflogen. Agrumenöle (Öle aus Zitrusfrüchten) sind ein bis drei Jahre haltbar.

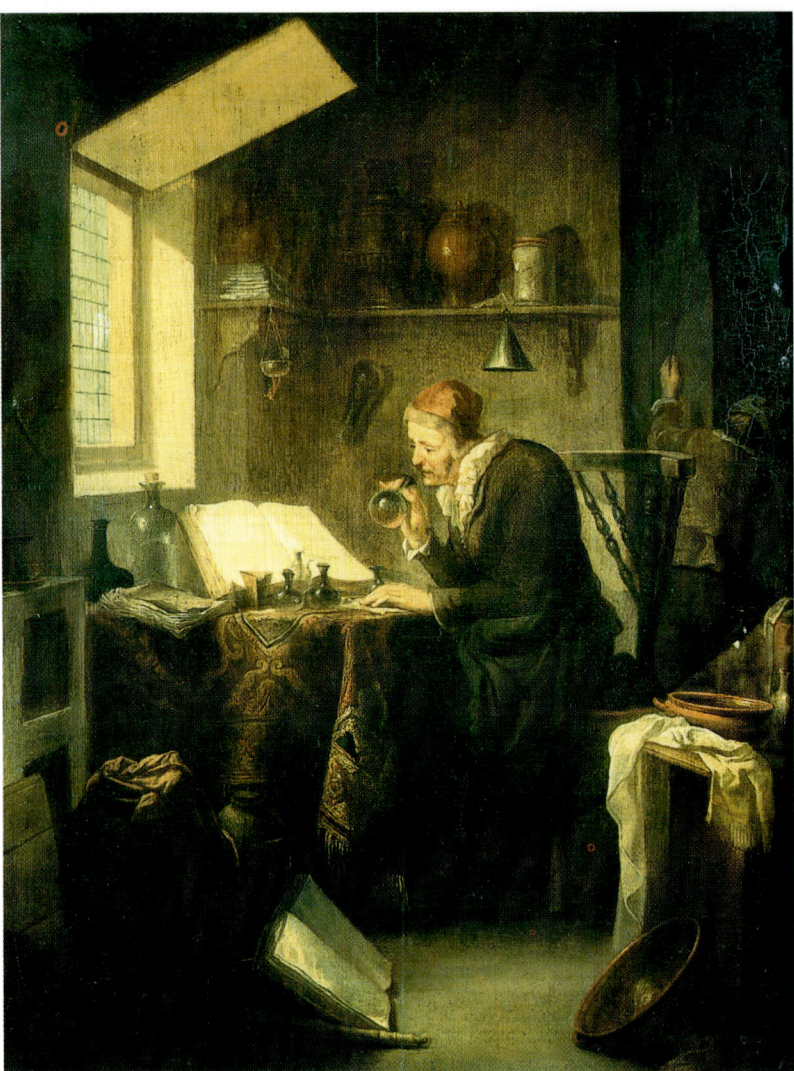

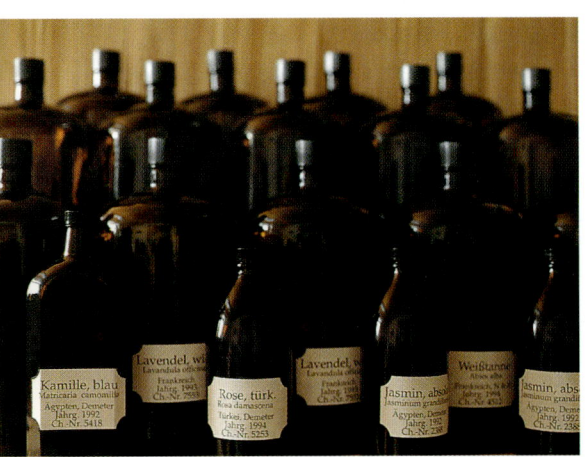

Ätherische Öle werden in braunen Flaschen dunkel gelagert und können so reifen

besser für Kinder, da diese mehr im körperlich-emotionalen Bereich leben.

Echte Hydrolate von Rosenblüten, Neroli, Hamamelis, Kamillenblüten, Rosmarin, Salbei und Lavendel finden Sie in guten Fachgeschäften. Aber Vorsicht: Rosenblütenwasser muß kein Rosendestillationsprodukt sein! Es kann auch nur destilliertes Wasser sein, in dem synthetisches Rosenöl verschüttelt wurde. Ich verwende Rosenblütenhydrolat sehr gerne bei der Hautpflege und pur in der Duftlampe.

Bestimmte Pflanzen werden ausschließlich für die Gewinnung des Hydrolates destilliert, zum Beispiel Hamamelis. Aufgrund seiner adstringierenden Wirkung ist es ein wichtiger Bestandteil der Naturkosmetik. Hie und da können Sie auch Kornblumen- und Honigkleehydrolat finden.

Die Hydrolate der Koniferen sind nur wenige Monate haltbar.

Die Expression (Kaltpressung) von Fruchtschalen

Die Herstellung einer Essenz ist im Vergleich zur Wasserdampfdestillation und zur Extraktion recht einfach, da die Essenz bereits in der gewünschten Form in der Pflanze vorhanden ist. Bei den Zitrusfruchtschalen ist die Gewinnung der Essenz durch einfaches mechanisches Auspressen möglich. (Wenn Sie eine Orangenschale in der Nähe einer Kerze quetschen, sehen Sie, wie die Essenz herausspritzt und im Feuer verpufft.) Die gepreßte Essenz wird dann lediglich zentrifugiert und gefiltert, um sie vom Wasser und von festen Teilen zu trennen, und schon kann sie abgefüllt und verwendet werden.

Während die Destillation als Reinigungs- und Läuterungsprozeß angesehen werden kann, bleibt bei der Expression das Materielle weiterhin materiell, um noch einmal mit Hieronymus Brunschwig zu sprechen. Hier fließen leider auch mögliche Schadstoffe, zum Beispiel Oberflächenbehandlungsmittel, direkt in die Essenz ein, und deshalb ist der biologische Anbau bei Zitrusfrüchten besonders wichtig. Essenzen aus konventionellem Anbau sollten wegen der möglichen Schadstoffbelastung in der Küche und für die Hautpflege nicht verwendet werden.

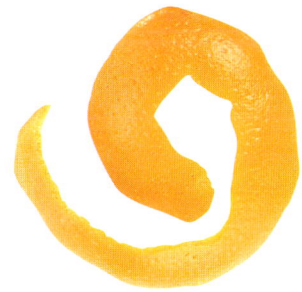

Die biochemische Struktur von Essenzen (Zitrusfruchtölen) ist recht eindimensional: sie bestehen meist zu über 90 Prozent aus Monoterpenen. Ätherische Öle sind in der Regel wesentlich vielschichtiger, interessanter und damit wertvoller. Die medizinische und psychologische Aromatherapie beschäftigt sich aus Gründen der komplexen Wirksamkeit daher überwiegend mit ätherischen Ölen – Essenzen spielen bei der Behandlung nur eine untergeordnete Rolle, wobei die Bergamotte-Essenz eine interessante Ausnahme darstellt.

Übrigens: Solange der Lavendel noch nicht destilliert wurde, spricht man von der Essenz, die duftet.

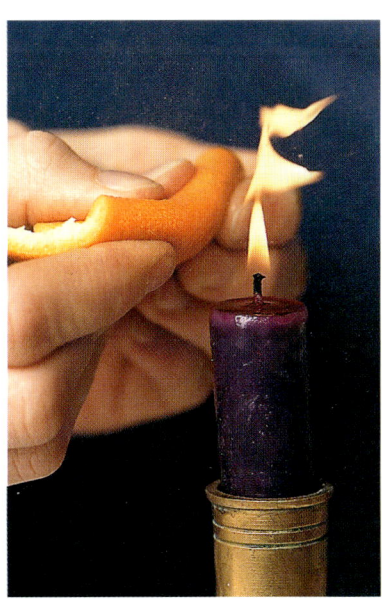

Die Essenz der Orange befindet sich in der Schale und ist leicht brennbar

Die Extraktion mit Lösungsmitteln

Absolues werden durch die Extraktion mit Lösungsmitteln, zum Beispiel Hexan, hergestellt. Sie sind interessante und wichtige Bausteine für die Naturparfümerie.

Viele Blüten sind sehr temperaturempfindlich und können daher nicht mit Wasserdampf destilliert werden – das ist nur bei Rose, Neroli und Ylang-Ylang möglich. Wenn Sie auf Blütendüfte wie zum Beispiel Jasmin, Hyazinthe, Narzisse, Ginster und Mimose nicht verzichten möchten, sind Absolues die einzige Möglichkeit.

Der Duft wird mit dem Lösungsmittel herausgelöst, dieses anschließend verdampft und mit Alkohol ausgewaschen; dennoch können kleinste Mengen des Lösungsmittels im Absolue zurückbleiben.

Ein Absolue ist eine hochkonzentrierte, fast zähflüssige Flüssigkeit, die minimal dosiert werden muß. Wer sich bewußt ist, daß ein Tröpfchen Jasminabsolue den betörenden Duft von 300 Jasminblüten enthält, überlegt sicher nicht, ob es vielleicht doch ein Tröpfchen mehr sein darf. Die Rose kann sowohl destilliert als auch extrahiert werden – ich bevorzuge wegen der besseren Qualität die destillierte Rose (Rose Otto). (Rosenabsolue ist günstiger, da hier die Ausbeute höher ist.)

In der französischen Aromatherapie werden Absolues nicht verwendet.

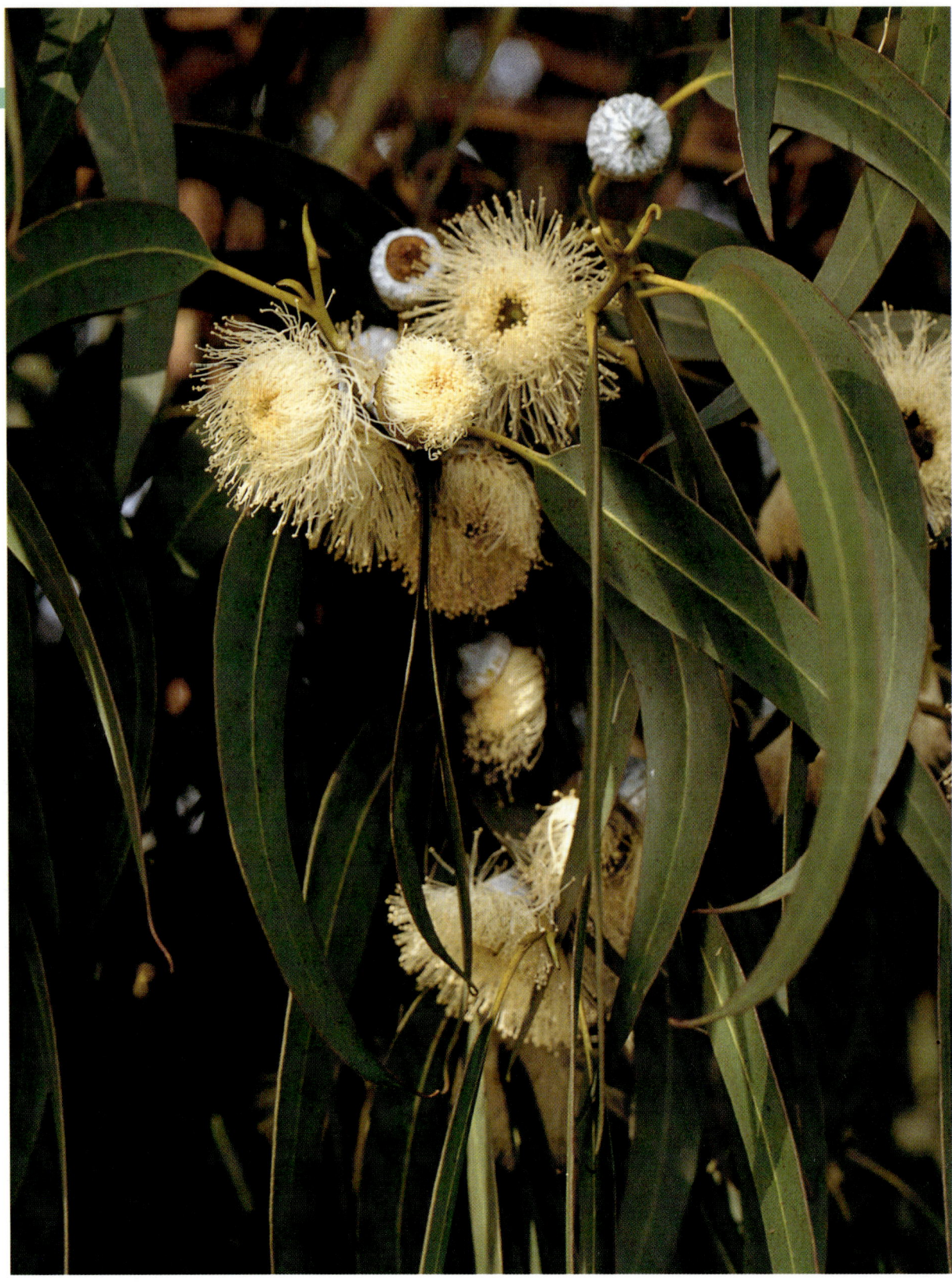

Die Pflanzen

Die Pflanzenfamilien und ihre Bedeutung

In bestimmten Pflanzenfamilien sind ätherische Öle besonders vertreten. Von den über vierzig relevanten stelle ich Ihnen die zehn wichtigsten Familien in alphabetischer Reihenfolge mit ihren jeweils wichtigsten Vertretern vor.

- **Balsambaumgewächse** *(Burseraceae):* Weihrauch, Elemi und Myrrhe

- **Doldenblütler** *Umbelliferae,* früher: *Apiaceae):* Dill, Angelika, Kümmel und Kreuzkümmel, Koriander, Karotte, Fenchel, Liebstöckel, Anis und Galbanum

- **Gräser** *(Gramineae,* früher: *Poaceae):* Lemongras, Citronnelle, Palmarosa und Vetiver

- **Kiefergewächse** *(Pinaceae):* Weißtanne, Atlaszeder, Lärche, Rotfichte, Kiefer und Douglasie

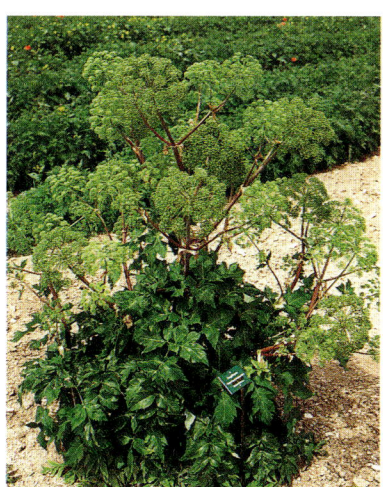

Angelika im Frühling (Foto oben); blühender Eukalyptus (Foto links)

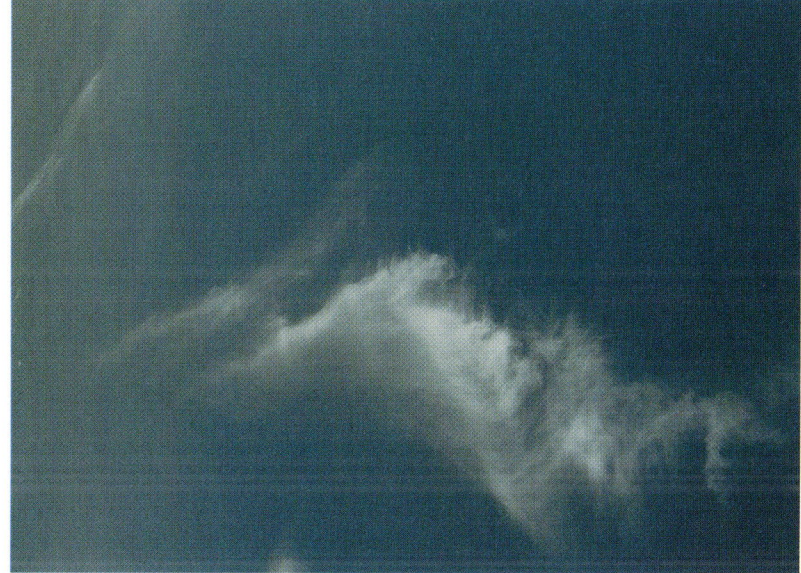

Das Luftige – versinnbildlicht durch eine Wolke – ist der Familie der Doldenblütler zugeordnet

- **Korbblütler** *(Compositae,* früher: *Asteraceae):* Schafgarbe, Estragon, wilde, römische und blaue Kamille, Costuswurzel und Tagetes

- **Lippenblütler** *(Labiatae,* früher: *Lamiaceae):* die verschiedenen Lavendels, Melisse, die Minzen, Basilikum, Oregano, Majoran, Rosmarin, Salbei und Muskatellersalbei, Ysop, Bohnenkraut, Quendel, Thymian und Patchouli

- **Lorbeergewächse** *(Lauraceae):* Zimt, Cassia, Lorbeer, Litsea, Ravensara und Sassafras

- **Myrtengewächse** *(Myrtaceae):* Eukalyptus, Gewürznelke, Cajeput, Tea-Tree, Niaouli, Myrte und Bay

- **Rautengewächse** *(Rutaceae):* Bergamotte, Grapefruit, Zitrone, Mandarine, Neroli, Petitgrain, Orange und Amyris

- **Zypressengewächse** *(Cupressaceae):* Zypresse, Wacholder und Lebensbaum/Thuja.

(Eine genaue Zuordnung der Aromapflanzen zu den jeweiligen Pflanzenfamilien finden Sie auf den Seiten 150-153.)

Für anthroposophisch orientierte Botaniker nimmt jede Pflanzenfamilie eine bestimmte Aufgabe wahr. Wilhelm Pelikan beschreibt dies in seinem dreibändigen Werk „Heilpflanzenkunde".
Er charakterisiert zum Beispiel die Familie der Doldenblütler als „Pflanzen des Luftigen". Durch die fein gefiederten Blätter und die strahlenbüschelartige Blütenform zeigen sie ihre ganz besondere Beziehung zum Element Luft. Darüber hinaus schließen sie auch Luft, zum Beispiel im Stengel, ein. Zu den Heilwirkungen der Doldenblütler gehört daher auch eine neue „Gasorganisation" im Sinne von blähungswidrigen Eigenschaften.

Die Familie der Lippenblütler stellt Pelikan als die „Pflanzen des Wärmehaften" vor. Ihre Wärmenatur zeigt sich in der Bildung von ätherischen Ölen und in ihrer Funktion als verdauungsstärkende Kräuter.

Doch Vorsicht: Phytotherapie und Aromatherapie sind nicht gleichzusetzen. Es ist wichtig, die Pflanze und ihren Standort zu kennen, ihren Charakter und ihre Signatur zu verstehen. Aber Zitronensaft hat andere Inhaltsstoffe als Zitronenessenz. Am Beispiel des Majorans zeigt sich sogar eine gegenteilige Wirkung: Das Majorankraut hat eine anregende Wirkung, ätherisches Majoranöl dagegen eine entspannende.

Leitsatz

Die Essenz, das ätherische Öl oder das Absolue repräsentieren einen bestimmten Teil der Pflanze, nicht aber die ganze Pflanze.

Die Pflanzenteile und ihre Bedeutung

So wie die jeweilige Pflanzenfamilie entscheidende Hinweise zum besseren Verständnis der Pflanze und des ätherischen Öls geben kann, so ist auch die Bedeutung des jeweiligen Pflanzenteils interessant.

Bei den Doldenblütlern zum Beispiel finden sich die Essenzen meist in den Früchten/Samen, bei den Lippenblütlern überwiegend in den Blättern, bei den Rautengewächsen in den Blüten, Fruchtschalen und Blättern.

Jede Pflanze entwickelt sich aus dem Keim und der Wurzel über die Blätter zu den Blüten und Früchten. Es findet nach Marcel Lavabre ein Evolutionsprozeß von der physischen Sphäre über die Vitalsphäre zur Astralsphäre statt. Mit dem Samen, der zurück zur Erde fällt, um dort einen neuen Keim zu bilden, wird die Involution eingeleitet.

- **Wurzeln** speichern erdende und stabilisierende Energie.

- **Blätter** stehen mit der Atmung des Menschen in Verbindung. Wenn das Blatt spitz und reduziert ist, wie zum Beispiel beim Rosmarin oder bei der Kiefer, ist dies ein Hinweis auf seine zusammenziehende Energie und eine zusammenziehende, tonisierende Wirkung. Ist das Blatt rund wie beim Basilikum „Pistou", dann kann meist von einer erweiternden Energie und einer entspannenden Wirkung ausgegangen werden.

- **Blüten** stellen die vollkommenste und gleichzeitig vergänglichste Kreativität der Pflanze dar. Die duftende Blüte ist die Materialisation eines hohen Entwicklungsstandes der Pflanze.
Die Blüte ist das Interessanteste und Anspruchsvollste, das eine Pflanze entwickeln kann. In ihrer Blütenhaftigkeit entfaltet und „verschwendet" sie sich an die Menschen, Tiere und den Kosmos.

Evolution und Involution

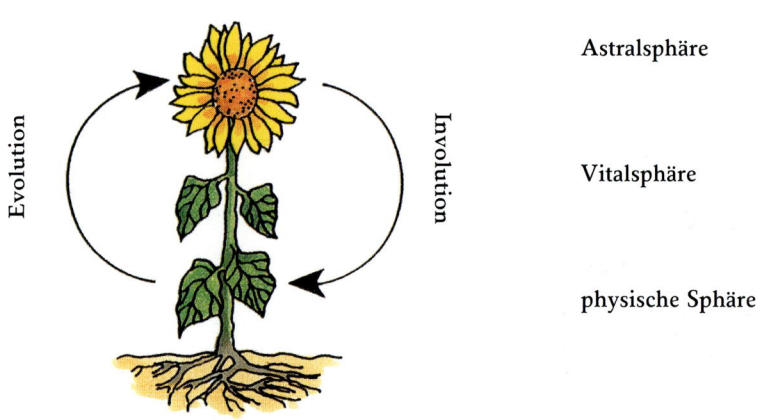

Astralsphäre

Vitalsphäre

physische Sphäre

Evolution

Involution

● **Früchte und Samen** konzentrieren die Information der Pflanze für ihren Übergang zur physischen Sphäre.

● **Holz und Harze:** Wird ein ätherisches Öl oder ein Harz aus einem Baum gewonnen, so ist dies ein Hinweis auf einen langfristigen Wärmeprozeß, der sich verfestigt und stabilisiert hat und von dem eine stabile Wärmewirkung ausgeht.

Die Biochemie

Die Biochemie ist ein Thema, das die meisten Menschen zu Anfang erschreckt und dann unendlich fasziniert. Vergessen Sie Ihren Schrecken, und lassen Sie sich faszinieren.

Pflanzliche Duftstoffe sind natürliche Kohlenwasserstoffverbindungen. Sie bestehen aus sechs bis zwanzig Kohlenstoffatomen, den jeweils dazugehörenden Wasserstoffatomen und häufig einem oder mehreren Sauerstoffatomen.

Es besteht ein direkter Zusammenhang zwischen dem Duft des ätherischen Öles, seinen Inhaltsstoffen und seiner Wirkung. Jedes professionelle Arbeiten setzt also gute biochemische Kenntnisse voraus. Eine Aromatologin mit gut geschulter

Nase kann aufgrund des Duftes die wesentlichen Inhaltsstoffe und damit auch die Wirkung eines ätherischen Öles benennen. Umgekehrt trifft eine Aromatherapeutin bei einem bestimmten Krankheitsbild die Vorauswahl bei den ätherischen Ölen aufgrund der Biochemie. Eine Parfumeurin legt bei ihren Kompositionen ebenfalls die Biochemie zugrunde, um die Duftentwicklung zu steuern.

Der Laie sollte ein gewisses Grundverständnis haben, um unerwünschte Nebenwirkungen vermeiden zu können.

Beispiel 1

Das ätherische Öl von Thymian, stark *(Thymus vulgaris L. thymoliferum)*, enthält viele Phenole – vor allem Thymol – duftet daher stark, kräftig und warm. Sein Duft ist der zentrale Hinweis auf die entsprechenden Wirkungen: stärkend, kräftigend und erwärmend. Da eine sehr starke Erwärmung der Haut zu einer Hautreizung führen kann, dürfen phenolbetonte Öle nicht oder nur sehr vorsichtig für Hautanwendungen benutzt werden.

Oregano riecht ähnlich kräftig wie Thymian, enthält ebenfalls Phenole, vor allem Carvacrol und Thymol. Einen besonders hohen Anteil an Carvacrol findet sich im ätherischen Öl des Bergbohnenkrautes. Damit gibt es interessante Parallelen zwi-

schen Thymian, stark, Oregano und Bergbohnenkraut.

Wenn das Thema also körperliche Kräftigung und Stabilisierung heißt und die Widerstandskräfte bei Infektionen gestärkt werden sollen, bieten sich die phenolbetonten Öle an. Innerhalb der verschiedenen phenolbetonten Öle läßt sich dann recht gut eine individuelle Endauswahl treffen.

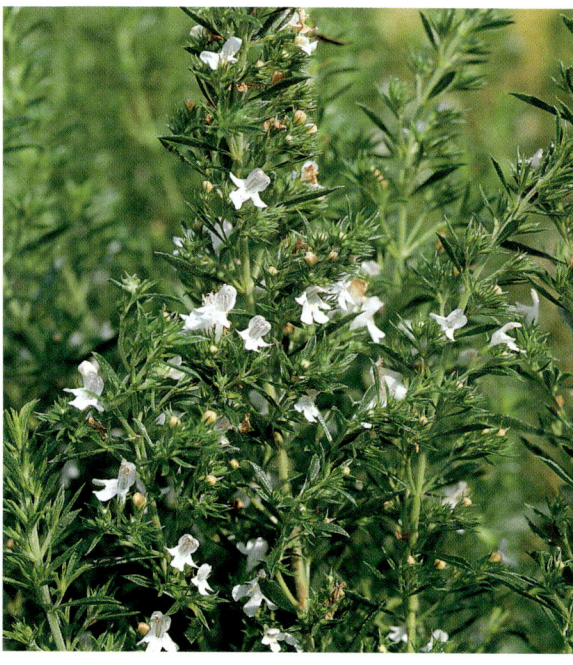

Bergbohnenkraut

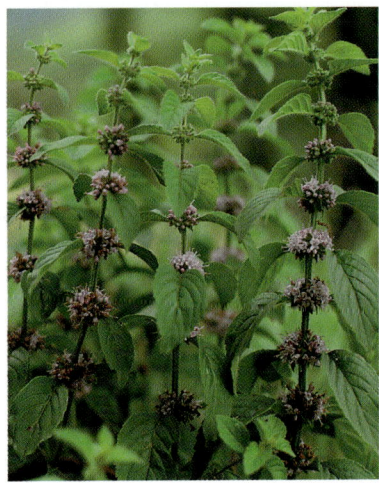

Ackerminze

Über eine Massage mit Rosenöl freut sich jedes Baby

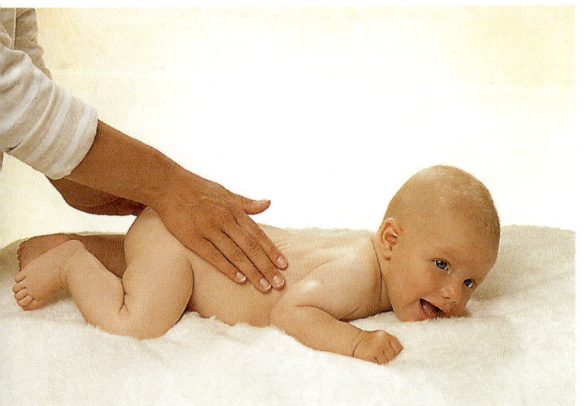

Beispiel 2

Wer weiß, daß die oxidbetonten Öle (hier das 1,8-Cineol) hilfreich auf die oberen Atemwege wirken, kann schnell eine Vorauswahl aus Cajeput, Eukalyptus globulus, Niaouli, Ravensara, Speiklavendel etc. treffen und dann, je nach genauer Thematik, das jeweils Passende für und mit der Klientin auswählen.

Neben den Phenolen und Oxiden gibt es weitere wichtige Gruppen von Inhaltsstoffen.

Die wichtigsten biochemischen Familien der ätherischen Öle:
Phenole
Monoterpenole
Sesquiterpenole
Diterpenole
Aldehyde
Sesquiterpene, Diterpene und Azulene
Ester
Äther
Monoterpene
Oxide
Ketone.

Die folgenden Angaben beziehen sich jeweils auf die ätherischen Öle und Essenzen der angegebenen Pflanzen, nicht auf die Pflanzen selbst.

Phenole

Beispiele für Phenole sind Thymol, Carvacrol und Eugenol. Thymol (ca. 42 Prozent) ist der Hauptbestandteil von Thymian, stark *(Thymus vulgaris L. thymoliferum)*. Oregano *(Oreganum compactum)* enthält 60 bis 70 Prozent Phenole, davon etwas Thymol und überwiegend Carvacrol. Bergbohnenkraut *(Satureja montana)* weist bis zu 50 Prozent Carvacrol auf.

Eugenol findet sich überwiegend in der Blütenknospe (70-80 Prozent) der Gewürznelke *(Eugenia caryophyllata = Syzygium aromaticum)*, in den Blättern (70-87 Prozent) des Zimtes von Sri Lanka *(Cinnamomum verum)* und in den Blättern des Bays *(Pimenta racemosa)*.

Phenole wirken stark antiinfektiös und stärken das Immunsystem enorm. Sie erhöhen die Körpertemperatur und den Blutdruck. Phenole dürfen nur kurzzeitig verwendet werden, da sie die Leber stark belasten. Sie sind hautreizend und nicht für Kinder und Menschen mit hohem Blutdruck geeignet.

Monoterpenole

Die wichtigsten Vertreter der biochemischen Familie der Monoterpenole sind Linalol, Geraniol, Citronnellol, Menthol und Terpineol-4. Linalol findet sich zu ca. 60 Prozent im milden Linalol-Thymian *(Thymus vulgaris L. linaloliferum)*, zu ca. 30 Prozent im Lavandin und zu ca. 40 Prozent im Lavendel, fein, besonders ausgeprägt mit bis zu 95 Prozent im Rosenholz *(Aniba rosaeodora)* und bis zu 27 Prozent im Petitgrain *(Citrus aurantium var. amara)*. Die Rosengeranie *(Pelargonium graveolens)* besteht meist aus ca. 33 Prozent Citronnellol und ca. 25 Prozent Geraniol, die Zitronengeranie *(Pelargonium odoratissimum)* zu 45 Prozent aus Citronnellol und ca. 7 Prozent aus Geraniol und die echte Rose *(Rosa damascena)* zu ca. 35 Prozent aus Citronnellol und ca. 20 Prozent Geraniol. Palmarosa *(Cymbopogon martinii)* enthält sogar bis zu 80 Prozent Geraniol. Rosige Duftkompositionen bestehen daher aus Preisgründen überwiegend aus Rosengeranie und Palmarosa. Eine betrügerische Verfälschung liegt vor, wenn „reines Rosenöl" durch andere geraniol- und citronnellolhaltige Öle gestreckt wird. Das Menthol findet sich, der Name deutet bereits darauf hin, in vielen Minzarten. Die Krauseminze *(Mentha spicata)* enthält sehr wenig davon (ca. 1 Prozent), die Pfefferminze *(Mentha piperita)* bis zu 50 Prozent und die Ackerminze *(Mentha arvensis)* sogar bis zu 80 Prozent. Das Monoterpenol Terpineol-4 ist bis zu 28 Prozent Bestandteil von Majoran *(Oreganum majorana)* und bis zu 45 Prozent von Tea-Tree *(Melaleuca alternifolia)*.

Monoterpenole wirken ebenfalls antiinfektiös und anregend auf das Immunsystem, sind aber wesentlich sanfter als die Phenole. Sie eignen sich auch für Kinder und sind ausgesprochen hautfreundlich. Sie wirken anregend auf den ganzen Organismus, besonders auf die Nerven.

Sesquiterpenole

Die bekanntesten Beispiele sind α-Bisabolol, α- und β-Santalol und Carotol. α-Bisabolol (ca. 8 Prozent) ist ein wertvoller Inhaltsstoff der deutschen Kamille *(Matricaria chamomilla)*. α- und β-Santolol sind mit bis zu 70 Prozent die beiden Hauptinhaltsstoffe des echten

Sandelholzes *(Santalum album)*. Karottensamen *(Daucus carota)* zeichnet sich durch seinen Gehalt (ca. 33 Prozent) an Carotol aus.

Die Sesquiterpenole wirken allgemein anregend, auch auf das Immunsystem. Sie sind frei von problematischen bis toxischen Nebenwirkungen, besonders hautfreundlich und hautpflegend.

Diterpenole

Die Diterpenole finden sich nur in Spuren (ca. 1-2 Prozent), sind dabei jedoch hochwirksam. Neben Manool kommt im Salbei *(Salvia officinalis)* das Salviol und im Muskatellersalbei *(Salvia sclarea)* das Sclariol vor. Sie haben hormonähnliche Eigenschaften. Ihre Struktur ähnelt der des Östrogens.
Zypresse enthält auch Spuren der Diterpenole Manool und Abienol.

Aldehyde

Die wichtigsten Aldehyde sind die beiden Citrale Geranial und Neral, das Citronnellal und das Cinnamaldehyd. Geranial ist in den ätherischen Ölen des Zitronenstrauches *(Lippia citriodora)*, der Melisse *(Melissa officinalis)* und des Lemongrass *(Cymbopogon citratus)* nachweisbar. Die Tatsache, daß Geranial sowohl zu 26 Prozent im sehr kostbaren Zitronenstrauchöl oder zu 15 Prozent im

Biochemie

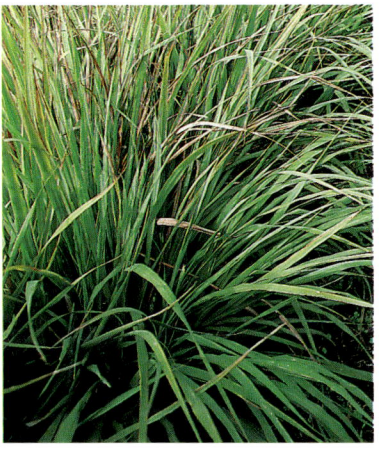

Lemongrass ist ein aldehydbetontes ätherisches Öl

echten Melissenöl als auch zu ca. 46 Prozent im verhältnismäßig günstigen Lemongrassöl oder zu ca. 40 Prozent im Citronnelleöl enthalten ist, zeigt, daß hier Mischungen und Verfälschungen naheliegen.
Das Aldehyd Citronnellal ist zu 40-80 Prozent Bestandteil des Zitroneneukalyptus *(Eukalyptus citriodora)* und zu ca. 10 Prozent der Citronnelle *(Cymbopogon nardus)*. Die Zimtrinde *(cinnamomum verum)* enthält überwiegend Cinnamaldehyd (ca. 70 Prozent).

Aldehyde wirken sich beruhigend auf das Nervensystem aus und wirken entzündungshemmend. Sie senken den Butdruck und die Körpertemperatur. Die Zimtrinde bildet aufgrund ihrer spezifischen biochemischen Zusammensetzung eine Ausnahme.

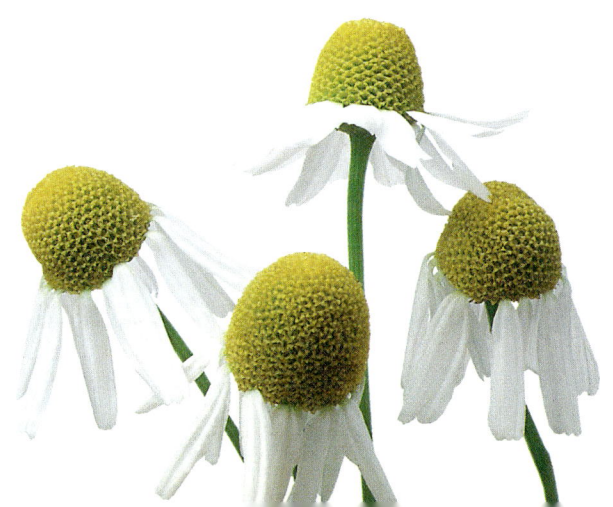

Sesquiterpene, Diterpene und Azulene

Das gängigste Beispiel für ein Sesquiterpen ist das α- und β-Caryophyllen, das u.a. in kleinen Mengen in der Gewürznelkenblüte *(Eugenia caryophyllata)* enthalten ist.

Das Chamazulen ist ein Vertreter der Azulene und repräsentiert den zentralen Wirkstoff der deutschen (blauen) Kamille *(Matricaria chamomilla)* und der Schafgarbe *(Achillea millefolium)*. Es verleiht beiden Ölen ihre typisch blaue Farbe.

Sesquiterpene und Azulene wirken selbst in kleinen Mengen sehr entzündungshemmend und beruhigend. Über die Diterpene liegen bislang wenig Informationen vor.

Die echte Schafgarbe

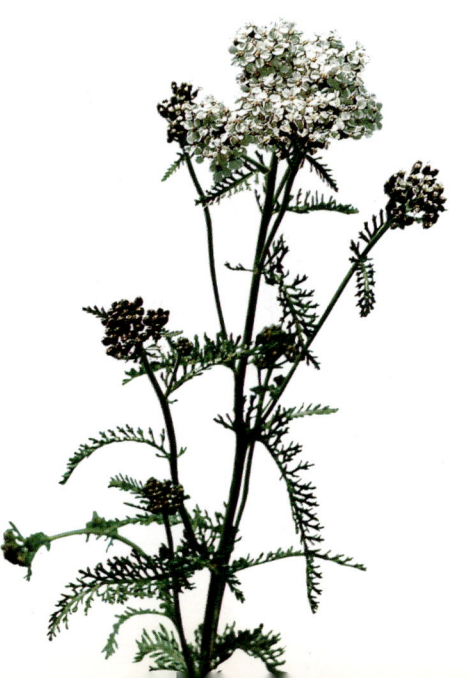

Ester

Die Ester sind eine weitere wichtige biochemische Familie. Hierzu gehören vor allem die verschiedenen Acetate. Linalylacetat ist ein wertvoller Bestandteil (40-50 Prozent) des feinen und des wilden Lavendels *(Lavandula officinalis und L. vera)*, zu 60-80 Prozent des Muskatellersalbeis *(Salvia sclarea)* und zu 30 Prozent der Bergamotte *(Citrus bergamia)*.

Geranylacetat (5-20 Prozent) findet sich im Palmarosa *(Cymbopogon martinii)* und Menthylacetat (3 bis 10 Prozent) in der Pfefferminze *(Mentha piperita)*.

Die römische Kamille *(Authemis nobilis)* zählt mit einem Anteil von 85 Prozent zu den esterbetonten ätherischen Ölen. Sie weist vor allem das Isobutyle- und das Isoamylangelat auf.

Ester haben eine ausgleichende, krampflösende und harmonisierende Wirkung. Sie sind anregend und entspannend zugleich und „Balsam für die Nerven".

Äther

Bei den Äthern finden sich insbesondere die Methyläther wie Chavicol-Methyläther (20-25 Prozent) im Basilikum *(Ocimum basilicum)*, im Chemotyp Methylchavicol sogar bis zu 90 Prozent. Ein weiteres ätherbetontes Öl ist Estragon *(Artemisia dracunculus)* mit 60-75 Prozent Chavicol-Methyläther.

Die Äther wirken beruhigend, krampflösend und ausgleichend und damit ähnlich wie die Ester.

Monoterpene

Die gängigsten Monoterpene sind Limonen und α- und β-Pinen. Limonen ist der Hauptinhaltsstoff (meist über 80 Prozent) der meisten Zitrusfruchtessenzen. Die Kiefer- und Zypressengewächse weisen α- und β-Pinen und Limonen auf. Am Beispiel der Kiefer *(Pinus sylvestris)* sind dies 40 Prozent α-Pinen, 15 Prozent β-Pinen und ca. 30 Prozent Limonen.

Monoterpenbetonte ätherische Öle und Essenzen eignen sich gut für die Reinigung und Vitalisierung der Luft und sind recht beliebt. Sie wirken anregend auf den Geist und sind hilfreich für die Atemwege.

Die Zitrusessenzen sollten aufgrund ihrer photosensibilisierenden Wirkung nicht bei Sonnenbädern angewandt werden.

Oxide

Das zentrale Oxid ist das 1,8-Cineol, auch Eucalyptol genannt. Es findet sich im Eukalyptus globulus *(Eukalyptus globulus)*, Niaouli *(Melaleuca quinquenerva)*, Cajeput *(Melaleuca leucadendron)*, der Myrte *(Myrtus communis)*, dem Ravensara *(Ravensara aromatica)*, Rosmarin *(Rosmarinus officinalis)*, Speiklavendel *(Lavandula spica)*, Lavendelsalbei *(Salvia lavandulifolia)* und dem Lorbeer *(Laurus nobilis)*.

Oxide wirken besonders günstig auf die Atemwege. Außerdem intensivieren sie Denkprozesse.

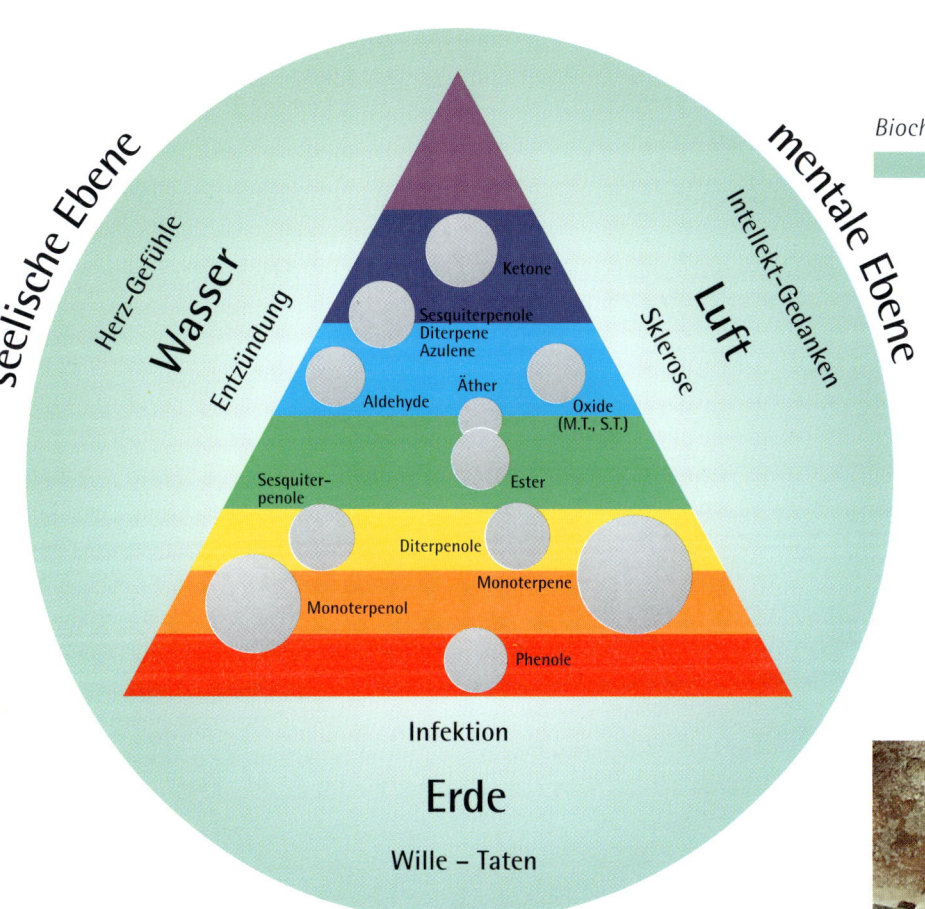

Biochemie

Darstellung der Biochemie

© C.A.P.M., Philippe Mailhebian,
autorisierte Übersetzung
von Inge Andres; leicht verändert

In the pyramid diagram:

seelische Ebene

mentale Ebene

Herz-Gefühle

Intellekt-Gedanken

Wasser

Luft

Entzündung

Sklerose

Ketone

Sesquiterpenole
Diterpene
Azulene

Äther

Aldehyde

Oxide
(M.T., S.T.)

Sesquiter-penole

Ester

Diterpenole

Monoterpene

Monoterpenol

Phenole

Infektion

Erde

Wille – Taten

körperliche Ebene

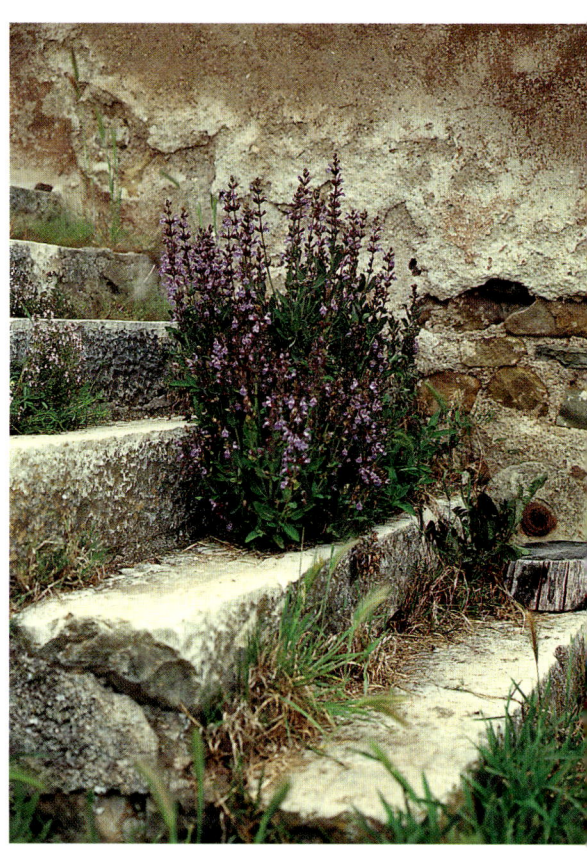

Ketone

Die Ketone sind die problematischsten Bestandteile der ätherischen Öle. Sie wirken neurotoxisch, das heißt sie sind Nervengifte. Das Keton Thuyon wirkt abortiv, das heißt, es kann einen Schwangerschaftsabbruch verursachen. Die Ketone Pinocamphon und Isopinocamphon können epileptische Anfälle auslösen. Sie sehen: Ketonhaltige ätherische Öle sind problematisch bis gefährlich und gehören nicht in den freien Verkauf.
Zu den ketonbetonten ätherischen Ölen gehören: Salbei *(Salvia officinalis)*, Beifuß *(Artemisia vulgaris)*, Thuja *(Thuya occidentalis)*, Ysop

(Hyssopus officinalis) und viele Zedernarten. Auch die Pfefferminze *(Mentha piperita)* ist nicht so unproblematisch, wie sie oft dargestellt wird. Für Kinder und andere empfindsame Menschen ist sie oft viel zu penetrant.

Ketonhaltige ätherische Öle müssen meiner Meinung nach immer von kompetenten Ärzten und Heilpraktikern/innen verschrieben und beobachtet werden. Für Laien ist die Handhabung zu gefährlich. Leider bieten sehr viele Firmen aus Unkenntnis oder aus Profitgründen ketonbetonte – und damit problematische – ätherische Öle an.

Salbei ist eine sehr anspruchslose Pflanze

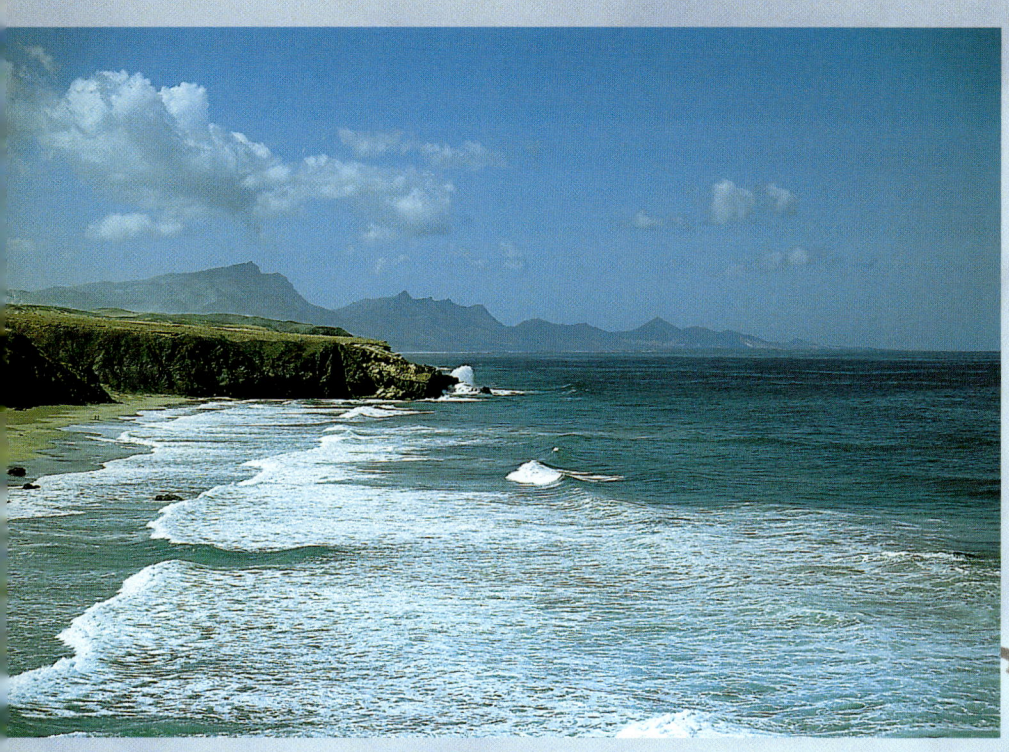

der Infektion, Entzündung und Sklerose zuordnen. Die psychologische Aromatherapie und spirituelle Aromakunst stellt den Zusammenhang Erde–Wille–Taten, Wasser–Herz–Gefühle und Luft–Intellekt–Gedanken her. Das Element Feuer liegt nach diesem Modell allen ätherischen Ölen zugrunde, da sie Sonnenenergie verkörpern.

Interessant ist auch der biochemische Vergleich von drei Salbeiarten: der Lavendelsalbei *(Salvia lavandulifolia)*, der Salbei *(Salvia officinalis)* und Muskatellersalbei *(Salvia sclarea)*.

Lavendelsalbei: 14 Prozent Pinen (ein Monoterpen), 32 Prozent 1,8-Cineol (ein Oxid) und 28 Prozent Linalol (ein Monoterpenol).
Salbei: ca. 70 Prozent Thujone und Kampfer (Ketone), 15 Prozent 1,8-Cineol (Oxid).
Muskatellersalbei: ca. 75 Prozent Linalylazetat (Ester), 15 Prozent Linalol (Monoterpenol) und etwas β-Caryophyllen (Sesquiterpen).

Übertragen Sie diese Angaben nach dem oben stehenden Modell in drei Dreiecke. So können Sie auf den ersten Blick sehen, wie unterschiedlich sich verschiedene Salbeiarten darstellen!

Der Muskatellersalbei wirkt aufgrund seiner Esterbetonung vor allem auf die Nerven und schafft eine seelische Ausgeglichenheit. Der Lavendelsalbei wirkt aufgrund seiner Betonung auf der rechten Seite (Monoterpene und Oxide) mehr auf die Atemwege. Und der herkömmliche Salbei ist als ätherisches Öl äußerst problematisch, da er einen extrem hohen Ketongehalt hat und das Keton Thujon abortiv wirkt.

Stärken und Grenzen der biochemischen Inhaltsstoffe

Wir haben nun die wichtigsten biochemischen Familien kennengelernt, die die Zusammensetzung und Betonung von ätherischen Ölen maßgeblich beeinflussen. Der französische Aromatologe Philippe Mailhebiau hat dazu ein sehr interessantes und hilfreiches System in Form eines Dreieckes entwickelt, das die Stärken und Grenzen der jeweiligen biochemischen Inhaltsstoffe sehr deutlich zeigt.

Je nach Schwerpunkt der Inhaltsstoffe wirken die ätherischen Öle entweder stärker auf die körperliche (Phenole), auf die seelische (z. B. Aldehyde, Sesquiterpene) oder auf die mentale Ebene (meist Oxide, aber auch Monoterpene) ein. Die Monoterpenole stellen den Übergang zwischen dem körperlichen

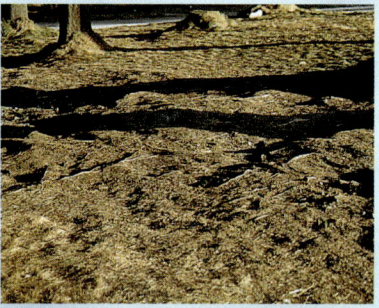

und dem seelischen Zugang her. Die Ester und die Äther zeigen ihre harmonisierende Wirkung für Körper, Geist und Seele durch ihre Mittelstellung. Die Ketone sind ganz oben angeordnet. Hier ist der Geist sozusagen „auf die Spitze getrieben". Gleichzeitig geht eine starke seelische Wirkung damit einher. So erklären sich die neurotoxischen Gefahren.

Zu den Elementen Erde, Wasser und Luft lassen sich für die medizinische Aromatherapie die Krankheitsfelder

Synthese und praktische Umsetzung: die Duftberatung

Eine kompetente Duftberatung berücksichtigt persönliche Vorlieben und Bedürfnisse ebenso wie botanische und biochemische Informationen. Sie ist die Synthese aus Individualität und Information, eingebettet in eine gelungene Kommunikation, und sie ist freiwillig, kunden- bzw. klientenorientiert und verantwortungsbewußt.

Duftberatung kann entweder in einem Fachgeschäft oder in einer Praxis stattfinden. In einem Geschäft finden kurze, öffentliche, mehr anwendungsorientierte Beratungen statt, in einer psychologischen Praxis dagegen ist Raum und Zeit für ein geschütztes und ausführliches Gespräch, das die Persönlichkeitsentfaltung unterstützt.

Ich stelle Ihnen beide Arten der Duftberatung vor.

Szene „Duftladen"

Kundinnengespräch

Es ist Freitag, gegen 17 Uhr, ein kühler Herbsttag. Eine etwa 30jährige, schick gekleidete Frau mit Aktenköfferchen kommt ins Geschäft.

Beraterin: Guten Tag! Möchten Sie sich ein wenig umsehen, oder haben Sie einen speziellen Wunsch?

Kundin: Ich suche einen schönen Duft für den Feierabend. Können Sie mir helfen?

Beraterin: Ja, gerne. Wie möchten Sie Ihren Feierabend gestalten? Was tun oder lassen Sie besonders gerne, wenn Sie abends zu Hause sind? (Ist sie ein aktiver, romantischer, intellektueller, schläfriger Feierabend-Typ?)

Kundin: Ich lese gerne ein gutes Buch und höre etwas Musik. Manchmal bin ich aber auch total geschafft und habe zu nichts mehr Lust.

Beraterin: Wie geht es Ihnen gerade? Sind Sie müde, oder haben Sie Lust zu lesen und Musik zu hören?

Kundin: Im Moment bin ich ziemlich k.o. Die Woche war anstrengend, und ich möchte eigentlich nur noch die Beine hochstrecken und meine Ruhe haben. Irgend etwas Warmes, Weiches, Kuscheliges wäre nett.

Beraterin: Es gibt eine ganze Reihe von Düften, die Wärme, Weichheit und gleichzeitig etwas Kuscheliges vermitteln. Ich stelle Ihnen einfach mal verschiedene vor, und Sie sagen, wie sie Ihnen gefallen. Spricht Sie dieser Duft an? (Die Kundin riecht an Vanille.)

Kundin: Ja, riecht ganz nett, vielleicht etwas zu süß.

Beraterin: Und wie geht es Ihnen mit diesem Duft? (Sie gibt der Kundin das Sandelholz-Fläschchen.)

Kundin: Ja, sehr angenehm.

Beraterin: Möchten Sie weitere riechen?

Kundin: Ja, gerne!

Beraterin: Wie gefällt Ihnen dieser Duft? (Ylang-Ylang)

Kundin: Der riecht aber schwer. Nein, lieber nicht.

Beraterin: Und dieser? (Mimose) Was halten Sie davon?

Kundin: Hm, wunderschön.

Beraterin: Bisher hat Ihnen das ätherische Sandelholzöl und das Mimo-

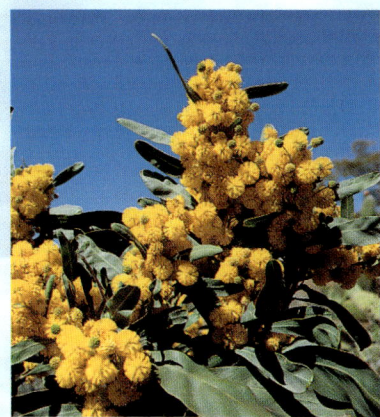

senabsolue gut gefallen. Diese beiden Düfte lassen sich gut miteinander kombinieren. Möchten Sie mal an beiden Fläschchen gleichzeitig riechen?

Kundin: Ja, riecht toll! Das tut mir ausgesprochen gut. Wie wende ich das an?

Beraterin: Haben Sie bereits Erfahrungen mit ätherischen Ölen? Haben Sie zum Beispiel eine Duftlampe oder ein Trägeröl?

Kundin: Ja, eine Duftlampe. Aber was ist ein Trägeröl?

Beraterin: Ein Trägeröl ist ein fettes Öl, mit dem Sie sich Ihr persön-

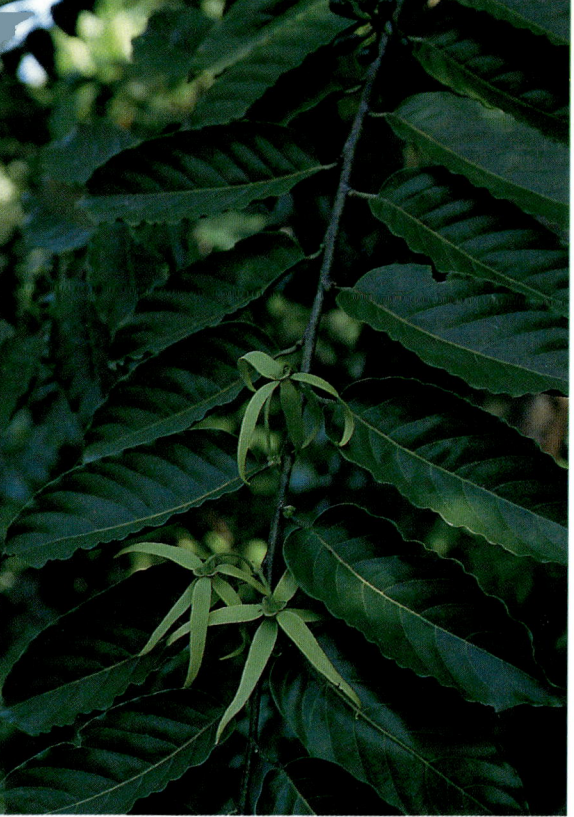

Blüte und Früchte des Ylang-Ylang-Baums

chen mit Sahne und verquirlen dies zum Schluß ins Badewasser.

Kundin: In Sahne?

Beraterin: Ja, Sahne ist ein sehr haut- und umweltfreundlicher Emulgator. Ätherische Öle lösen sich in Wasser nicht. Die Sahne ist ein optimaler Öl-Wasser-Vermittler. Oder Sie geben die gleiche Tropfenzahl in die Duftlampe. Haben Sie bereits ätherische Öle?

Kundin: Ja, ein Fläschchen Orange war der Duftlampe beigelegt.

Beraterin: Orange paßt gut zu den beiden anderen Ölen. Wenn Sie es mal etwas fruchtiger möchten, können Sie auch zwei Tropfen Sandelholz, einen Tropfen Mimose und drei Tropfen Orange nehmen. Mehr als sechs Tropfen insgesamt sollten es allerdings nicht sein.

Kundin: Toll, dann habe ich ja schon ganz viel Möglichkeiten.

Beraterin: Ja, mit drei Ölen läßt sich bereits einiges machen, und mit jedem weiteren Öl haben Sie dann um so mehr Möglichkeiten, Ihr Stimmungsöl zu kombinieren.

Kundin: Und was kosten nun die beiden Öle, die ich ausgesucht habe?

Beraterin: ... Ich gebe Ihnen gerne eine Liste unserer Düfte mit Preisangabe und ein Informationsblatt über die Anwendung und Dosierung.

Situationsanalyse und Auswertung

In diese kurze Beratung, die etwa zehn Minuten dauerte, sind sehr viele Elemente eingeflossen.

Schauen wir uns zunächst die Informationsebene an: Die Kundin präsentiert sich als anspruchsvolle, noch wenig informierte, aber sehr interessierte Frau, die gut wahrnehmen und formulieren kann, was ihr gefällt und was nicht.

Die Beraterin greift all diese Informationen auf. Sie stellt zum Beispiel auch Duftstoffe der gehobeneren Qualität und Preisklasse vor, gibt sehr viele Grundinformationen, strukturiert die Vorauswahl und überläßt der Kundin die Endauswahl. Da die Kundin sich mit Sandelholz und Mimose außerordentlich wohl fühlt und wenig Vorerfahrungen hat, beendet die Beraterin dann ihre Duftvorstellungen und konzentriert sich auf die Anwendungsmöglichkeiten.

Eine kurzfristige Duftberatung ist immer eine Momentaufnahme. Bei der Kundin „paßte" zu diesem Zeitpunkt Sandelholz und Mimose. Wenn sie zu einem anderen Zeitpunkt (zum Beispiel Montag mittag im Frühling) wiederkommt, ist die Auswahl eine andere.

liches Körper- und Massageöl mischen können. Oder Sie geben die beiden Düfte in Ihre Duftlampe, mischen sich ein Massageöl und machen sich ein Duftbad. Worauf haben Sie Lust?

Kundin: Wenn es kühl ist, bade ich abends gerne. Und danach noch ein bißchen schmökern.

Beraterin: Für Ihr Duftbad geben Sie drei Tropfen Sandelholzöl und zwei Tropfen Mimosenöl in ein Schäl-

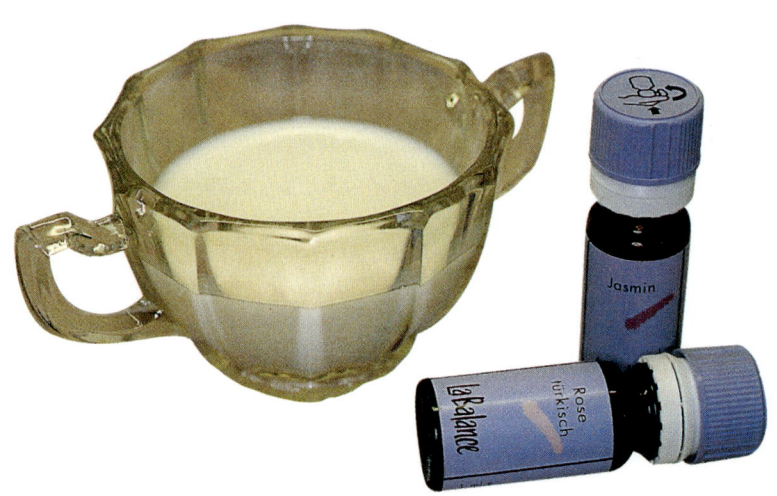

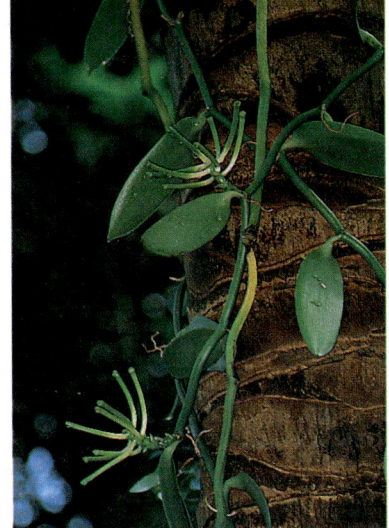

Vanille

Die Vorauswahl der Beraterin erfolgte hier nach folgenden Gesichtspunkten: Pflanzenteile, die Wärme und Weichheit vermitteln, sind überwiegend Hölzer, Harze und Blüten. Innerhalb derer bieten sich hier die sanften leichten Vertreter an, das heißt nicht Zedernholz, sondern Sandelholz, nicht Myrrhe, sondern Benzoe oder Vanille, nicht Jasmin, sondern etwa Mimose. Die Vorstellung des Ylang-Ylangs hatte preisliche Gründe.

Mit Hilfe der Duftleiter, die ich Ihnen auf Seite 71 vorstelle, lassen sich die Themen schnell und leicht eingrenzen. Um mit dem Farbleitsystem zu sprechen: Hier sind die Düfte angesagt, denen ich die Farben „Goldbraun" und „Magenta" zugeordnet habe.

Die Auswahl der Düfte erfolgt zunächst rein über die Nase, nicht über Informationen wie Namen, Herkunftsland und Anwendung. Alles in allem war diese Beratungssequenz für beide Beteiligten sehr zufriedenstellend.

Szene „duft-unterstütztes Focusing"

Klientinnengespräch

Sigrid (Name verändert) und ich haben zwei Stunden Zeit zur Verfügung und sitzen in meiner Praxis. Sigrid leidet unter einer starken chronischen Kieferinfektion und sieht Parallelen zu den Themen „die Zähne zusammenbeißen", „durchhalten", „nicht alles so verbissen sehen". Daher gibt sie ihrem Thema die Überschrift „Loslassen". Sigrid sieht ein, daß sie bestimmte Dinge zum Beispiel für ihre Familie tun muß, möchte aber nicht „alles mitmachen", um irgendeiner gesellschaftlichen Norm zu entsprechen. Sie möchte jeweils für sich entscheiden, was gerade notwendig ist und wo sie sich auch mal „ausklinken" kann, wo sie sich Freiheiten erlauben kann.

Sigrid arbeitet seit längerem für sich an diesem Thema und ist gerne bereit, sich über die Methode des Focusing ihrem Thema zu nähern. Ich skizziere kurz, daß Focusing bedeutet, sich auf einen Punkt zu konzentrieren und durch das Körpergefühl den Zugang und die Antworten zu finden. Da sie sich selbst als „kopflastig" einschätzt und Körperübungen sehr schätzt, stimmt sie dieser Methode gerne zu.

Die Klientin legt sich auf die Matte, und wir beginnen. Ich bitte sie, die Augen zu schließen, nach innen zu spüren und zu erspüren, was sie alles belastet. Sie soll nun all dies nehmen, zusammenpacken und auf die Seite stellen, um sich auf ihr Thema („Loslassen") möglichst gut konzentrieren zu können.

1. Schritt: Raumschaffen

Ich fordere Sigrid auf, nachzuspüren, wie sich ihr aktuelles Thema in seiner Gesamtheit im Bauch- und Brustraum anfühlt. Es geht darum, einfach nur zu spüren, keine konkreten Empfindungen zu fühlen, nur ganz vage, noch undeutliche Gefühle im Rumpfbereich wahrzunehmen. Völlig absichtslos und entspannt nach innen zu lauschen und dieses vage Körpergefühl zur Kenntnis nehmen. Noch keine Wörter oder Bilder, nur dieses Körpergefühl. Sigrid bestätigt mir, daß sie nun Kontakt dazu hat.

2. Schritt: den Felt sense bilden

Ich frage sie nun, ob zu diesem Felt sense ein Wort, ein Satz, ein Bild hinzukommen mag, sozusagen aus ihrem Felt sense heraus.

3. Schritt: einen Begriff finden

Sie gibt an: „Sowas wie Schmetterlinge im Bauch." Ich bitte sie, dieses Bild „Schmetterlinge im Bauch" mit ihrem Felt sense auf Stimmigkeit zu überprüfen.

4. Schritt: Vergleichen

Nachdem dieser Satz nicht so ganz stimmt, fordere ich sie auf, weiterzusuchen, nach einem anderen Wort, Satz oder Bild, das besser paßt. Nach einer Weile formuliert sie „wie ein Vulkan". Auch hier geht es wieder darum, dieses Bild mit dem Felt sense zu vergleichen. Da sie nicht ganz zufrieden ist, sucht sie weiter und sagt dann mit einem tiefen Seufzer: „Es brodelt in mir." Ihr

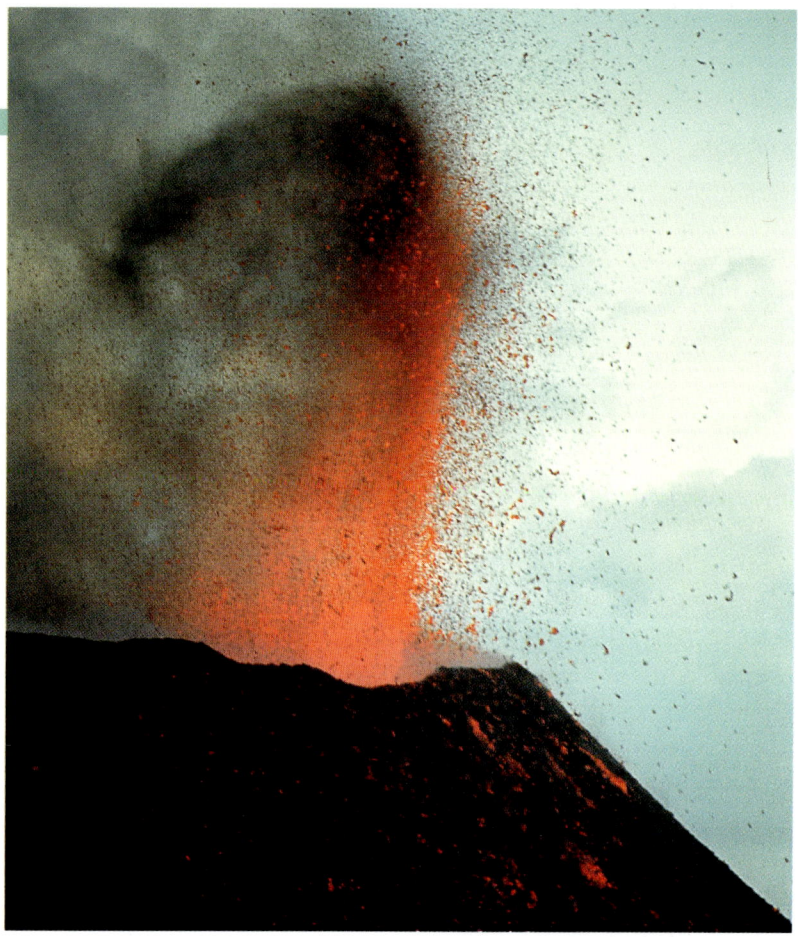

Der Vulkan als Sinnbild für starke Emotionen

Nach einiger Zeit formuliert sie: „Wünsche brodeln in mir." Wieder ist dieser Satz mit einem tiefen Seufzer verbunden. Ich bitte Sigrid nachzuspüren, was sich jetzt verändert hat, und diese Veränderung anzunehmen und als Antwort und Weisheit ihres Körpers wertzuschätzen. Da sie meine Arbeit mit ätherischen Ölen kennt und Düfte sehr mag, fragt sie sofort: „Und welcher Duft paßt nun zu meinem Satz?" Ich weiß, daß sie sich intensiv mit Düften beschäftigt, und gebe ihr die Frage zurück: „Welcher Duft kommt Dir dazu in den Sinn?" „Ja, vielleicht Vetiver." Sie überprüft ihre Körperantwort mit dem Duft und findet, daß der Duft von Vetiver ihre Wünsche eher abkühlt, was nicht unbedingt notwendig sei. Ich frage sie wiederum, welcher Duft für sie besser passen könnte, und sie meint, vielleicht Patchouli. Im Vergleich mit ihrem Satz zeigt sich auch hier, daß keine völlige Übereinstimmung mit dem Duft herrscht. Ich schlage ihr vor, an einem anderen Duft zu riechen, und gebe ihr ein Fläschchen ätherisches Öl, ohne dessen Namen zu nennen. Sie riecht daran und sagt: „Genau, das ist es. Das sind meine Wünsche, die in mir brodeln." Sie saugt den Duft regelrecht in sich auf und ist ganz zufrieden. Sie ist sich in diesem Moment nicht bewußt, an welchem Öl sie gerochen hat, nur, daß sie es kennt und daß es nun total paßt.

Sie richtet sich nun wieder auf, und wir sprechen über das von ihr ausgewählte ätherische Öl. Es ist die Zimtrinde aus Sri Lanka. Sie erzählt mir von ihren Assoziationen wie Tanzen und Lebensfreude. Ich berichte über meine Erfahrungen, und

Seufzer ist für mich ein Hinweis darauf, daß dieser Satz eine hohe Entlastungsfunktion für sie hat (body shift). Ich bitte sie noch einmal, diesen neuen Satz und ihren Felt sense miteinander zu vergleichen, und sie bestätigt die Übereinstimmung.

Nun können wir dem Felt sense Fragen stellen, die dieser dann aus sich heraus beantwortet, nach dem Motto „Dein Körper weiß die Antwort". Ich sage daher: „Bitte frage Deinen Felt sense danach, was in Dir brodelt."

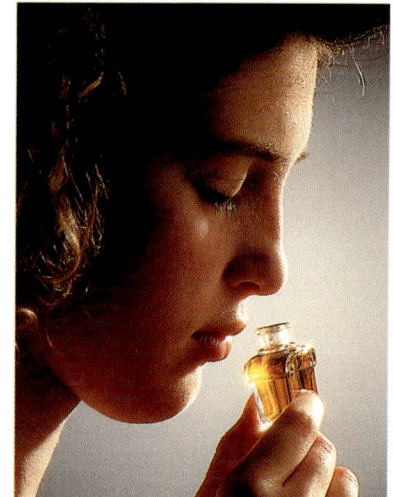

dann blättern wir in einigen Büchern. Wir finden jeweils verblüffende Parallelen zu ihrem Anfangsthema „Loslassen" und „Kieferentzündung", das nun aber eine neue und tiefe Körperantwort erhalten hat. Begeistert nimmt sie ihren Satz und ihr ätherisches Öl mit nach Hause, um daran weiterzuarbeiten.

Situationsanalyse und Auswertung

Zimtrinde ist ein sehr erwärmendes bis hitziges ätherisches, aldehydbetontes Öl, das eine starke seelische Betonung hat und entzündungswidrig wirkt. Entzündungen können psychosomatisch als hitzige Konflikte der Seele gesehen werden.

Sigrid kann sich daher Fragen stellen wie: Welcher Konflikt brodelt in mir? Was sind meine Wünsche? Was hindert mich daran, meine Wünsche zu leben? Habe ich genügend Freiräume? Da die Zimtrinde zu den aphrodisischen Düften zählt: Habe ich genügend sexuelle Freiräume? Wie setze ich meine Wünsche bisher durch, und wie möchte ich sie in Zukunft gerne durchsetzen?

Das Zimtrindenöl ist damit ein phantastischer Zugang sowohl zu ihrer körperlichen und ihrer seelischen Thematik. Es hilft auf der körperlichen Ebene der Entzündung und repräsentiert die seelische Seite. Wenn ich der Zimtrinde einen Menschentypus zuordne, dann ist es ein exotischer, erotischer und lebensfreudiger Mensch, der gerne lacht und ganz im Hier und Jetzt lebt. Der Karneval von Rio repräsentiert für mich dieses Lebensgefühl. Selbst wenn die materiellen Voraussetzungen nicht gegeben sind und diese Menschen gestern und morgen mit großen, vor allem wirtschaftlichen Problemen konfrontiert sind, leben, tanzen, singen und feiern sie doch heute!

Mit Hilfe des ätherischen Zimtrindenöles und Sigrids Satz „Wünsche brodeln in mir" läßt sich nun sehr intensiv zum Beispiel in einer Gesprächstherapie oder in weiteren Focusing-Sitzungen weiterarbeiten. Ich empfehle Sigrid für die nächsten Tage Anwendungen mit Zimtöl: zart und vorsichtig dosiert im Massageöl und im Bad, als lokale Einreibung für ihren Kiefer und in der Duftlampe mit anderen exotisch-erotischen Düften. Eine weitere Möglichkeit ist Zimtpulver in Süßspeisen. Für unsere nächste Sitzung kann ich mir das spontane Zimtmalen vorstellen.

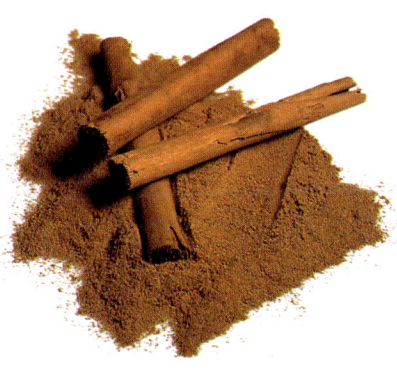

Ätherische Öle in der Psycho-Aromatherapie

Düfte gelangen als einziger Sinneseindruck unkontrolliert und direkt ins limbische System und lösen in diesem ältesten Gehirnteil Emotionen und Erinnerungen aus. Indem Duftimpulse mit der klientenzentrierten Gesprächsführung oder Körpertherapien kombiniert wer-

den, können die Gefühle aktualisiert und die Gespräche oder die Körperübungen vertieft werden.

Ich habe beobachtet, daß ätherische Öle psychische, mentale und spirituelle Prozesse in der psychotherapeutischen Arbeit wesentlich beschleunigen. Die Seelenarbeit erreicht schneller unterbewußte, tiefe Schichten, und gleichzeitig wirken sich viele Düfte tröstend und helfend auf die Verletzungen der Seele aus. Sie unterstützen Einstellungsveränderungen und Lernprozesse. Damit haben sie einen ordnungstherapeutischen Effekt: Sie helfen uns, eine neue seelisch-geistige Balance herzustellen.

Die Psycho-Aromatherapie setzt Kompetenzen in Aromatologie und in Psychotherapie voraus. Mit diesen beiden Instrumenten kann dann sehr spielerisch und effektiv gearbeitet werden. Düfte dienen hier als Spiegel, die Sehnsüchte und Tabus deutlich offenbaren und ohne Peinlichkeit sind.

Düfte sind phantastische Wegbegleiter. In der „Sitzung" kann die Therapeutin mit Düften und Massagen den Prozeß intensivieren. Und zu Hause kann die Klientin mit dem aktuellen Duft oder mit einer speziellen Zubereitung fürs Bad oder für die Massage das Thema nacherleben und daran „weiterwachsen".

Die psychologische Arbeit mit ätherischen Ölen eignet sich für die Bearbeitung von vielen psychosomatischen Themen.

Hier bieten sich interessante und intensive Möglichkeiten!

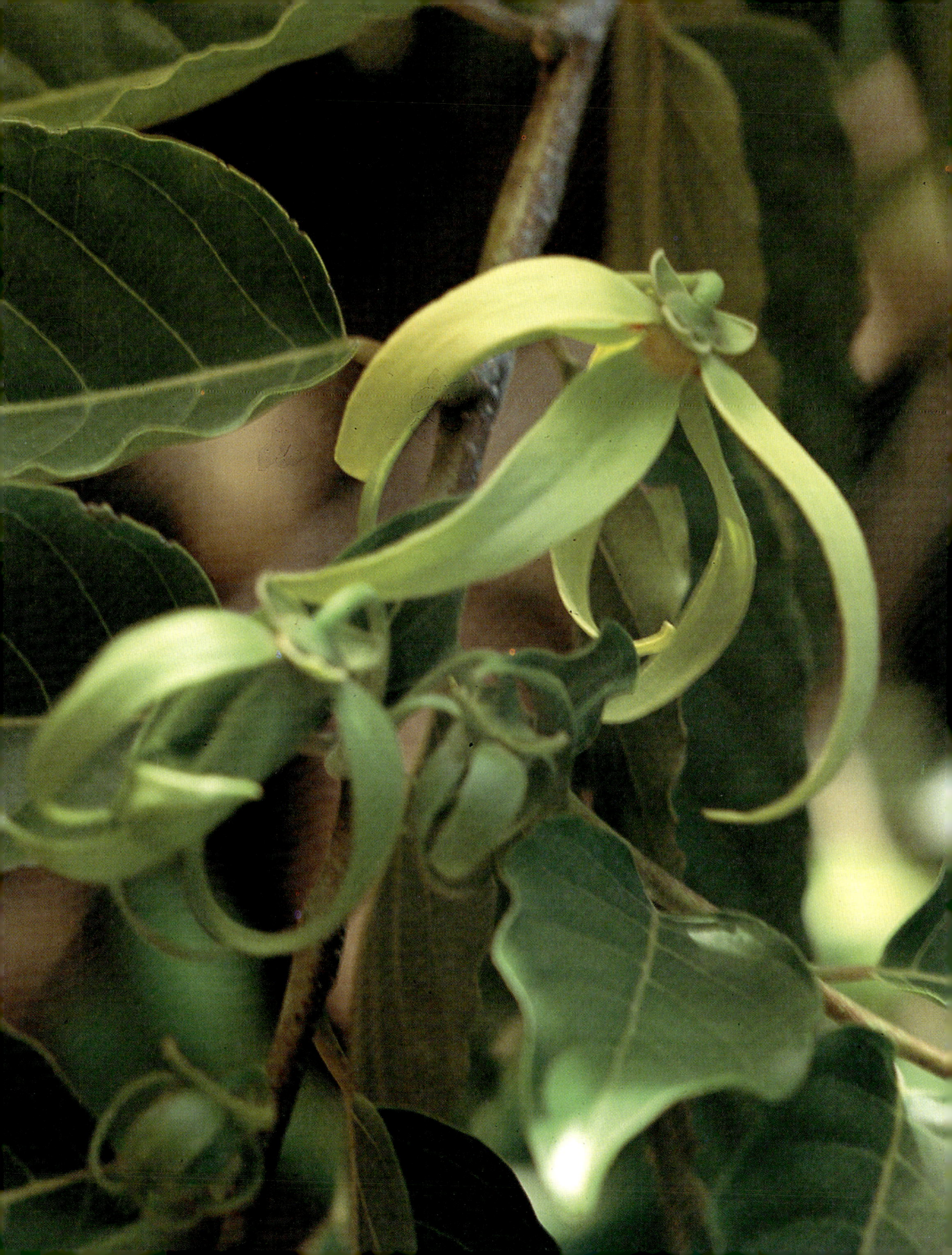

Die Duftleiter

Wie ferne Echos lang verhallend sich verweben
In einer dämmernden und tiefen Einigkeit,
Umfassend wie die Nacht und wie die Klarheit weit,
So wollen Farben, Ton und Duft sich Antwort geben.

Charles Baudelaire

Kopf-, Herz- und Basisnoten

So wie man hohe, mittlere und tiefe Töne unterscheidet, können auch Düfte in Kopfnoten, Herznoten sowie Basisnoten eingeteilt werden.

● Typische Vertreter für **Kopfnoten** sind die Zitrusfruchtessenzen: Sie sind frisch, leicht, entfalten sich schnell und sind ebenso schnell verflüchtigt. Wenn Sie diese Düfte erschnuppern, spüren Sie einen frischen Impuls im Kopf.

● Blütendüfte zählen zu den **Herznoten;** sie duften oft voll, rund und lieblich – es kann uns ganz „warm ums Herz" werden. Herzdüfte sprechen die Gefühle stark an. Sowohl in der Entfaltung als auch in der Verflüchtigung nehmen sie eine mittlere Position ein.

● Zu den **Basisnoten** gehören vor allem die Duftnoten von Hölzern und Wurzeln; sie sind tief, schwer und getragen. Um sich zu entfalten, brauchen sie Wärme (Duftlampe oder Haut) und sind selbst bei minimaler Dosierung lange zu riechen.

Jede gelungene Duftkomposition schafft eine neue interessante Verbindung zwischen diesen drei Grundnoten – die Duftleiter gibt hier wertvolle Hinweise.

Innerhalb der Duftnoten wird zum Beispiel zwischen leichter, mittlerer und tiefer Herznote unterschieden; je nach persönlicher Einschätzung kann die Zuordnung für die gleiche Duftnote entweder noch eine tiefe Herznote oder bereits eine hohe Basisnote sein.

Durch bewußtes und intensives Erriechen über ein Jahrzehnt kristallisierten sich für mich aus den gängigen 120 ätherischen Ölen 12 zentrale Duftfamilien heraus, die die 12 Haupttendenzen kennzeichnen. Alle Stufen stehen gleichrangig über- und untereinander, ähnlich wie die Töne in einer Tonleiter, wobei jede Stufe eine gemeinsame Duftbotschaft repräsentiert, der ich zusätzlich eine gemeinsame Hauptfarbe zugeordnet habe. Innerhalb einer Stufe finden sich die verschiedenen Variationen eines Themas.

Leitsatz

Jede gelungene Duftkomposition schafft eine neue interessante Verbindung zwischen Kopf-, Herz- und Basisnoten

*Foto Seite 66:
Ylang-Ylang*

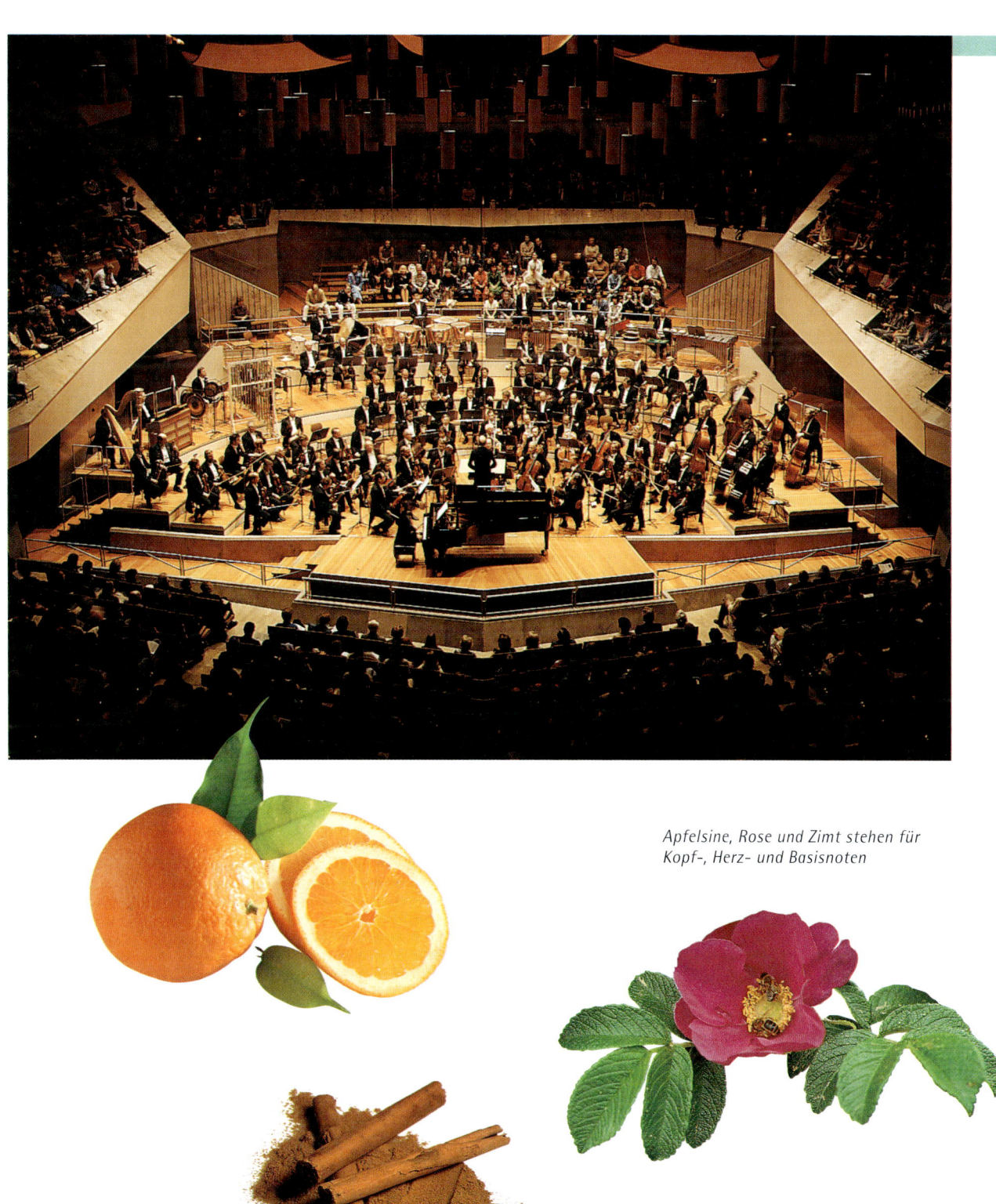

Apfelsine, Rose und Zimt stehen für Kopf-, Herz- und Basisnoten

Duftleiter und Farbleitsystem

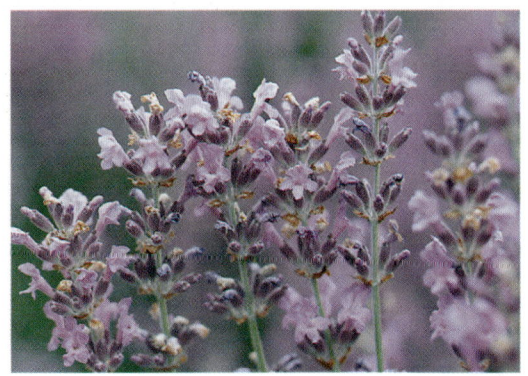

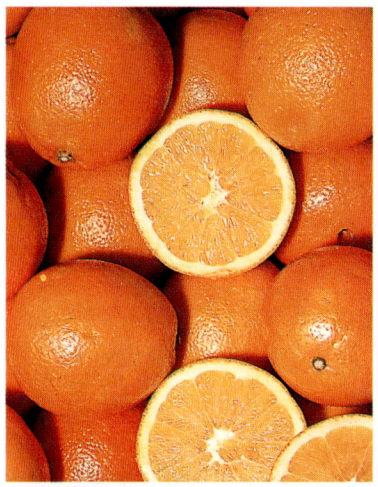

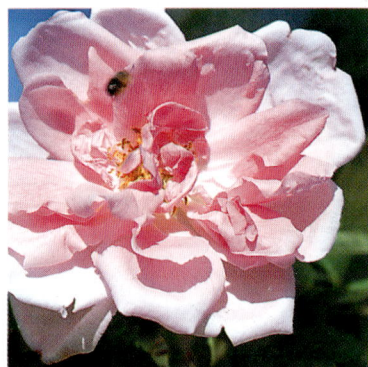

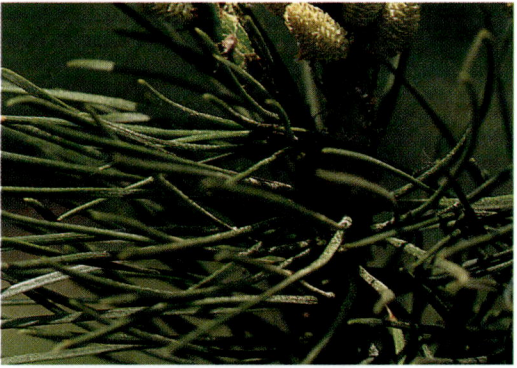

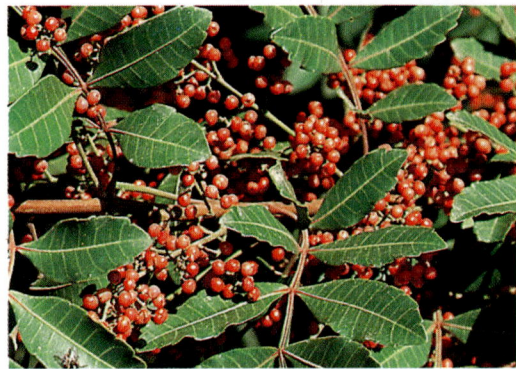

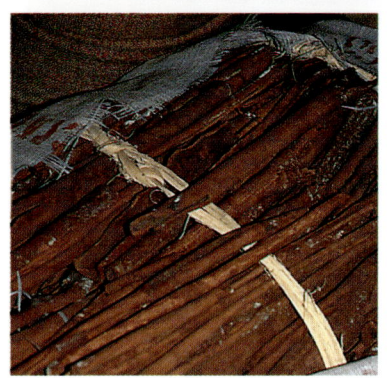

- sphärisch-spirituell, Himmel und Erde vereinend

Iriswurzel, Weihrauch

- luftig-klar, frei, ausgleichend

Lavandin, Lavendel, fein, Lavendel, wild, Kamille, blau, Schafgarbe, Melisse (100%), Lorbeer

- kühl, frisch, aktiv

Minze, grün, Krauseminze, Pfefferminze, Waldminze, Lavendel, spica, Melisse (20%), Lemongrass, Citronnelle, Zitronenstrauch, Eukalyptus, Zitroneneukalyptus, Cajeput, Niaouli, Salbei, Rosmarin

- hell, leicht, frisch, beschwingt, ausgelassen

Zitrone, Limone, Bergamotte, Neroli, Petitgrain, Litsea, Zitronenminze, römische Kamille, Muskatellersalbei

- fruchtig-warm, heiter, fröhlich

Orange, Blutorange, Mandarine, Pampelmuse, Cassis, Tagetes, Davana

- rosig-blumig, zart, harmonisch

türkische, marokkanische oder bulgarische Rose, Zitronengeranie, Rosengeranie, Palmarosa

- waldig-frisch, belebend, rein

Kiefer, Meerkiefer, Weißtanne, Douglasie, Zypresse, Wacholder, Zedernblatt, Tea-Tree, Ravensara, Myrte, Waldmajoran, Basilikum, Angelika, Kreuzkümmel

- feurig-heiß, stark energetisch

Pfeffer, Ingwer, Kardamom, Koriander, Galgant

- blumig-üppig, erotisch-aphrodisisch

Cananga, Ylang-Ylang, Jasmin, Hyazinthe, Tuberose, Ginster, Mimose, Narzisse

- balsamisch-warm, sanft-sinnlich

Sandelholz, Benzoe, Tonka, Honigwachs, Vanille, Steinklee, Tabak, Myrrhe

- würzig-warm, stärkend

Cassia, Zimtrinde, Zimtblätter, Gewürznelke, Bay St. Thomas

- krautig-warm, tonisierend

Thymian, Quendel, Bohnenkraut, Majoran, Oregano, Estragon, Fenchel, Johanniskraut, Liebstöckel

- erdig-warm, zentrierend

Cistrose, Immortelle, Elemi

- erdig-tief, stabilisierend

Patchouli, Vetiver, Zedernholz, Narde, Eichenmoos

Die Arbeit mit der Duftleiter und dem Farbleitsystem

Die formulierte zentrale Duftbotschaft und die Farbinformation beziehen sich auf die Duftentfaltung. Bei den Kopf- und Herznoten ist sie direkt am Fläschchen oder am Duftstreifen möglich. Die Basisnoten dagegen brauchen etwas Wärme.

Wenn Sie zum Beispiel fruchtigwarme Düfte mögen, finden Sie diese bei der Farbe Orange, deren gemeinsame Botschaft eine heitere, fröhliche ist. Falls Sie etwas Abwechslung wünschen, entdecken Sie bei diesem Thema Alternativen.

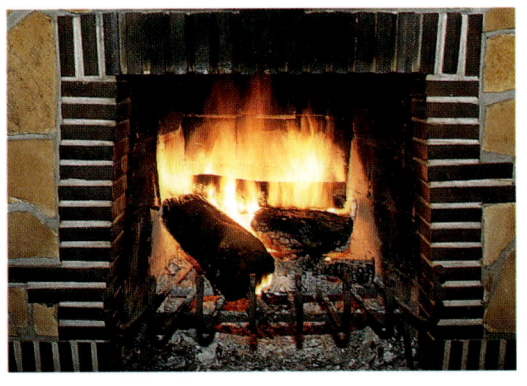

Die behagliche Wärme eines offenen Kamins und balsamisch-warme Düfte zaubern eine schöne Atmosphäre

Verspüren Sie Lust auf andere Duftrichtungen? Dann können Sie eine leichtere, kühlere und „höhere" auswählen oder eine „tiefere", tiefgehendere, warme bis feurige.

Die formulierten Duftbotschaften geben wertvolle Hinweise auf die seelische, körperliche und geistige Wirkung der aufgeführten Duftstoffe. Wenn Sie sich zum Beispiel gerade besonders müde und antriebslos fühlen, wird Sie ein feurigroter Duft kurzfristig mächtig mobilisieren und Ihnen Dynamik vermitteln. Menschen mit Bluthochdruck brauchen diese Stimulanz natürlich nicht.

Falls Sie eher einen coolen, konzentrationsfördernden Duft suchen, finden Sie die passende Auswahl unter der Farbe Mint mit der Duftbotschaft „kühl, frisch, aktiv". Diese Düfte haben auch eine starke Beziehung zu den oberen Atemwegen und stehen für die Wechselwirkung zwischen Atmung und Denken.

Früh morgens sind meist die „hohen", eher kühlen, leichten Düfte angesagt, abends vermitteln die tieferen, warmen eine schöne Atmosphäre. Ähnlich verhält es sich im Frühjahr/Sommer beziehungsweise im Herbst/Winter.

Mit der Duftleiter können Sie leicht herausfinden, welche Duftrichtungen Sie bislang favorisieren, welche nun interessant werden und welche Sie vielleicht noch gar nicht kennen oder vorerst aussparen wollen.

Da jede Duftbotschaft ihre Stärken hat, ist jede eine hilfreiche Anregung für die ganzheitliche Persönlichkeitsentfaltung.

Die „extremsten" Düfte finden sich am oberen und unteren Ende der Duftleiter. Sie wollen erarbeitet werden, offenbaren dann aber auch ihre volle Schönheit und Tiefe. Diese Düfte gehen in gewisser Weise ineinander über: Die Düfte mit der Farbkennzeichnung Lila repräsentieren das Sphärisch-spirituelle und auch das Zentrierende, das dem Element der Erde und damit dem Farbton Dunkelbraun zugeordnet werden kann.

Gleichzeitig haben die erdig-tiefen Düfte auch eine meditative Qualität, das heißt eine Tendenz zur Farbe Lila. Hier gilt das hermetische Gesetz: „Wie oben, so unten".

Ich stelle Ihnen nun die zwölf Düfte vor, die die Duft- und die Farbbotschaft besonders typisch repräsentieren, zeige aber auch die benachbarten Duftnoten auf. Entsprechend der Duftleiter beginnen wir mit der untersten Stufe, dem Erdig-tiefen, und „klettern" dann Stufe für Stufe nach oben, bis in den Himmel.

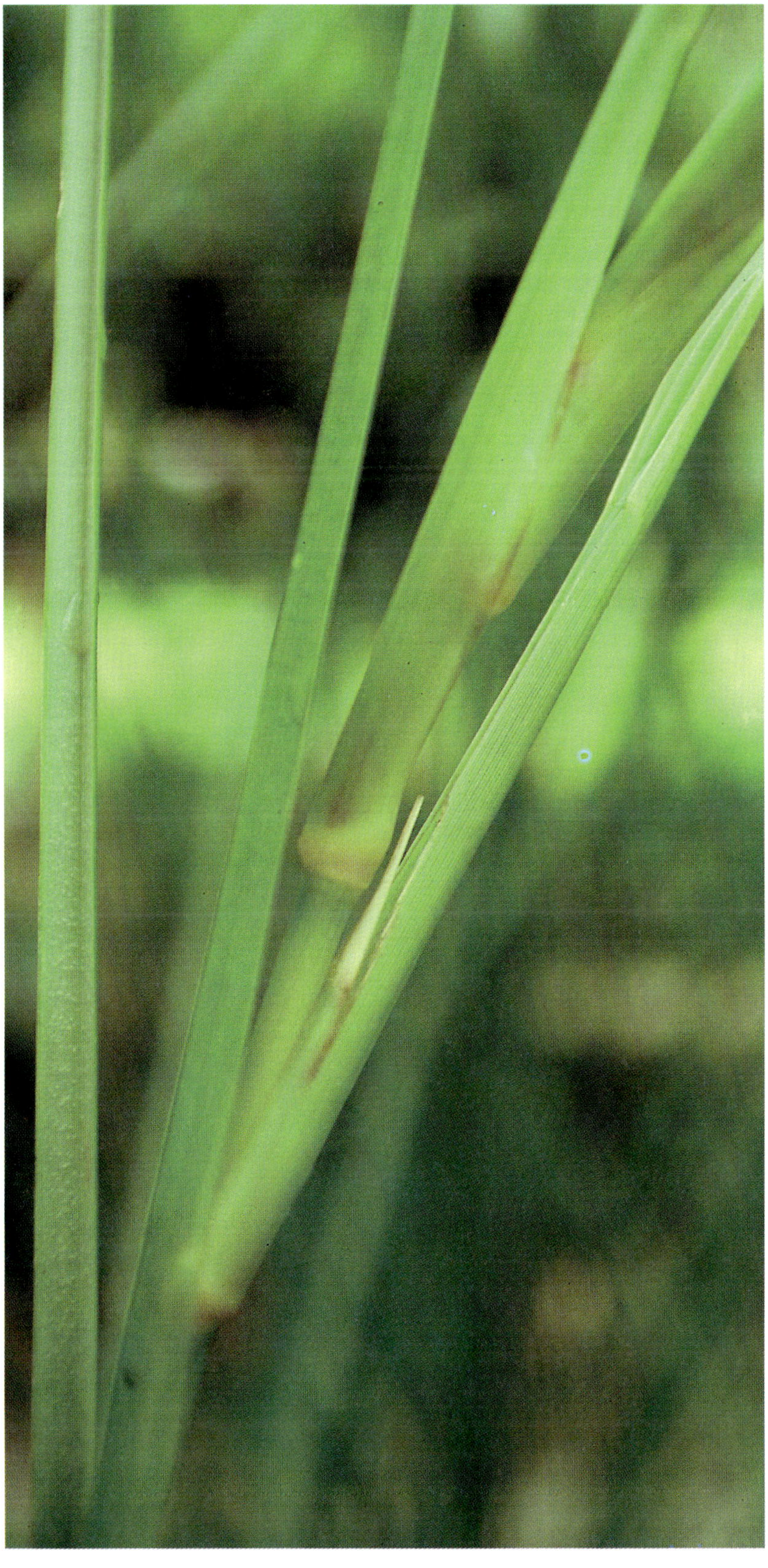

Vetiver
(Vetiveria zizanioides)

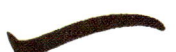

Farbinformation:
dunkelbraun
Duftbotschaft:
erdig-tief, stabilisierend
Duftnoten:
Vetiver, Patchouli, Zedernholz,
Narde, Eichenmoos
Pflanzenfamilie:
Grasgewächse/Gramineae =
Poaceae
**Bedeutung dieser
Pflanzenfamilie:**
Regeneration und Ernährung
(beim Getreide)
Vorkommen:
Java, La Réunion, Haiti, Brasilien,
Angola, Indien
Kurzbeschreibung der Pflanze:
tropische grasartige Staude mit
ausgeprägtem Wurzelwerk
Pflanzenteil:
Wurzel
Bedeutung dieses Pflanzenteils:
physische Sphäre, Konzentration
der Kräfte, Revitalisierung
Gewinnung:
Destillation durch Wasserdampf
Ertrag:
1 – 3% ätherisches Öl
Farbe:
dunkelbraun
Konsistenz:
zähflüssig/viskos, schwer
Charakter:
entspannend, kühlend und erdend

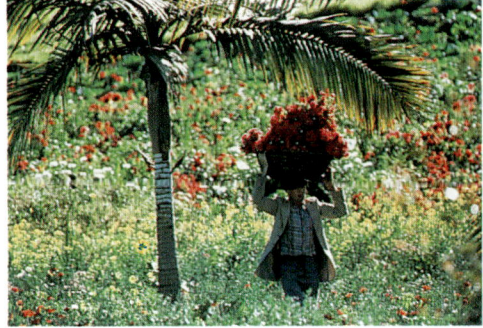

Die Tropeninsel La Réunion (siehe auch großes Foto) hat eine üppige, gleichzeitig aber auch sensible Flora

Unser Duftweg beginnt tief in der Erde ...

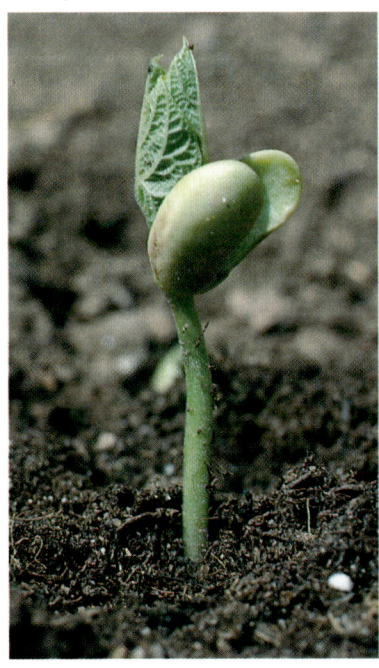

Duftbeobachtung und Duftempfinden

Unser Duftweg beginnt tief in der Erde. Wir schlagen Wurzeln, um später daraus hervorzuwachsen, um Blüten und Früchte oder eine Krone zu bilden.

Der Duft des ätherischen Vetiveröles ist sehr kompakt, tief, erdig, fast ein bißchen muffig, alt und schwer – dabei ausgesprochen geheimnisvoll. Ich fühle mich in eine Erdhöhle versetzt oder denke an einen alten Naturkeller, in dem wertvoller Wein lagert, der von Jahr zu Jahr besser und reifer wird. Psychologisch läßt sich dieser „Tiefgang" sowohl mit einer Reise in die Vergangenheit als auch mit einer Reise in unser Unterbewußtes und (noch) Unbewußtes vergleichen.

Vetiver zählt zu den tiefsten Basisnoten, zu den Fixateuren, ähnlich wie Patchouli. Eine kleine Spatelspitze Vetiver gibt einer Komposition den nötigen „Background", eine solide, stabile, tragfähige Basis. Diese Funktion hat der Vetiverduft auch im psychischen Sinne: er stabilisiert, erdet, trägt. Vetiver ist ein extremer tiefer Duft, fast eine Reise zum Mittelpunkt der Erde.

Die Wahrscheinlichkeit, daß dieser tiefe Duft anfangs abgelehnt wird, ist recht groß. Kinder, Luftikusse und Aktionisten empfinden ihn meist als zu schwer und ernst. Menschen mit depressiven Verstimmungen leben diesen Duft in seiner negativen Verzerrung. Wenn es ihnen – über Zwischenschritte – gelingt, die positiven Seiten eines tiefen Duftes zu erkennen, sind große Fortschritte bei der Gesundung möglich. Vetiver ist ein tropischer, orientalischer Duft – das macht den Zugang

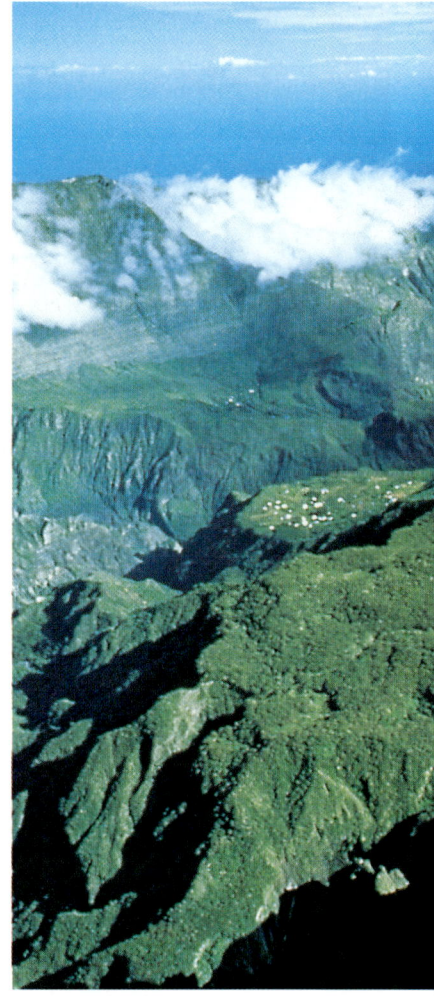

noch schwieriger oder noch interessanter, je nach Temperament, Offenheit und Reife.

In der Verdünnung eignet sich Vetiver, um mit dem Element Erde und dem Thema Stabilität und Sicherheit in Berührung zu kommen.

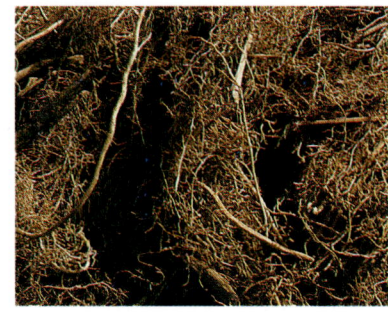

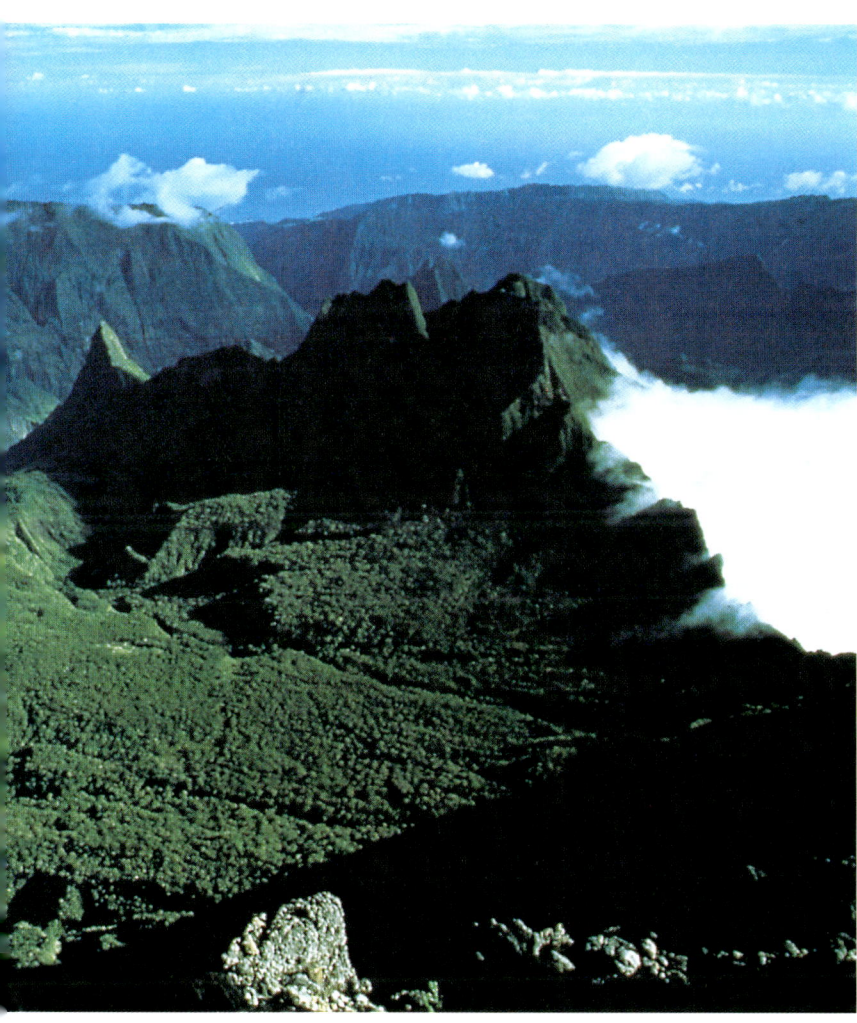

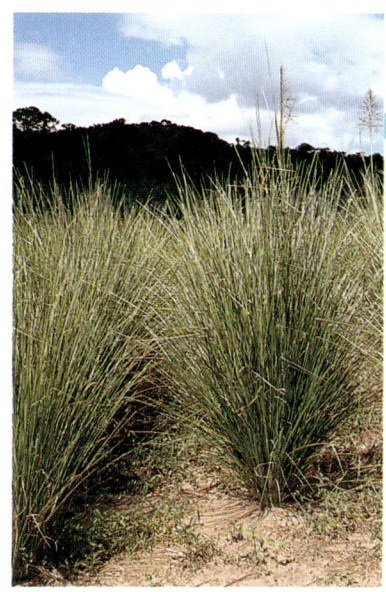

Eigenschaften und Anwendung

Vetiver erlangt nach fünf bis zehn Jahren Lagerung seine volle Reife (ähnlich einem guten, schweren Rotwein).

Achten Sie auch auf die Konsistenz des ätherischen Öls. Bei einem dünnflüssigen wurde fettes Öl oder Alkohol beigefügt. Manche Hersteller geben auch 10 bis 20 Prozent Weingeist hinzu, um das ätherische Öl anwendungsfreundlicher (im Sinne von flüssiger) zu machen. Dies sollte immer auf dem Etikett vermerkt sein.

Das ätherische Vetiveröl ist sehr hautfreundlich, regenerierend und nährend – hier zeigt sich das Wesen der Grasfamilie. Wenn wir bedenken, daß die Getreidearten auch zur Familie der Gräser gehören, wird diese aufbauende Dimension deutlich.

Herkunft und weitere Vertreter

Das beste Vetiveröl kommt von der Insel La Réunion und trägt daher den Beinamen Bourbon.

Weitere Vertreter der duftenden Grasarten sind Lemongras, Citronnelle und Palmarosa. Sie stellen sich wesentlich frischer bis blumiger dar und lassen sich gut mit Vetiver kombinieren.

Wichtig ist, daß der Übergang von der tiefen Basisnote (Vetiver) zur Herznote sanft gestaltet wird. Dazu bieten sich die Düfte aus dem goldbraunen Spektrum an.

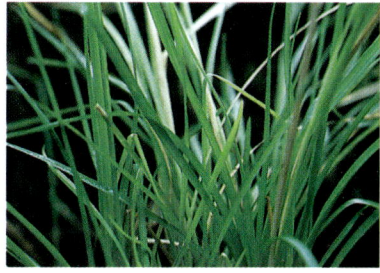

Biochemie

Sesquiterpene: Vetiven
Sesquiterpenole: Vetivenol
Ester
Sesquiterpenone/Ketone: Vetivon
Die Vetivone sind für den Duft ausschlaggebend.

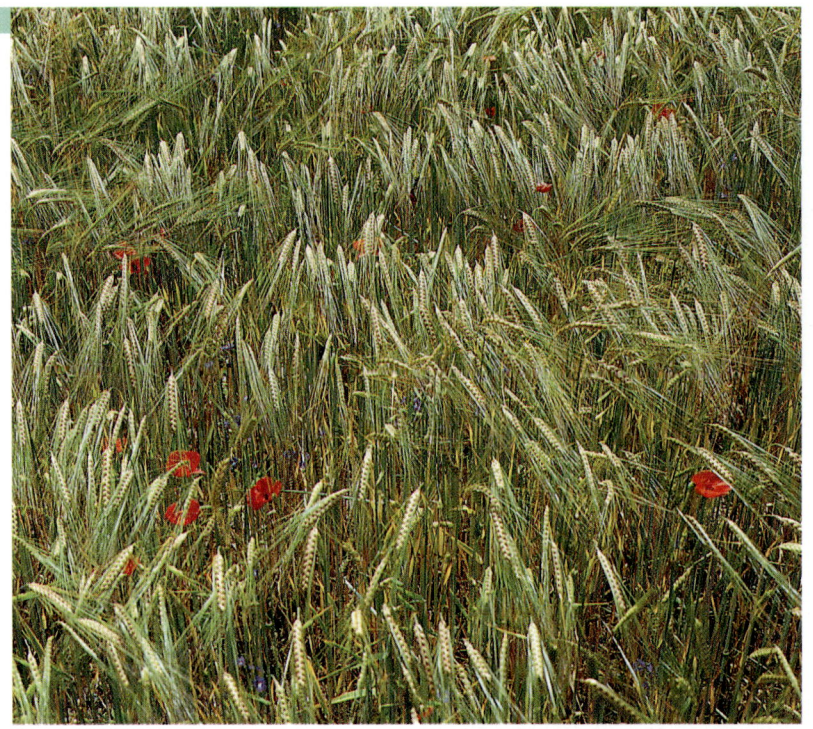

• **seelisch** bei Zerstreutheit, Kopf-lastigkeit, einseitig intellektuellen oder idealistischen Vorstellungen, Unsicherheit, „Heimatverlust", und

• **geistig-spirituell** symbolisiert es die Beseeltheit der Natur und der Erde (es unterstützt zum Beispiel indianische Rituale).

Vetiver ist ein tiefgründiger Duft, der hilft, mit beiden Beinen auf der Erde zu stehen, der den Realismus fördert und das Natur- und Erdverbunden-sein unterstützt.

„De luxe"-Körperöl oder Parfüm

Neroli, 3 Tropfen
Rose, 5 Tropfen
Sandelholz, 3 Tropfen, und
Vetiver, 1 Spatelspitze
als Körperöl auf 50 ml Mandelöl
oder als Parfüm auf 10 ml
Jojobaöl

Zur Pflanzenfamilie der Gräser zählt auch unser Getreide (Foto oben); Vetiver-Ernte (Foto rechts)

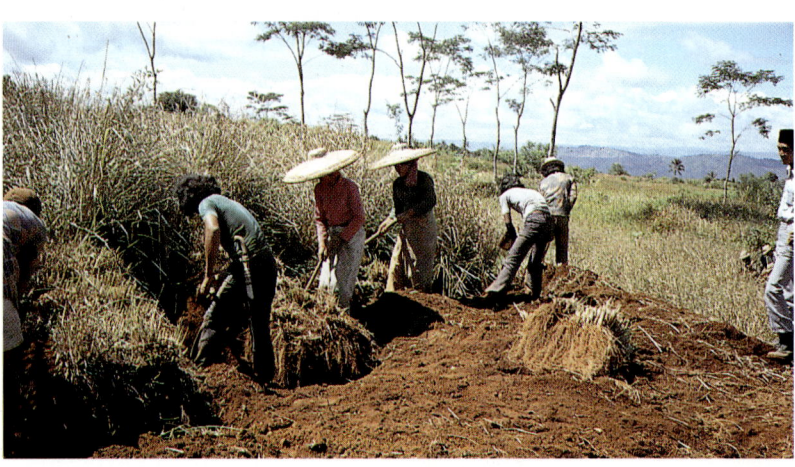

Wichtig

Zuerst die Hälfte des fetten Öles oder Wachses ins Fläschchen geben, dann Vetiver hinzugeben (entspricht dem Keller unseres „Duftgebäudes"), verschüt-teln, dann Sandelholz hinzufügen (das Erdgeschoß bauen), nun die Rose, das Herzstück, und dann als Kopfnote Neroli darüber-setzen (vergleichbar mit dem Dach).

Vetiveröl zeigt seine erdenden, beru-higenden, stärkenden und nährenden Eigenschaften auf jedem Niveau:

• **körperlich** bei Müdigkeit, Streß, Überarbeitung und Gewichtsverlust, PMS (prämenstruelles Syndrom) und Menopause (Wechseljahre) sowie bei trockener, „müder" Haut,

Für tägliche Anwendungen kann Neroli durch Pampelmuse oder Petit-grain und Rose durch Rosen- oder Zitronengeranie ersetzt werden.

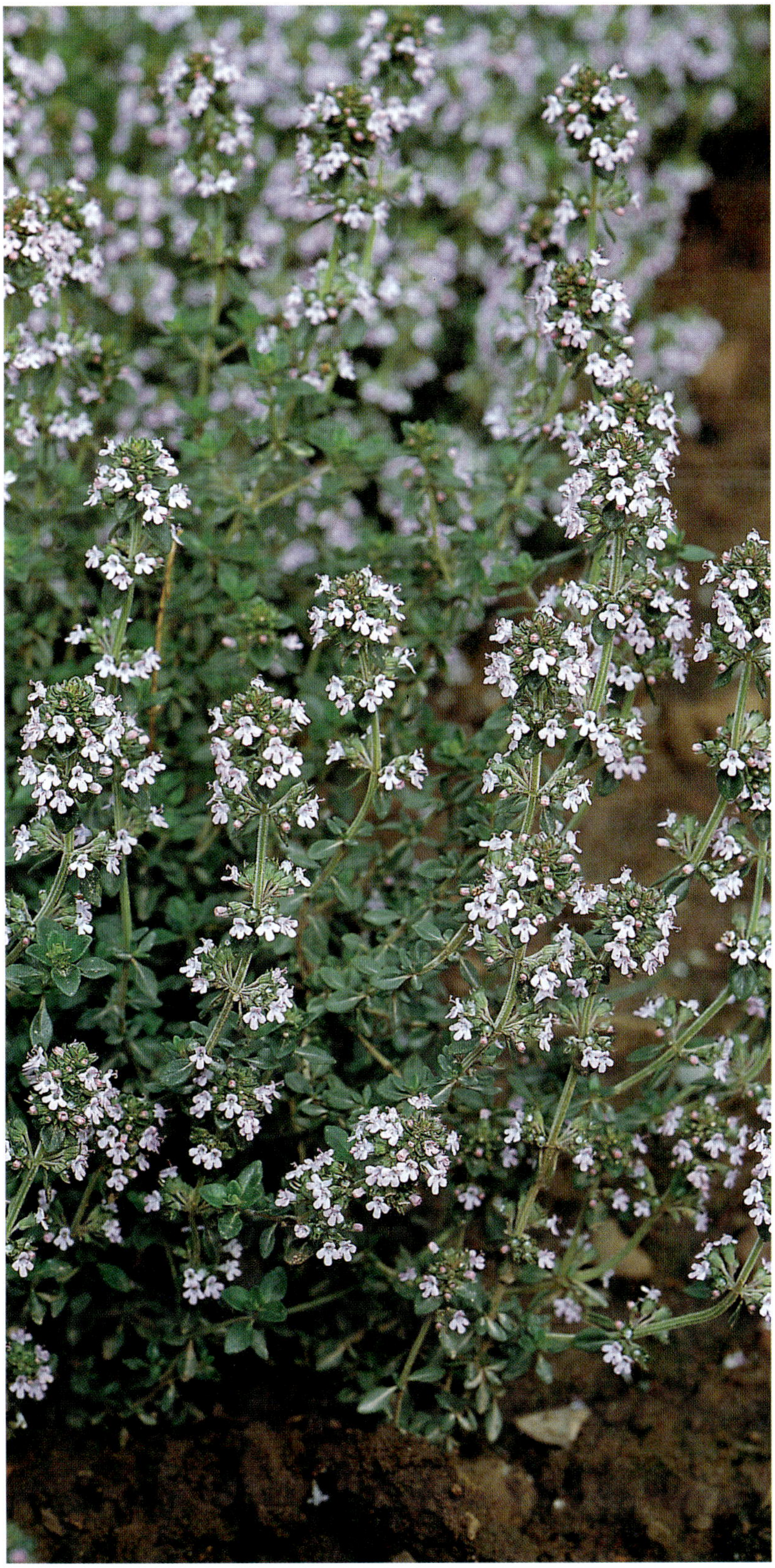

Thymian,
mild und stark
(Thymus vulgaris) (Linalol)
(Thymus vulgaris) (Thymol)

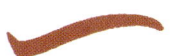

Farbinformation:
rotbraun
Duftbotschaft:
krautig-warm, tonisierend
Duftnoten:
Thymian, Quendel, Bohnenkraut,
Majoran, Oregano, Estragon,
Fenchel, Johanniskraut, Liebstöckel
Pflanzenfamilie:
Lippenblütler/Labiatae = Lamiaceae
Bedeutung dieser Pflanzenfamilie:
„Pflanzen des Wärmehaften"
(Pelikan)
Kurzbeschreibung der Pflanze:
niedriges, bodennahes, verholztes
Kraut mit roséfarbenen bis roten
Blüten; kleine gegenständige Blätter
Vorkommen:
Mittelmeerraum, Balkan
Pflanzenteil:
das blühende Kraut
Bedeutung dieses Pflanzenteils:
Vitalsphäre
Gewinnung:
Destillation durch Wasserdampf
Dauer der Herstellung:
1– 1,5 h
Ertrag:
0,75 – 1% ätherisches Öl

Farbe:
gelblich für den milden, leicht
orange für den starken Thymian,
wenn der Destillierkessel aus Inox ist
Konsistenz:
normal dünnflüssig
Charakter:
kräftig anregend

Duftbeobachtung und Duftempfinden

Starkes Thymianöl riecht kräftig, erdig-feurig, mit einer darüberschwingenden lieblichen Komponente. Der Duft geht direkt in den Bauch und regt den Magen und die Lebensenergie an. Ich zähle starken Thymian zu den Basisnoten, die eine Tendenz zur Herznote zeigen. Er hat in jeder Beziehung eine Basis: parfümeristisch gesehen, biochemisch betrachtet und psychologisch gedeutet. Ein solider, erdiger, stabiler, einfacher (im besten Sinne) Duft, ohne Turbulenzen und „Spinnereien".

werden – diese Arbeit symbolisiert das Erdig-feurige des Thymians.

Wenn wir das Thymianöl Kopf, Herz oder Hand zuordnen möchten, dann paßt eindeutig die Hand dazu, das Praktische, das Materielle, die Ernährung, der Lebensunterhalt ... Nicht die großen Gefühlsregungen, nicht die hohen Geistesflüge, sondern Stabilität und Zentrierung. Die Gefahr ist, daß diese Stabilität in Richtung Rigidität umkippen kann – was vorwiegend für den starken Thymian gilt. Der milde Thymian dagegen entwickelt zu seiner Stabilität eine gewisse emotionale Leichtigkeit, einen Charme, eine Lieblichkeit. Der milde Thymian duftet „jünger", leichter, der starke Thymian „älter", schwerer bis massiger.

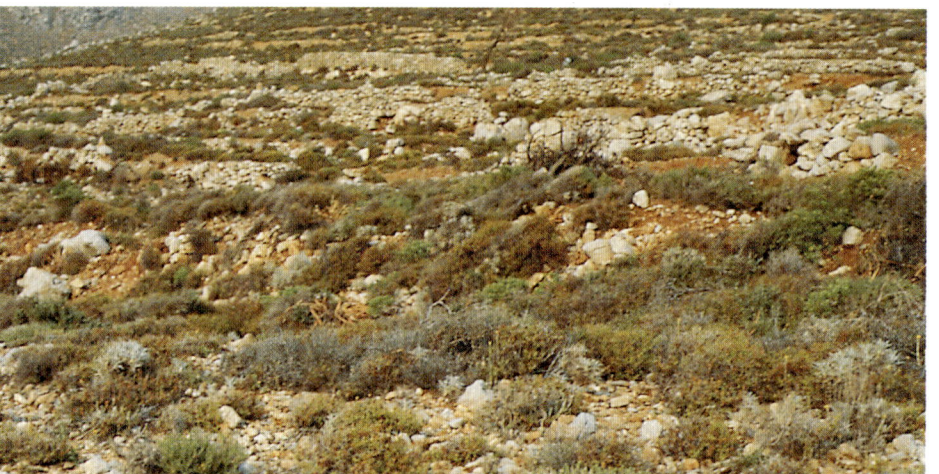

In der Kargheit der Haute-Provence wachsen heilkräftige Kräuter

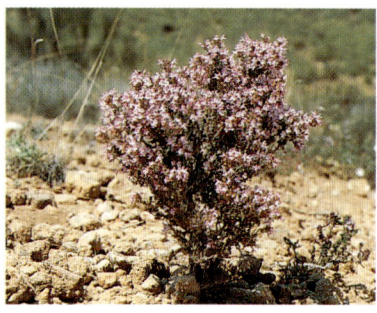

Meine Assoziation ist gleichzeitig eine reale Erfahrung: Wir arbeiten stundenlang mit gebeugtem Rücken auf sonnendurchtränkter Erde, schneiden den Thymian mühsam mit der Sichel oder der Schere – und dann destillieren wir daraus ein bißchen ätherisches Öl. Das tatkräftige Anpacken in der Landwirtschaft, die direkte Arbeit mit der Erde und die Destillation von Kräutern der Provence, die viel Sonnenenergie getankt haben und nun mit Hilfe eines Holzfeuers destilliert

Herkunft und weitere Vertreter

Thymian hat wie andere Lippenblütler des Mittelmeerraumes die Fähigkeit, verschiedene Chemotypen auszubilden. Achten Sie also auf die genaue Bezeichnung, denn die Aussage „Thymian" ohne Spezifizierung des Chemotyps und des Anbaulands ist unzureichend, irreführend bis gefährlich.

Der französische Thymian der Haute-Provence oder von Korsika ist dem spanischen oder marokkanischen qualitativ meist überlegen.

Thymian, mild, hat seinen Schwerpunkt auf den Monoterpenolen, insbesondere Linalol, während der starke Thymian seine Schwerpunkte auf den Monoterpenen und den Phenolen (Thymol) hat. Diese Spezifizierung wird durch die Zusatzbezeichnung (Thymian, stark, Thymol) deutlich gemacht.

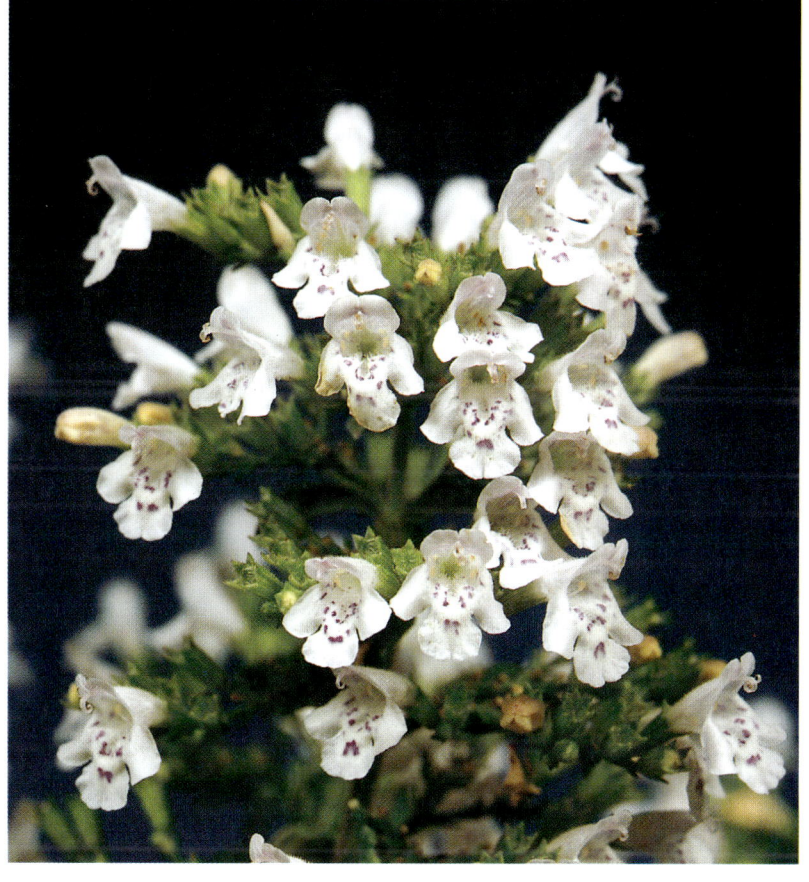

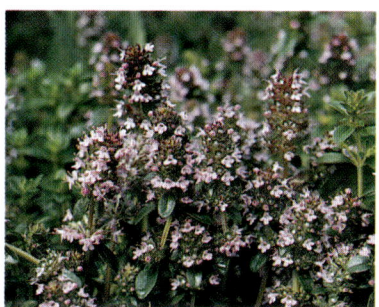

● **Quendel** *(Thymus serpyllum)*, Sandthymian: kräftiger Duft, hoher Phenolgehalt, davon 20–30% Carvacrol, hautunfreundlich, nicht für Kinder geeignet

Thymian mild (Foto links);
Zitronenthymian (Foto unten)

Biochemie

Thymian, mild
(Thymus vulgaris, linalol)
Monoterpene (7%): Pinene,
Camphen, Limonen, Terpinen …
Phenole, unter 1%
Monoterpenole: Terpineol-4 3%,
Linalol 45%, Geraniol 10%
Ester: Linalylacetat 7%,
Geranylacetat 8%
Sesquiterpene: β-Caryophyllen 4%
Oxide

Thymian, stark
(Thymus vulgaris, thymol)
Monoterpene: p-Cymen 25%,
Terpinen, Pinene, Myrcen
Phenole: Thymol 43%,
Carvacrol 2%
Monoterpenole: Linalol 1%,
Terpineol-4 0,7% …
Äther
Sesquiterpene: β-Caryophyllen 6%
Oxide
Ketone: Kampfer

Als benachbarte Duftnoten gibt es den Quendel, Oregano, Majoran und das Bergbohnenkraut. Hier die wichtigsten Unterschiede:

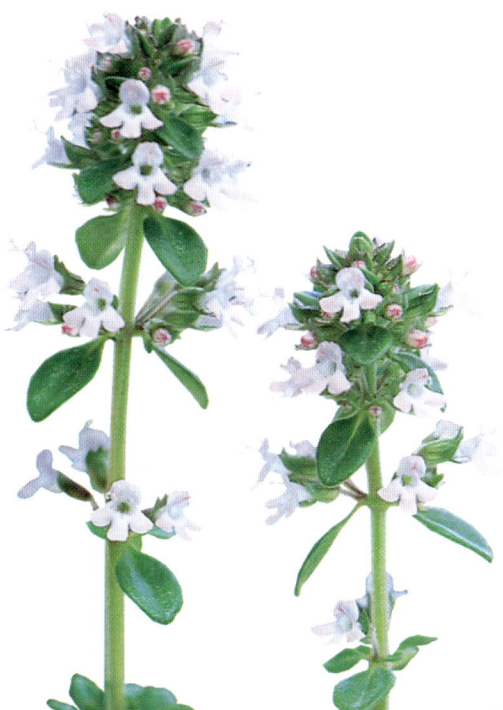

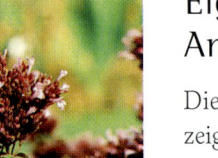

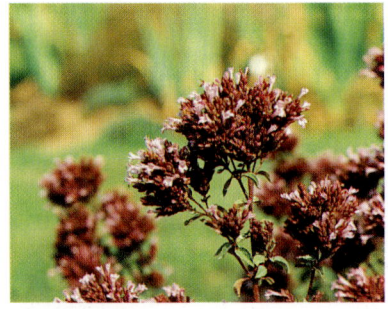

● **Oregano** *(Origanum compactum):* kräftiger Duft, hoher Phenolgehalt (60–70%), davon vor allem Carvacrol, hautunfreundlich, nicht für Kinder geeignet

Zur Stärkung der Atemwege

Zitrone, 3 Tropfen
Kiefer, 3 Tropfen
Thymian, mild, 1 Tropfen
in der Duftlampe oder im Diffuseur

Massageöl „Stronger than ever"

Ravensara, 4 Tropfen
Lavendel, fein, 5 Tropfen
Thymian, mild, 3 Tropfen
auf 50 ml Haselnußöl

Duftbad „Provence"

Rosmarin, 3 Tropfen
Basilikum, 2 Tropfen
Thymian, mild, 1 Tropfen
auf Meersalz

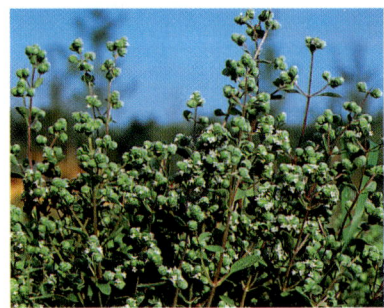

● **Majoran** *(Origanum majorana):* eher lieblicher Duft, enthält Monoterpenole und Monoterpene, keine Phenole, hautfreundlich, für Kinder geeignet

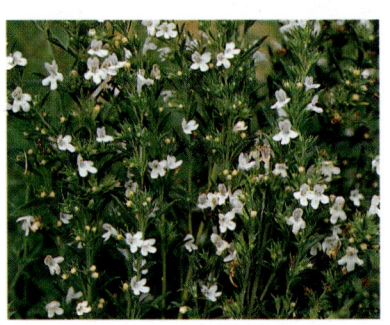

● **Bergbohnenkraut** *(Satureja montana):* strenger, kräftiger Duft, hoher Phenolgehalt, davon 35–50% Carvacrol, hautunfreundlich, nicht für Kinder geeignet

Eigenschaften und Anwendung

Die unterschiedlichen „Charaktere" zeigen sich auch bei den Hautanwendungen: Das milde Thymianöl ist aufgrund seines Monoterpenolgehaltes hautfreundlich, das starke Thymianöl wegen seiner Phenolbetonung sehr hautreizend. Übertragen auf die Zielgruppen bedeutet dies: Für Kinder, zur Vorbeugung oder bei leichten Infektionen eignet sich das milde Thymianöl; das starke Thymianöl dagegen gehört nur in die Hände einer fachkundigen Therapeutin.

Das milde Thymianöl ist ein interessanter Bestandteil für Atemwegskompositionen in der Duftlampe und für kräftigende Massageöle. Manches Mal wird es auch in den meist krautigen Parfüms für Männer verwendet.

Neben dem Linalol-Typus gibt es an milden Thymianen auch den Chemotyp Geraniol und Citronnellol. Sie haben ihren Schwerpunkt auf den (hautfreundlichen) Monoterpenolen und duften leicht rosig beziehungsweise zitronig

Bitte beachten Sie, daß das Thymianöl sehr viel Kraft hat und daher vorsichtig dosiert werden will. Es wäre schade, wenn sich die Effekte umkehren würden und das Öl die Anwenderin „erschlägt" statt sie zu kräftigen.

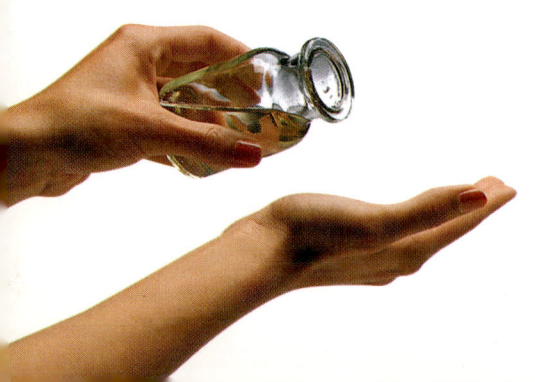

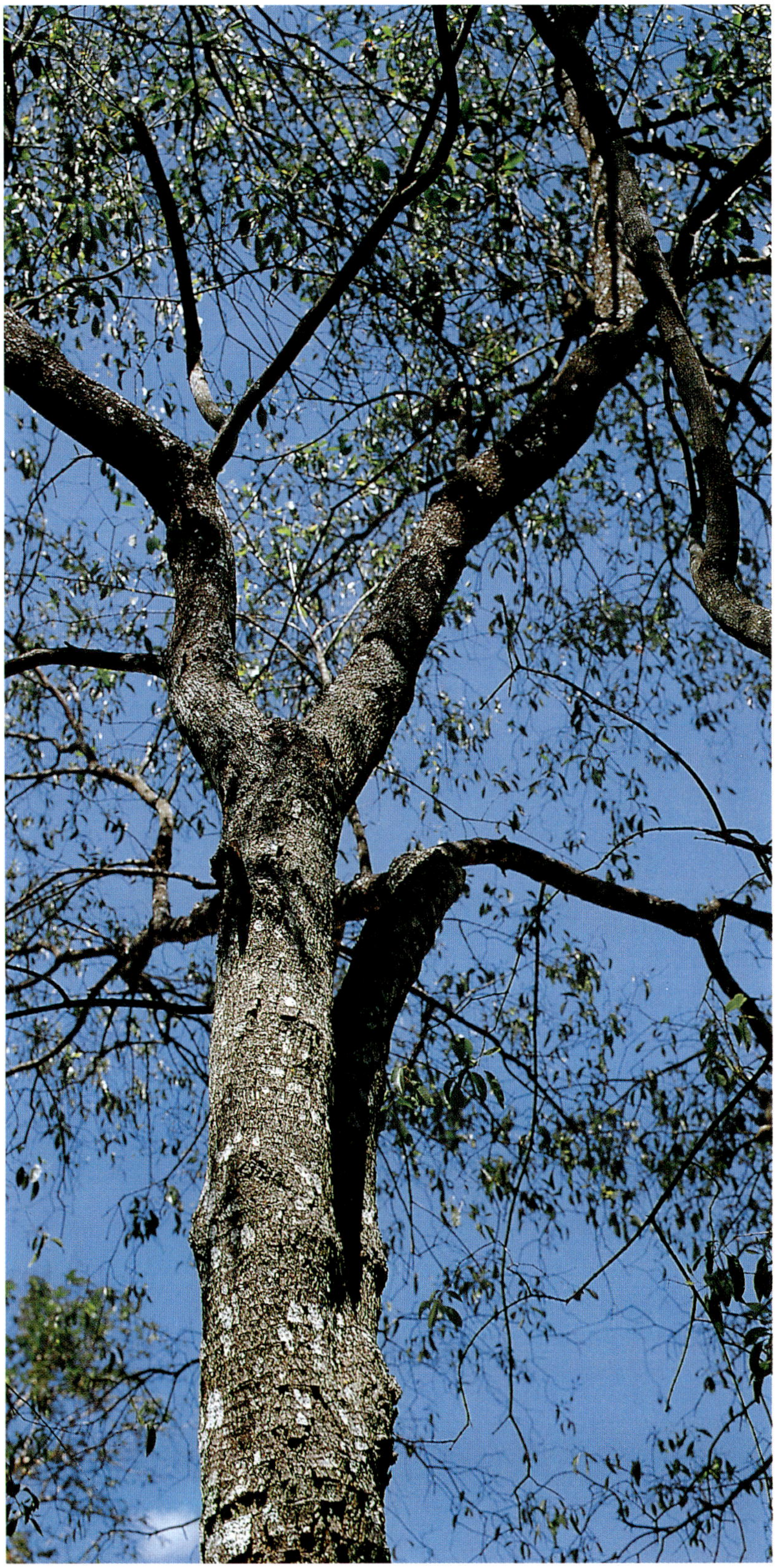

Sandelholz, ostindisch
(Santalum album)

Farbinformation:
goldbraun
Duftbotschaft:
balsamisch-warm, sanft-sinnlich
Duftnoten:
Sandelholz, Benzoe, Tonka, Honigwachs, Vanille, Steinklee, Tabak, Myrrhe
Pflanzenfamilie:
Santalaceae/Sandelbaumgewächse
Kurzbeschreibung der Pflanze:
bis zu 20 m hoher immergrüner Baum, Wurzelparasit. In den staatlichen Plantagen (Indien) werden 30- bis 60jährige Bäume „geerntet", indem sie mit den Wurzeln aus der Erde gezogen werden
Vorkommen:
Vorderindien bis Malaysien, bestes Öl aus der ehemaligen Provinz Mysore in Ostindien und von den Hochebenen Südindiens
Pflanzenteil:
das Kernholz und die Wurzeln des Baumes
Bedeutung des Pflanzenteils Holz:
die Vertikalität, das heißt die stabile „Verbindung" von Erde und Himmel, die über Jahrzehnte gespeicherte Wärme- und Sonnenenergie. Da es sich hier um das Kernholz handelt, ist das „Herz" des Baumes angesprochen

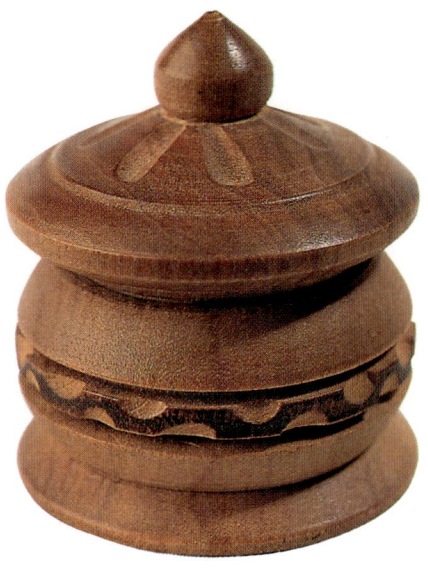

Duftbeobachtung und Duftempfinden

Vor mir steht ein kleines Meßglas mit 50 ml Sandelholzöl. Es hat eine hellgelbe Farbe und ist leicht zähflüssig. Selbst bei einer mittleren Zimmertemperatur von 20°C duftet es am offenen Meßglas nur zart und verhalten. Auf dem Riechstreifen kommt es kaum zur Geltung, riecht eher untypisch, „grüner", als es wirklich ist. Da es ein sehr hautfreundliches ätherisches Öl ist, gebe ich ein Tröpfchen pur auf den Handrücken (oder auf den Puls). Mit der Körperwärme entfaltet sich dieser Duft in seiner ganzen Schönheit: warm, weich, samtig, leicht würzig, im Hintergrund etwas an Zedern erinnernd, orientalisch, sinnlich, sanftmännlich.

Meine Assoziationen sind zum einen indische Tempel und religiöse

Bedeutung des Pflanzenteils
Wurzel:
physische Sphäre, die Erdbetonung, das Verwurzeltsein, die Stabilität
Gewinnung:
Destillation durch Wasserdampf aus dem zerkleinerten Holz und den Wurzeln
Ertrag:
4–6,5% ätherisches Öl, besonders in der Wurzel
Farbe:
hellgelb

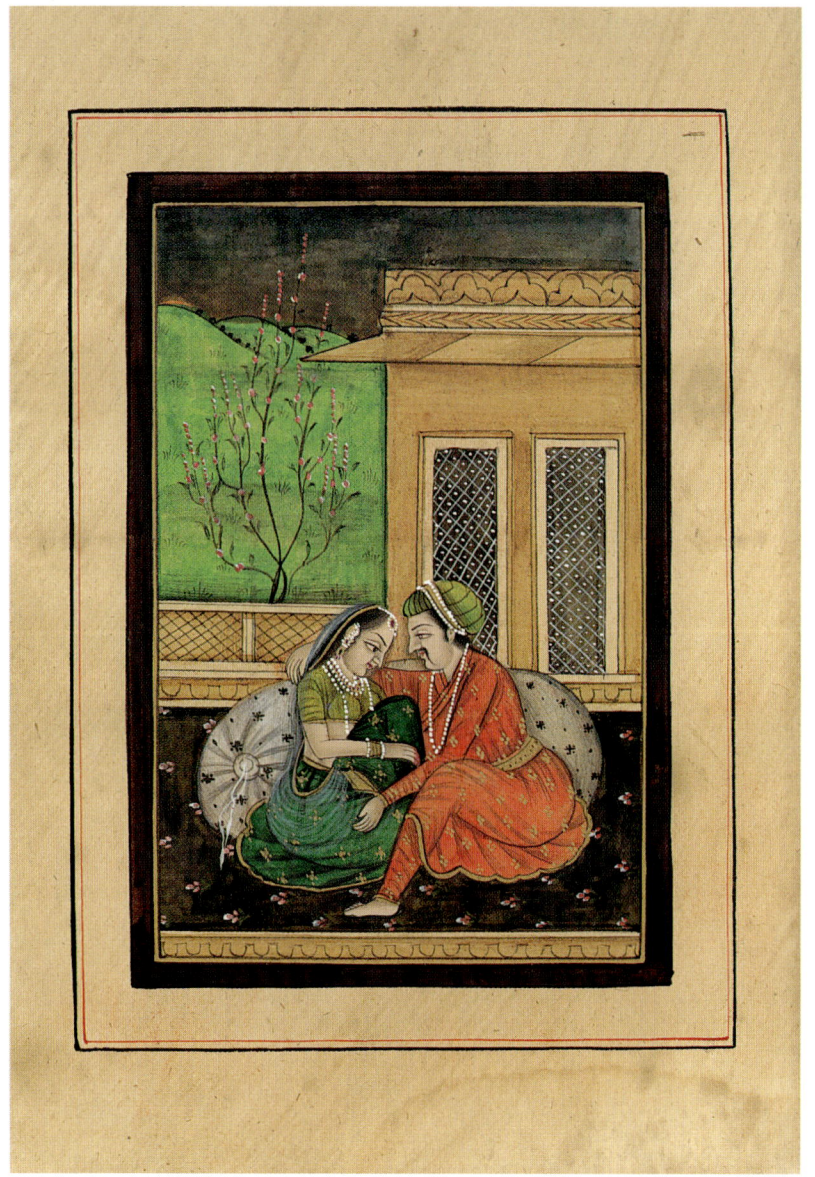

Zeremonien, zum anderen ein orientalisches Ambiente, warme, satte Farben, Messing und Gold, laue Abende, schöne Musik, ein geschmücktes Liebespaar …

Als Anwendungsmöglichkeiten bieten sich damit sowohl meditative Duftkompositionen als auch sinnliche Kreationen an. Die westliche, christlich geprägte Kultur trennt hier, während die östliche integriert. Sandelholzöl zählt zu den leichten Basisnoten, das heißt, es gibt Duftkompositionen einen stabilen, warmen Hintergrund, der blumige und frische Noten sehr schön „trägt", sie hält und fixiert. Es schafft sanfte Übergänge zwischen tiefen Basisnoten wie Patchouli und blumigen Herznoten.

Sandelholzöl eignet sich phantastisch für Duftkompositionen in der Duftlampe und für die duftende Hautpflege. In der Duftlampe ver-

Sandelholz

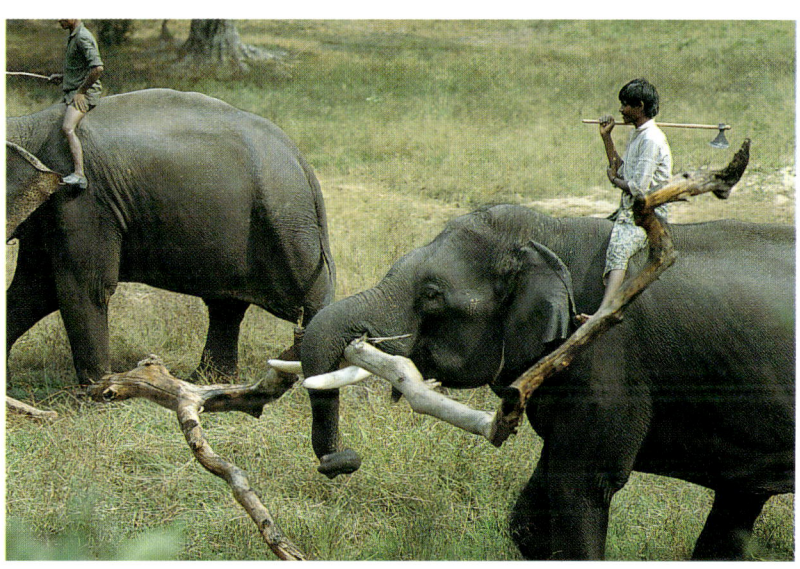

Biochemie

Schönes, typisches Sandelholzöl besteht zu 5% aus Sesquiterpenen: α-Santalen, epi-β-Santalen und β-Santalen

und zu 90–93% aus Sesquiterpenolen: α-Santalol 58%, β-Santalol 22%, epi-β-Santalol 5% …

Eigenschaften und Anwendung

Ein schöner, edler Dreiklang ist Sandelholz, Rose und Neroli; wer mag, mit einer Spur Patchouli darunter. Eine aphrodisierende Variante ist: Sandelholz, Jasmin und Blutorange. Sandelholz entfaltet sich unterschiedlich, je nach dem eigenen Hautduft und Hautton. Bei blonden, hellhäutigen Menschen duftet es „blasser", bei dunkelhaarigen Menschen warm-würzig.

mittelt es warme, holzige, orientalische Impressionen und paßt gut für Herbst- und Winterabende.

In der Aromapflege wird es gerne im Bad, für Gesichts- und Rasierwässer, in Parfüms und in Körper- und Massageölen verwendet.

Seine Duftbotschaft ist jeweils eine ruhige warme, ausgleichende, jedoch mit einer leicht tonisierenden (anregenden) Komponente: In der Ruhe liegt die Kraft!

Die biochemische Zusammensetzung mit dem Schwerpunkt auf Sesquiterpenolen und Sesquiterpenen zeigt die starke seelische Wirkung von Sandelholzöl an und belegt die gleichzeitige Hautfreundlichkeit.

Da das echte ostindische Sandelholzöl sehr kostbar ist, werden oft auch scheinbare „Ersatz-Qualitäten" angeboten: Das westindische Sandelholzöl, auch Amyris genannt, stammt vom Baum *Amyris balsamifera,* riecht strenger, zedernähnlich.

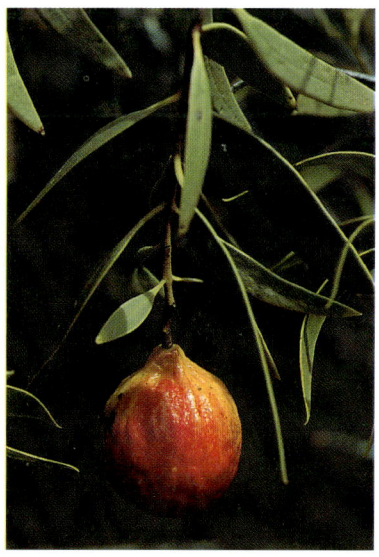

Die Frucht des Sandelholzbaumes ist bei uns weitgehend unbekannt

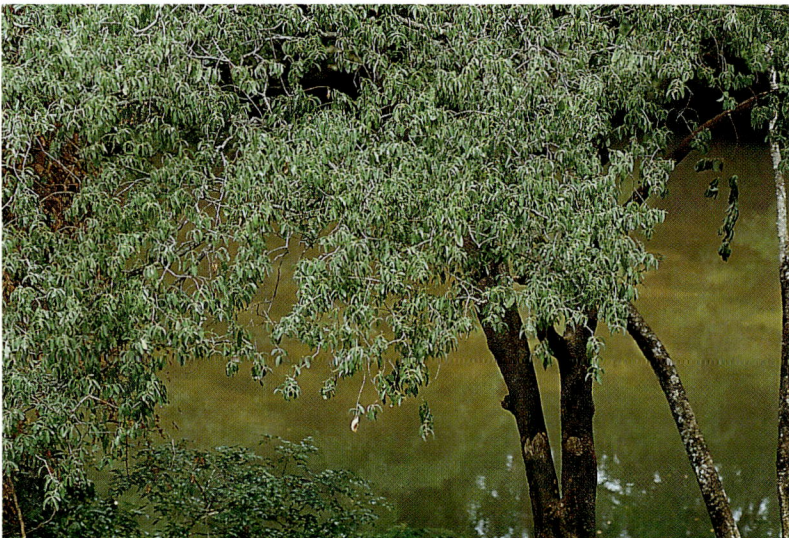

Immerhin bis zu 20 Meter hoch werden die immergrünen Sandelholzbäume in Indien

Zur Erinnerung

Beim Mischen immer mit der tiefen Basisnote beginnen, dann die Herz- und zuletzt die Kopfnoten zugeben.

Manchmal wird auch das ostindische mit dem westindischen Öl gestreckt, um den Preis zu senken. Achten Sie daher beim Kauf auf die eindeutige botanische Bezeichnung, auf den weichen typischen Duft und auf eine leichte Zähflüssigkeit.

Neben der Verfälschung mit anderen ätherischen Ölen wird Sandelholzöl zum Beispiel auch mit Paraffin „gestreckt".

Hier können Sie den „Fettfleck-Test" machen. Da die ätherischen Öle flüchtig sind, bleibt, wenn sie rein sind, kein Fettfleck zurück. Viele gängigen Parfümöle bestehen primär aus fetten Ölen und sind meist synthetisch beduftet. Der deutlichste Beweis für die Reinheit des Sandelholzöles ist die gaschromatographische Untersuchung. Da sich die typischen Bestandteile in keinem anderen Öl wiederfinden, läßt sich diese Gaschromatographie recht leicht lesen.

Als Trägeröl für ein Körper- und Massageöl eignet sich süßes Mandelöl, bei trockener Haut versetzt mit einem 10%-Anteil Weizenkeimöl.

Körperöl „Herzenswärme"

Neroli, 7 Tropfen
Rose, 5 Tropfen
Sandelholz, 10 Tropfen
Vetiver, 1 Spatelspitze
auf 80 ml süßes Mandelöl und
10 ml Weizenkeimöl; einen
Monat warm stehen lassen

Massageöl „Tantra"

Blutorange, 10 Tropfen
Jasminabsolue, 2 Tropfen
Sandelholz, 10 Tropfen
Patchouli, 1 Spatelspitze
auf 90 ml süßes Mandelöl und
10 ml Weizenkeimöl

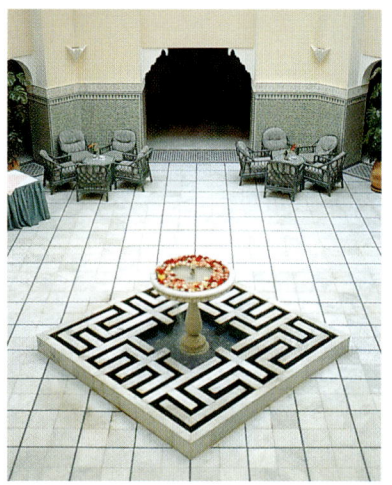

Wer es ein bißchen frischer mag, kann die 10 Tröpfchen Zitrusessenz auf verschiedene warme Zitrusfrüchte aufteilen, zum Beispiel Blutorange, Orange und Pampelmuse. Zitronenöl eignet sich hier nicht.

Duftbad „Oriental"

Pampelmuse, 3 Tropfen
Rosengeranie, 3 Tropfen
Sandelholz, 4 Tropfen
auf 50 ml süße Sahne, dann
im Badewasser verteilen

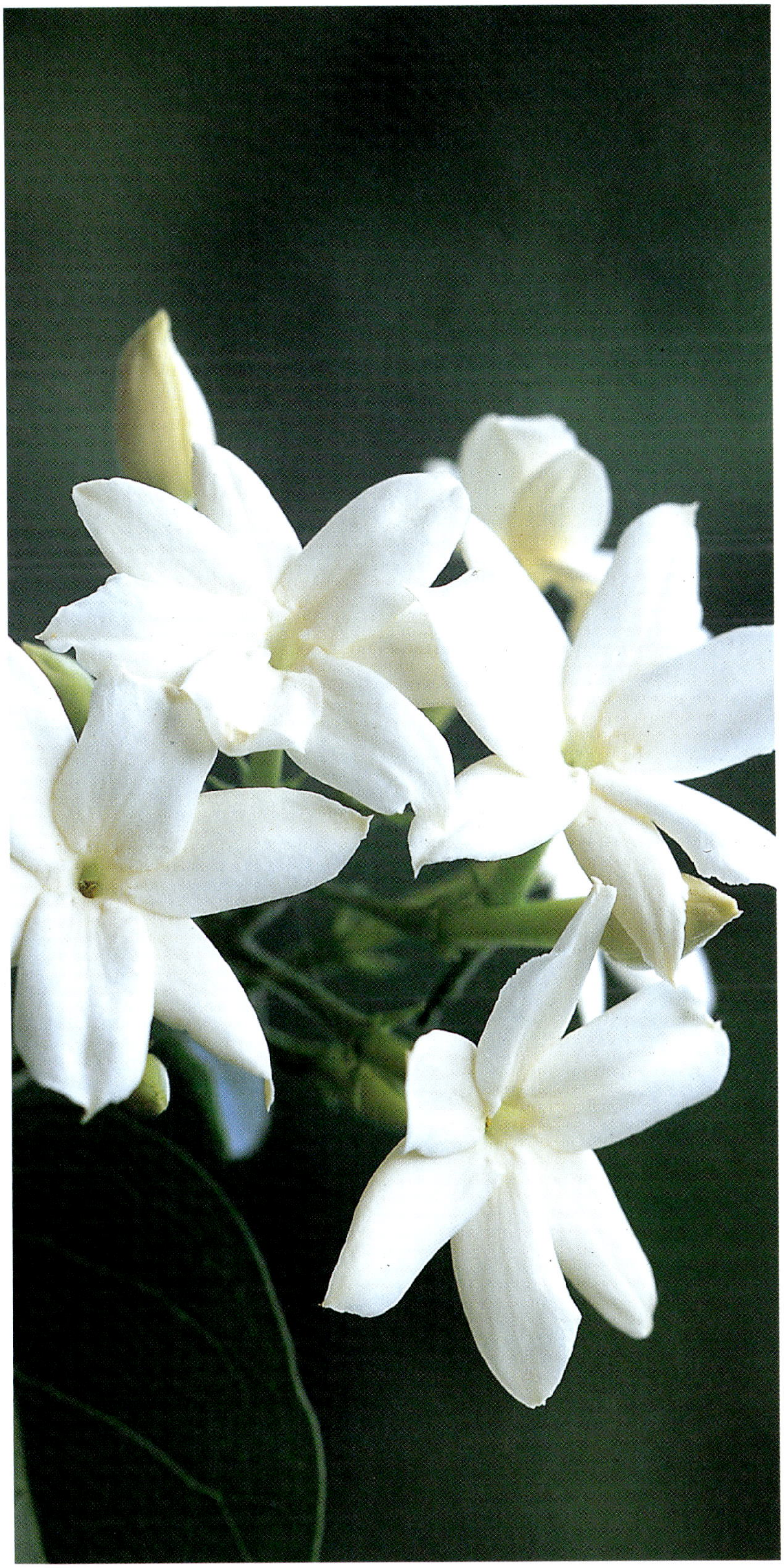

Jasmin
(Jasminum grandiflorum oder Jasminum officinale)

Farbinformation:
cyclam-rot
Duftbotschaft:
blumig-üppig, erotisch-aphrodisisch
Duftnoten:
Jasmin, Cananga, Ylang-Ylang, Hyazinthe, Tuberose, Ginster, Mimose, Narzisse
Pflanzenfamilie:
Oleandergewächse/Oleaceae
Kurzbeschreibung der Pflanze:
mediterraner, frostempfindlicher Kletterstrauch mit kleinen weißen Blüten, Blütezeit von Juni bis September, nachtduftend
Vorkommen:
Südfrankreich, Nordafrika, Indien
Pflanzenteil:
Blüte
Bedeutung des Pflanzenteils:
Astralsphäre, Kreativität, Weiblichkeit
Gewinnung:
Extraktion mit Lösungsmittel (v. a. Hexan)
Ertrag:
0,1%, das heißt 1 Tonne Blüten (= 8 Millionen Stück) für 1 kg Absolue
Farbe:
dunkles Rotbraun
Konsistenz:
schwerflüssig
Charakter:
betörend

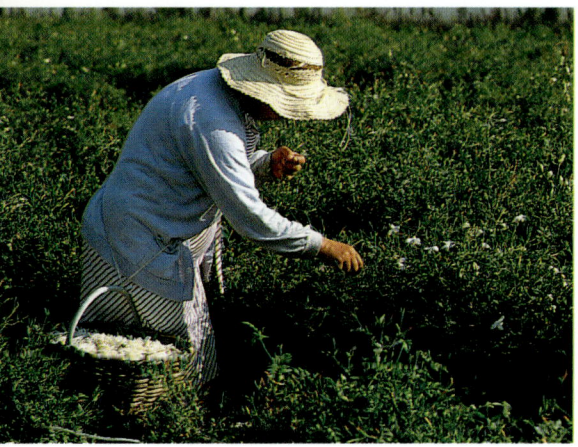

Die empfindlichen Jasminblüten müssen früh morgens gepflückt werden

Duftbeobachtung und Duftempfinden

Der Duft des Jasminabsolues ist ein schwerer, blumiger, betörender, sehr weiblicher, manchmal „schwüler", der sehr vorsichtig und sparsam dosiert werden will. Er hat eine enorme Strahlkraft.

Meine Assoziation ist eine lebensfrohe, attraktive, provozierende, sinnliche Frau mit dunklen Haaren und brauner Haut im frechen roten Kleid, die manchen angenehm auffällt, anderen als zu aufdringlich erscheint.

Biochemie

Monoterpenole: Linalol 8%
Ester: Benzylacetat 34%,
Benzylbenzoat 24%
Keton: Jasmon 3%
u.a.

Eigenschaften und Anwendung

Wenn die Dosierung nicht subtil genug ist, kippt der Genuß schnell in Abwehr um. Jeder Tropfen Jasminabsolue repräsentiert die Kraft von einem Korb voller Blüten (ca. 300), wobei jede einzelne bereits betörend duftet.

Ich verwende Jasminabsolue daher nur spatelspitzenweise. Gerade bei Jasmin ist es wichtig, sich bewußt zu machen, daß Düfte bereits unterhalb

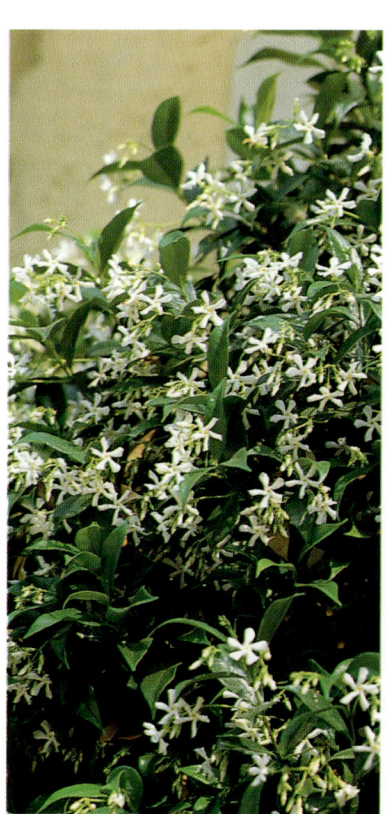

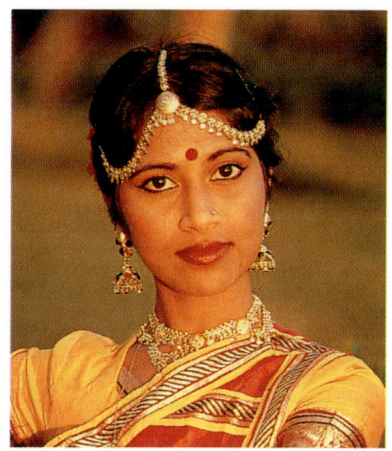

der Wahrnehmungsgrenze wirken. Daher gilt: Auf die Information und Qualität kommt es an, weniger auf die Quantität. Im Gegenteil: Eine zu üppige Dosierung kann den gegenteiligen Effekt hervorrufen, kann „umwerfen", da der Organismus überstrapaziert wird. Die bedauernswerte Folge einer Überdosierung kann eine langfristige Ablehnung sein, die nur bedingt wieder verlernbar ist. Dazu kommt, daß die richtige Dosierung eine individuelle Größe ist, die je nach Sensibilität sehr unterschiedlich sein kann.

Zurück zum Jasminduft: Um ihn zu beschreiben, eignet sich unser Alltagsvokabular nicht. Poetische Umschreibungen wie „Mondlicht im Hain" verdeutlichen die Symbolik am besten. Letztendlich ist er „unbeschreiblich weiblich" oder auch „umwerfend weiblich". Diese Herznote kann die weibliche Saite in Frauen und Männern zum Schwingen bringen. Sie wirkt dann ausgesprochen euphorisierend und aphrodisierend (Massageöl „Tantra" siehe Seite 84) und ist dabei sehr hautpflegend.

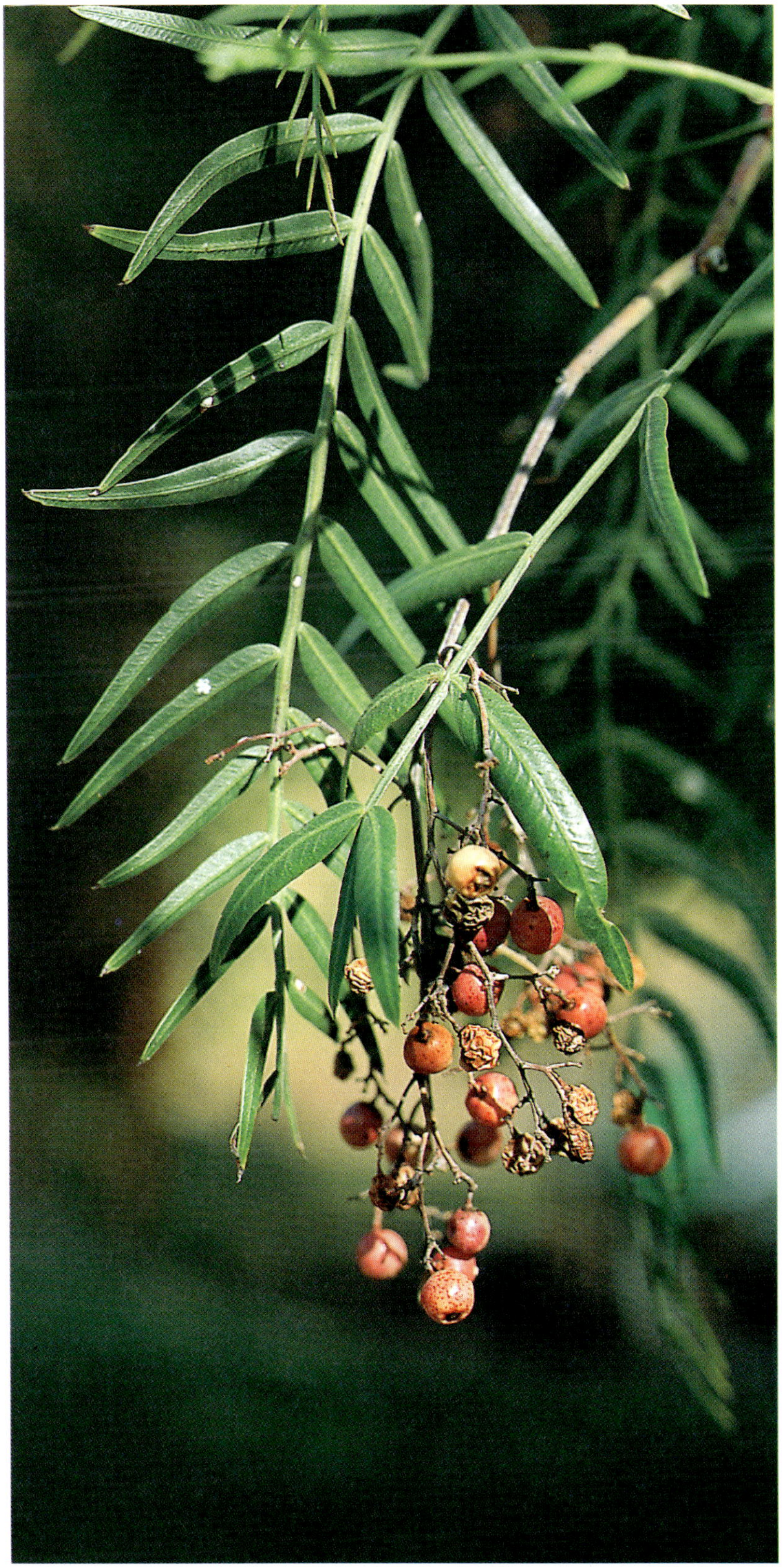

Pfeffer, schwarz und grün
(Piper nigrum)

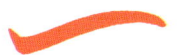

Farbinformation:
rot
Duftbotschaft:
feurig-heiß, stark energetisch
Duftnoten:
Pfeffer, Ingwer, Kardamom,
Koriander, Galgant
Pflanzenfamilie:
Pfeffergewächse/Piperaceae
Kurzbeschreibung der Pflanze:
mehrjährige tropische Kletter-
pflanze mit dunkelgrünen Blättern
und weißen Blüten, die sich erst zu
grünen und dann zu roten Beeren
entwickeln
Pflanzenteil:
Samen/Frucht
Bedeutung des Pflanzenteils:
physische Sphäre, Regeneration
Vorkommen:
Indien, Indonesien, Brasilien,
Indochina, Westafrika
Gewinnung:
Destillation durch Wasserdampf
Ertrag:
2% ätherisches Öl
Farbe:
gelbgrünlich, vom schwarzen
Pfeffer etwas intensiver
Konsistenz:
normal dünnflüssig
Charakter:
kräftigend, anregend

Duftbeobachtung und Duftempfinden

Direkt am Fläschchen zu riechen, kitzelt in der Nase, reizt zum Niesen und kratzt im Hals. Ein vehementes Öl! Ich gebe je ein Tropfen Pfefferöl, grün, beziehungsweise Pfefferöl, schwarz, auf einen Riechstreifen. Auch jetzt noch, trotz gebührendem Abstand, ist deutlich, daß es ein ätherisches Öl mit viel Kraft ist: hitzig, aggressiv, forsch und schnell. Meine Assoziation ist ein Lauffeuer, das sich schnell wie der Wind ausbreitet.

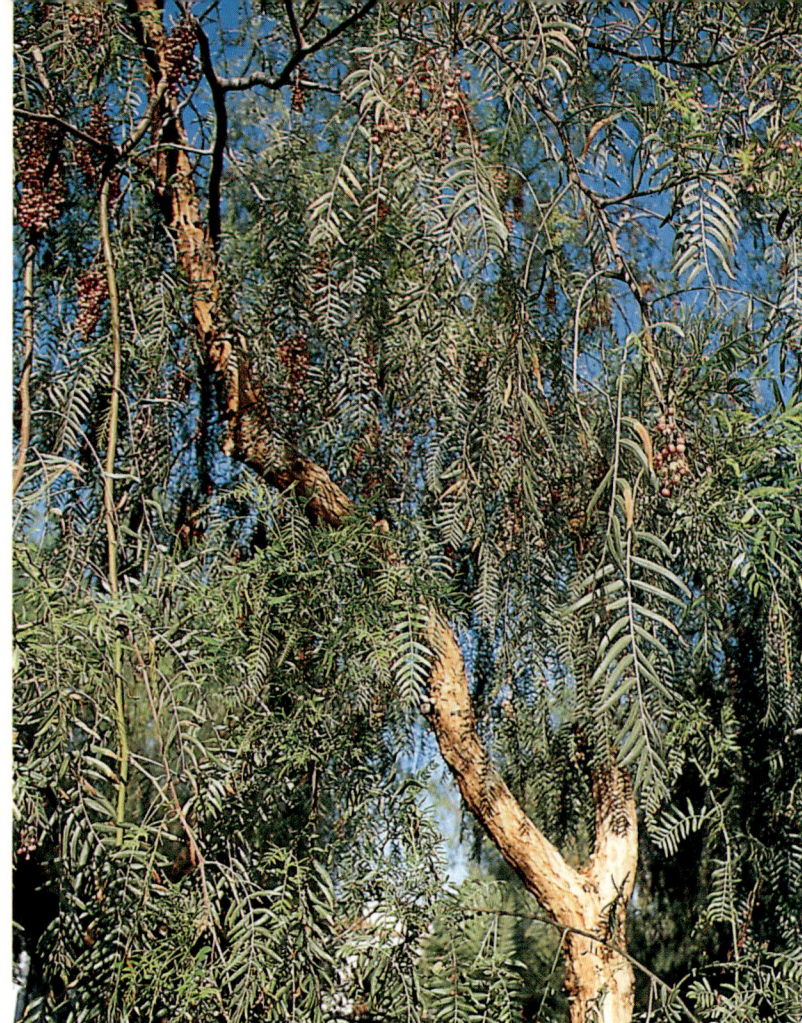

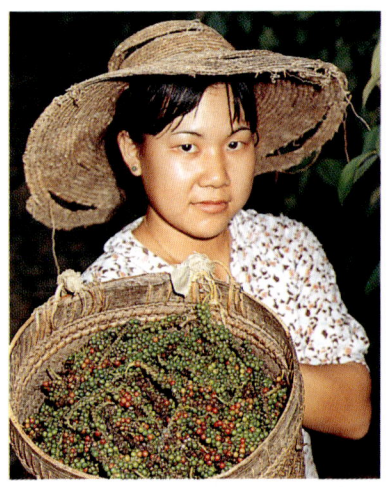

Pfefferkörner in unterschiedlichen Reifestadien

Biochemie

Monoterpene (4%): α- und β-Pinen
Sesquiterpene (85–90%) β-Caryophyllen ...
Monoterpenole: Terpineol, Linalol
Phenole
Ketone
Aldehyde: Piperonal

Eigenschaften und Anwendung

Das grüne Pfefferöl, aus den unreifen, frischen Beeren gewonnen, duftet etwas leichter, frischer, jünger im Vergleich zum vollen Duft des schwarzen Pfeffers, der aus grünen, aber sonnengetrockneten Pfefferkörnern hergestellt wird.

Ich zähle Pfeffer zu den kräftigen Herznoten, die die Energie und den Kreislauf kräftig in Schwung bringen, die, uns mächtig auf Trab bringen. Pfefferöl ist eine vehemente Herausforderung bei Antriebslosigkeit, niedrigem Blutdruck und Perspektivlosigkeit. Es geht wild voran! Wohin auch immer.

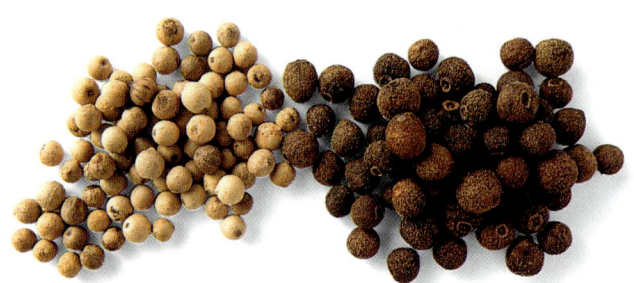

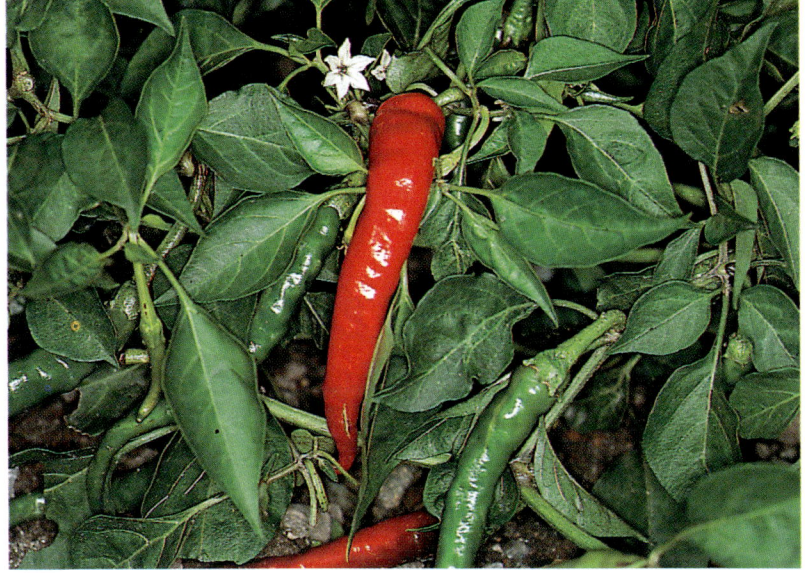

Ein weiteres tropisches Gewürz, das unser Lebensfeuer aktiviert, ist Chilli. Er zeigt seine Energie schon allein durch die kräftige rote Farbe

Massageöl „Avanti, avanti"

Zitrone, 35 Tropfen
Rosmarin, 20 bis 25 Tropfen
Pfeffer, 10 Tropfen
auf 100 ml Haselnuß

Massageöl „Relax"

Lavendel, fein, 45 Tropfen
Majoran, 20 bis 25 Tropfen
auf 100 ml süßes Mandelöl

Die Richtung läßt sich durch die Kombination bestimmen. Wenn die geistige und sportliche Vehemenz gefördert werden soll, bietet sich eine Komposition mit Rosmarin und Zitrone an. Wenn der seelische Durchbruch „ansteht", kann die Verbindung mit Ylang-Ylang unterstützen. Wenn es mehr darum geht, auf der materiellen, körperlichen Ebene tatkräftig anzupacken, ist die Kombination mit Thymian oder Gewürznelke interessant.

Aufgrund des feurigen Charakters eignet sich Pfeffer natürlich nicht bei Bluthochdruck, ist zu gewaltig für Kindernasen und für schwangere Frauen. Auch bei Hautanwendungen wirkt es sehr „hitzig" im Sinne von hautreizend. Hier ist die richtige Dosierung eine echte Kunst, die schwer zu beherrschen ist.

Pfeffer gibt Herrenparfums eine dynamisch-würzige Note, wirkt stimulierend in einer Komposition in der Duftlampe und fördert den Stoffwechsel in der Aromaküche – jeweils wohldosiert natürlich.

Pfeffer ist ein absoluter „Hoppla, jetzt komme ich, und zwar gewaltig"-Duft. Er eignet sich daher in einem Massageöl für Sportlerinnen vor dem Wettbewerb, um das Selbstvertrauen, ein gesundes Maß an Aggressivität und gut durchwärmte Muskeln „anzufeuern". Nach dem „Kampf" sollte mit Lavendel und Majoran beruhigt werden.

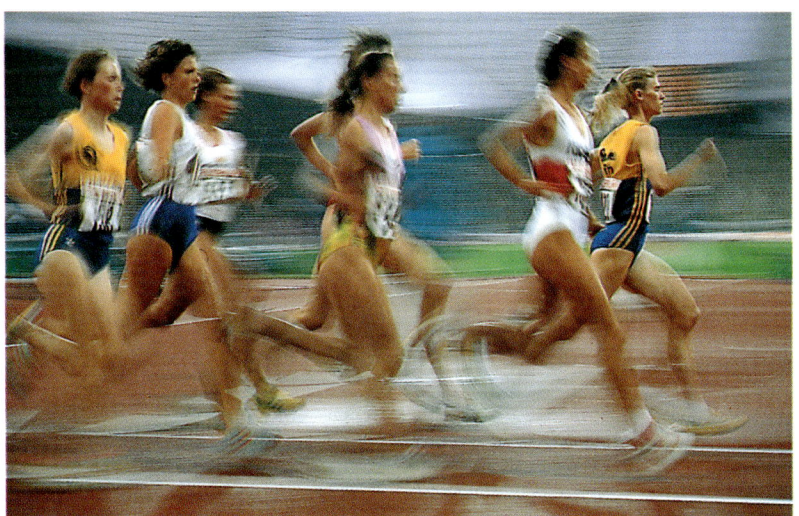

Eine Pfefferölmassage vor dem Wettkampf „feuert an"

Kiefer

(Pinus sylvestris)

Farbinformation:
waldgrün
Duftbotschaft:
waldig-frisch, belebend, rein
Duftnoten:
Kiefer, Meerkiefer, Weißtanne,
Douglasie, Zypresse, Wacholder,
Zedernblatt, Tea-Tree, Ravensara,
Myrte, Waldmajoran, Basilikum,
Angelika, Kreuzkümmel
Pflanzenfamilie:
Kieferngewächse/Pinaceae
Bedeutung der Pflanzenfamilie:
Zug zum Linienhaften, inneres
Lebensfeuer auch bei Sonnenferne,
Nervensystem (Pelikan)
Vorkommen:
Europa, Nordasien, Vorderasien,
nordöstliches Nordamerika
Kurzbeschreibung der Pflanze:
immergrüner Nadelbaum mit
3–10 cm langen blaugrünen Nadeln
Pflanzenteil:
Nadeln und kleine Zweige
Bedeutung des Pflanzenteils:
Vitalsphäre, Gasaustausch, das
heißt Atmungsfunktion, zur Nadel
reduzierte Blätter: androgen (Gümbel)
Gewinnung:
Destillation durch Wasserdampf
Ertrag:
0,5–1% ätherisches Öl
Farbe:
hellgelb mit zartem Grüneinschlag
Dauer der Destillation:
2–3 h

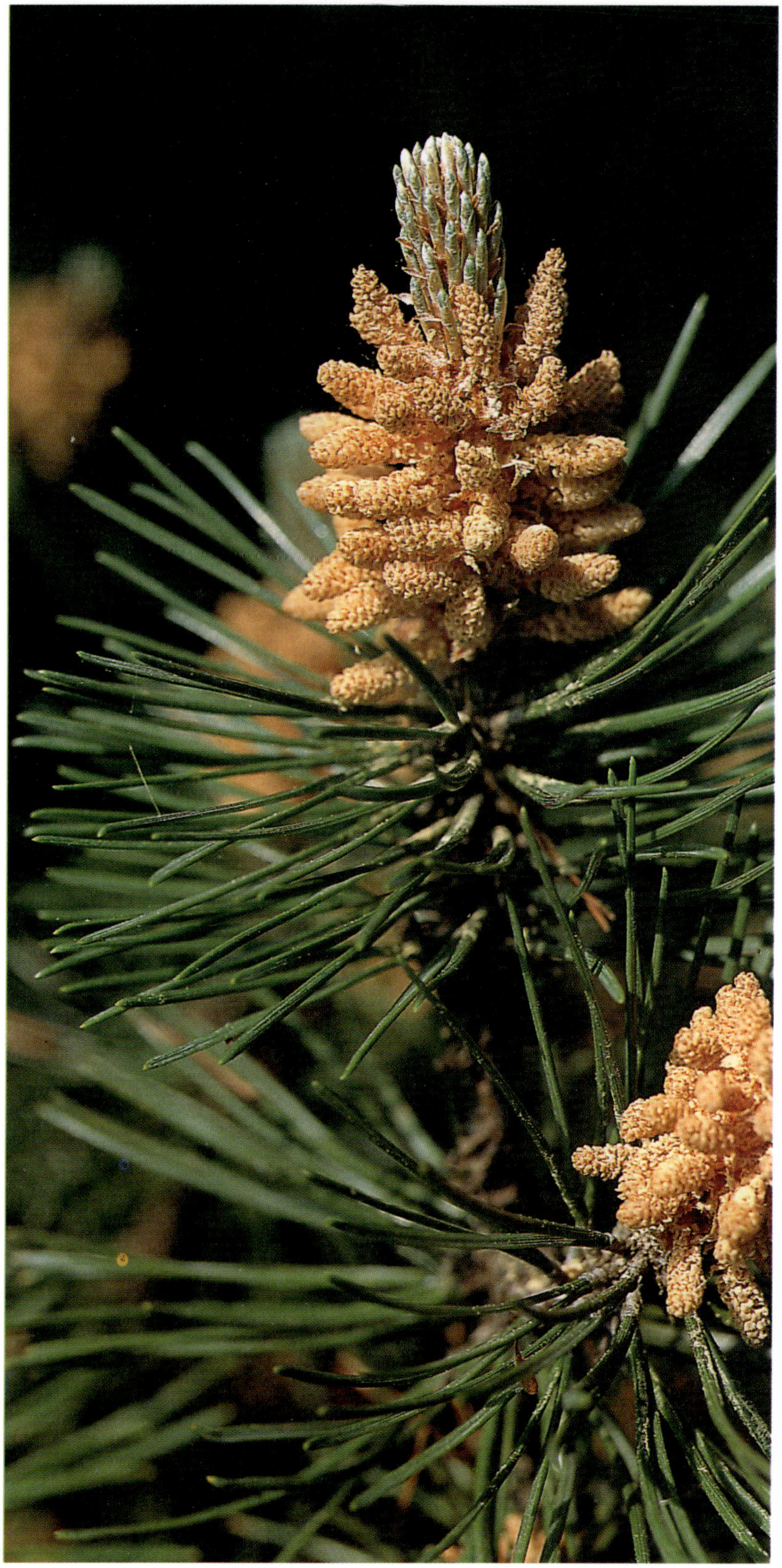

Duftbeobachtung
und Duftempfinden

Dieser frische und gleichzeitig warme Duft erinnert mich an ausgedehnte Wanderungen durch sonnenbeschienene Wälder und läßt mich tiefer atmen. Während Eukalyptus (Farbinformation: mint) die oberen Atemwege anregt, spricht das ätherische Kiefernöl (Farbinformation: waldgrün) mehr die unteren Atemwege an. Der Duft ist erhebend im Sinne von aufrecht sein und gleichzeitig stabilisierend. Von ihm geht eine eher männliche Ich-Stärkung aus.

Auf dem Riechstreifen hält sich der Kiefernduft einige Stunden und läßt sich damit den Herznoten zuordnen.

Herkunft
und weitere Vertreter

Allgemein läßt sich zu den Nadelbäumen sagen, daß sie zu den ältesten Duftpflanzen gehören, sowohl menschheitsgeschichtlich gesehen als auch was das Alter der Pflanze selbst betrifft. Die Nadeln werden oft bis zu 10 Jahre alt, beinhalten damit die Information von Licht und Dunkelheit, von Wärme und Kälte eines langen Zeitraums.

Gleichzeitig gehören sie zu den höchsten Pflanzen. Trotz aller strengen Linienhaftigkeit und Verholzung (selbst die Blüte als Zapfen) im Sinne von Verhärtung bilden sie ein weiches Holz aus.

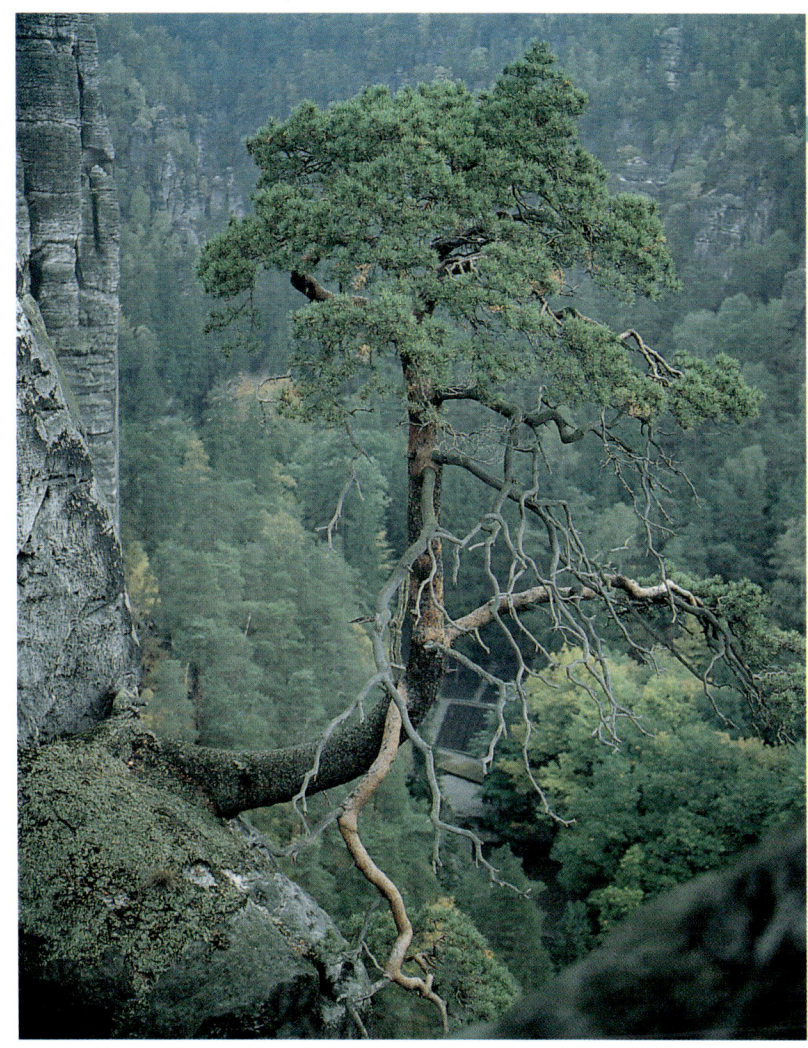

Viele Nadelbäume sind wahre Überlebenskünstler

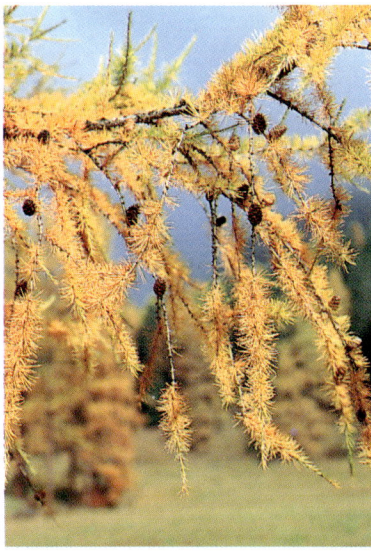

Die Lärche ist der einzige Nadelbaum, der seine „Blätter" im Herbst abwirft

Neben dem Kiefernöl gibt es weitere Vertreter, die zur Familie der tannenartigen Gewächse (Pinaceae) gehören:

● **Weißtanne** *(Abies alba):* Duftet etwas heller, leichter, erinnert sehr an den Duft des Weihnachtsbaumes
● **Douglasie** *(Pseudotsuga Menziesii):* Duftet noch heller, fast sonnig, ist Kindern sehr sympathisch

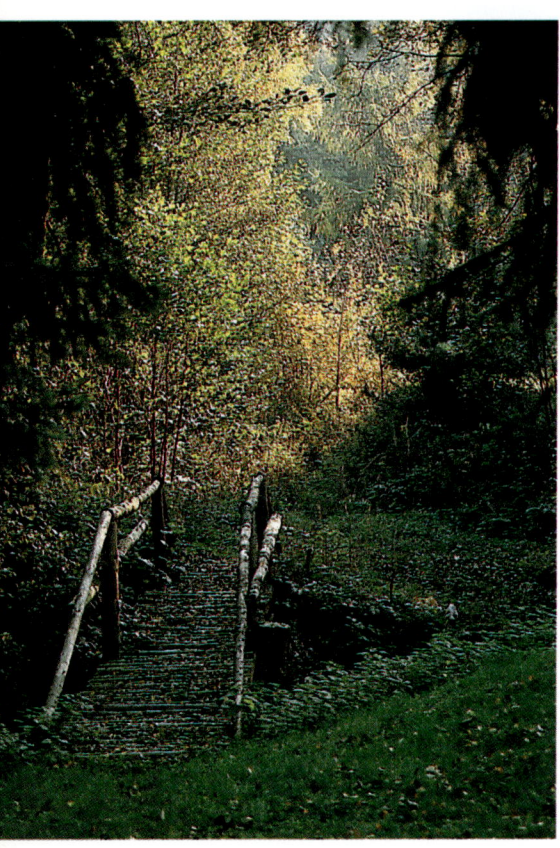

Ein Waldspaziergang ist eine ganz direkte Form von Duft-Inhalation

● **Meerkiefer** *(Pinus pinaster):* Wird entweder aus der Rinde oder aus dem Harz gewonnen und duftet daher schwerer und voller. Wenn das Öl aus dem Harz gewonnen wurde, hat es den typischen natürlichen Terpentingeruch
● **Lärche** *(Larix europaea):* korniferiger Duft mit tranigem Einschlag
● **Latschenkiefer** *(Pinus mugo)* und **Zirbelkiefer/Arve** *(Pinus cembra):* Wachsen an den ökologisch sehr gefährdeten Alpenhängen und stehen daher unter Naturschutz. Ich verzichte aus diesem Grunde auf sie.

Für viele französische Aromatherapeuten liefert die Kiefer das in der Anwendung wertvollste Öl.

Biochemie

Das ätherische Kiefernöl besteht größtenteils aus Monoterpenen, ähnlich wie die Essenzen von Zitrusfrüchten. Sie sind daher beide nur bedingt hautfreundlich. Beide zählen zu den luftbetonten, eher mentalen Düften. Aufgrund der biochemischen Gemeinsamkeiten unterstreicht ein wenig Zitronenessenz die Frische des Kiefernöls.
Monoterpene (ca. 80%): α-Pinen (40%), β-Pinen (13%), Limonen (25–30%)
Sesquiterpene
Monoterpenole: Borneol (2%)
Sesquiterpenole: α-Cadinol
Ester (1–10%)

Ein wesentliches Unterscheidungsmerkmal zwischen Kiefernölen und Zitrusessenzen ist der Estergehalt der Kiefernöle, der größere Stabilität (als Duftstoff und psychisch gesehen) gibt und sie hautfreundlicher macht.

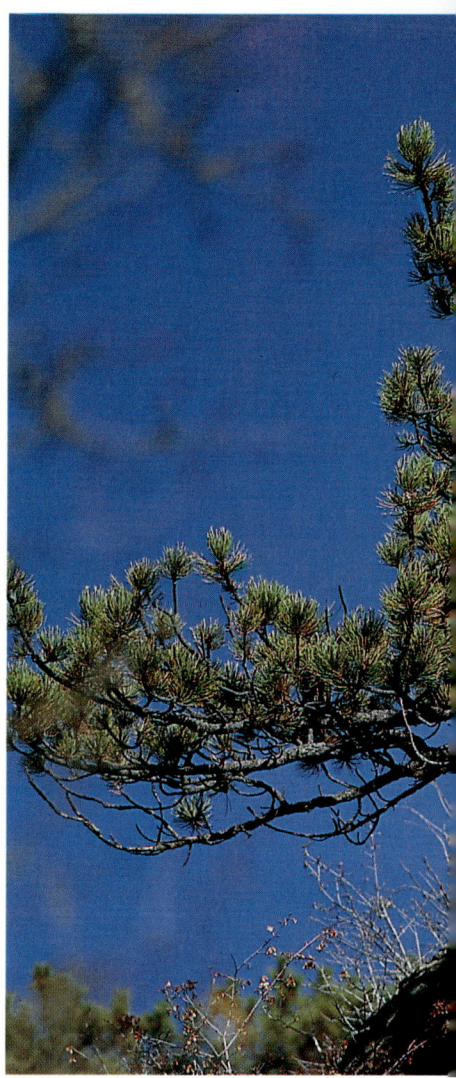

Eigenschaften und Anwendung

Kiefernnadelöl hat einen anregend männlichen, klaren Duft mit einer gewissen inneren Wärme (im Hintergrund steht das Kiefernholz). In der Duftlampe verwende ich ihn sehr gern im Herbst und Winter im Büro, kombiniert mit Zitrone. Er belebt das Denken und intensiviert die Atmung, ohne ein Frösteln zu verursachen, stärkt die Abwehrkräfte und schützt vor grippalen Infekten.

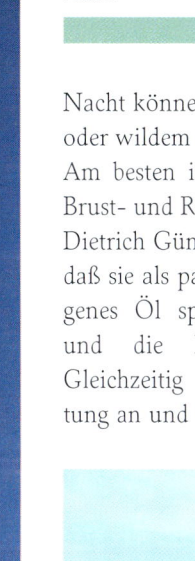

Nacht können Sie Kiefer mit feinem oder wildem Lavendel kombinieren. Am besten ist eine Einreibung des Brust- und Rückenbereichs.

Dietrich Gümbel schreibt zur Kiefer, daß sie als parasympathisch-androgenes Öl speziell die Ausatmung und die Entgiftung anspricht. Gleichzeitig regt sie die Durchblutung an und steigert den Stoffwech-

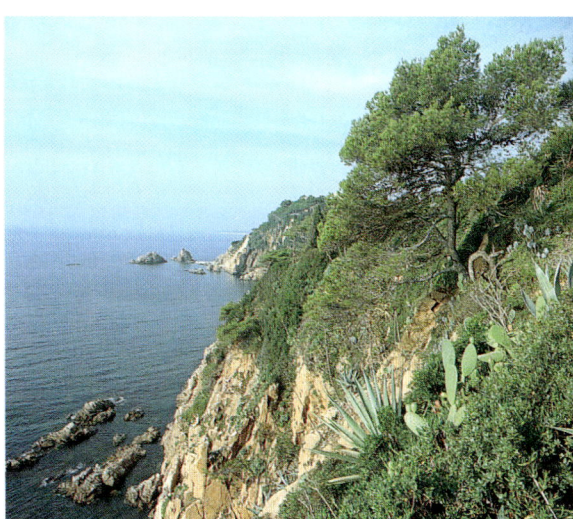

In den geweihten Nächten zwischen Weihnachten und Dreikönig liebe ich Kiefer oder Weißtanne mit Weihrauch, eine sehr festlich-rituelle Komposition.

Kiefernöl eignet sich gut zum Baden. Wenn Sie die frische, desodorierende und reinigende Komponente unterstützen möchten, bietet sich als Basis Meersalz an; wenn Sie mehr die innere Wärme unterstützen möchten, paßt Sahne besser. Zur Kräftigung der unteren Atemwege ist ein Massageöl mit Kiefer und Speiklavendel wohltuend für tagsüber, für die

sel. Diese Wirkung spiegelt sich auch auf der Hautebene.

Bei Hautanwendungen ist es wichtig, das Kiefernöl schwach zu dosieren, da es leicht reizend sein kann. Ich empfehle 1% bis 2% ätherisches Öl auf ein fettes Basisöl. Da Kiefer mehr zu den tonisierenden Düften zählt, bietet sich das Haselnußöl als Grundlage an.

Kiefernöl ist eine besonders interessante Komponente in Herrennoten, die in die krautig-waldige Richtung gehen, das Fougère-Konzept repräsentieren.

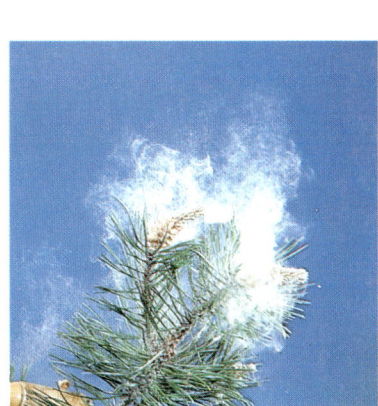

Ein Windstoß trägt den Blütenstaub als gelbe Wolke mit sich fort

Damaszener Rose
(Rosa damascena)

Farbinformation:
rosé
Duftbotschaft:
rosig-blumig, zart, harmonisch
Duftnoten:
türkische, marokkanische,
bulgarische Rose, Zitronengeranie,
Rosengeranie, Palmarosa
Pflanzenfamilie:
Rosengewächse/Rosaceae
Bedeutung dieser Pflanzenfamilie:
„Edles Maß innerhalb großer Fülle"
(Pelikan)
Vorkommen:
Türkei, Marokko, Bulgarien
Kurzbeschreibung der Pflanze:
dorniger Strauch mit roséfarbenen
Blüten, uralte Kulturpflanze
Pflanzenteil:
Blüte
Bedeutung dieses Pflanzenteils:
Astralsphäre, kosmische
Vollendung (Pelikan)
Gewinnung:
Wasserdampfdestillation
Ertrag:
0,01– 0,001% ätherisches Öl
Farbe:
hellgelb
Konsistenz:
bei Zimmertemperaturen
normalflüssig, unter 20°C fest,
da die Wachse ausfallen
Charakter:
harmonisch-weich, blumig, edel

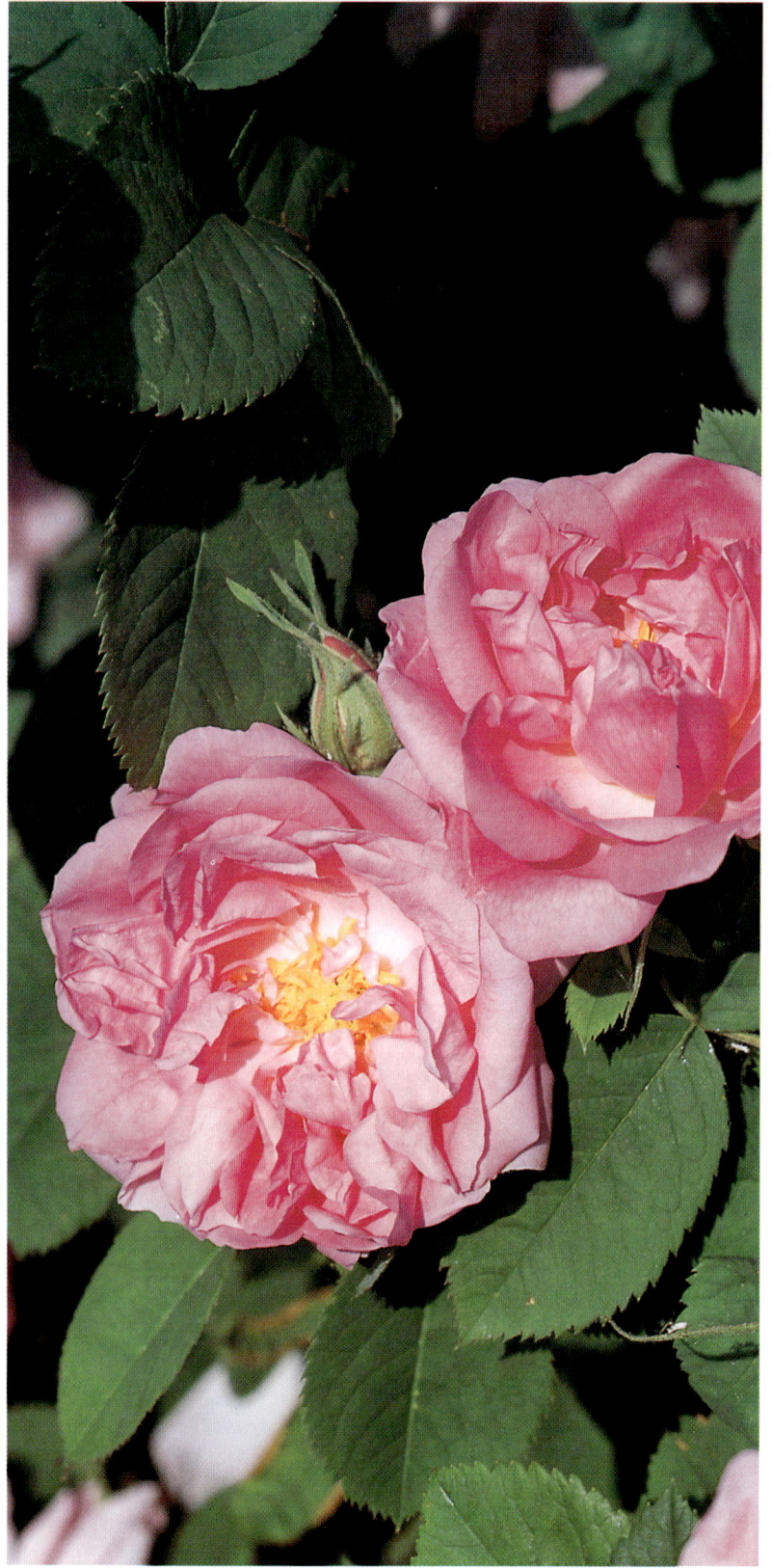

Duftbeobachtung und Duftempfinden

„Eine Rose ist eine Rose ist eine Rose." (Inschrift auf den Grabstein von Gertrude Stein [1874–1946] in Paris)

Wir sind im Zentrum der Düfte angekommen: bei der Rose. Sie steht zwischen unten und oben, Erde und Himmel, schwer und leicht. Sie ist die Mitte, das Herz, die Harmonie, die Ausgewogenheit!

Ich gebe ein Tröpfchen bulgarisches Rosenöl ausnahmsweise pur auf die Handrücken und lasse diesen Duft beim Schreiben auf mich einwirken. Welch sanfte, blumige, feine Begleiterin! Wirklich etwas Außergewöhnliches, Feierliches. Dies ist kein alltäglicher Duft, sondern eine Kostbarkeit, die rituell zelebriert werden möchte, die einen Alltag zum Festtag erhebt.

Die Rose duftet sehr vielschichtig: sie präsentiert sich mit einem üppigen, aber gleichzeitig subtilen Blütenduft; darunter entdecke ich einen Anklang an die Gewürznelke und darüber dann eine leichte frische Note.

Ihre Mitte, ihr Herz, schillert in verschiedenen Rosé- und Rot-Tönen, mal zart pastellig, mal kräftige Tupfer in Pink-, Rot- und Burgundfarben.

Die Kulturgeschichte der Rose ist eine Mysteriengeschichte. Keine Pflanze hat die Menschheit seelisch-geistig so begleitet wie die Rose. Sie steht als Symbol für die Vergänglichkeit und Ewigkeit, für Eros, Nächstenliebe und Gottesliebe, für weltliches und religiöses Leben, sowohl im Morgenland als auch im Abendland.

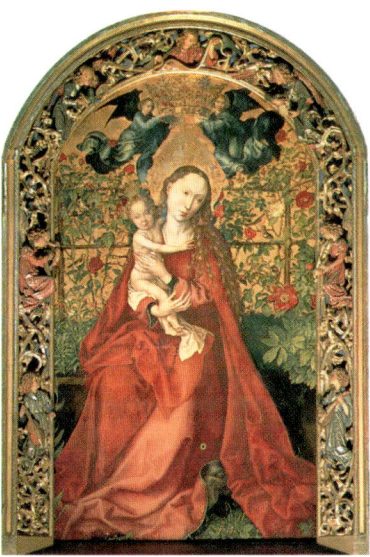

Der große persische Dichter und Mystiker des 13. Jahrhunderts, Rumi, drückt es so aus:
„Wo ist die Stätte der Rose?
Im Himmelswiesengrunde."
Der Rose gelingt es, sowohl als Pflanze als auch mit ihrer Duftbotschaft, eine ganz besondere ästhetische Ausgewogenheit zu vermitteln. Der anthroposophische Autor Wilhelm Pelikan schreibt in seinem Buch „Pflanzenheilkunde I" zu den Rosengewächsen: „… immer ist es der Eindruck reich quellender Fülle, die jedoch nie Form und Maß verliert …" Dies gilt neben anderen Rosengewächsen wie der Brombeere und dem Frauenmantel in besonderem Maße der Rose selbst. Sie hat sowohl die Fähigkeit der Baumbildung (Verholzung) als auch die Fähigkeit der verschwenderischen Blütenpracht. Sie ist mit beiden Polen, dem erdhaften und dem astralischen Pol, gleichzeitig verbunden und bildet so die absolute Einheit von Form und Materie.

Rose

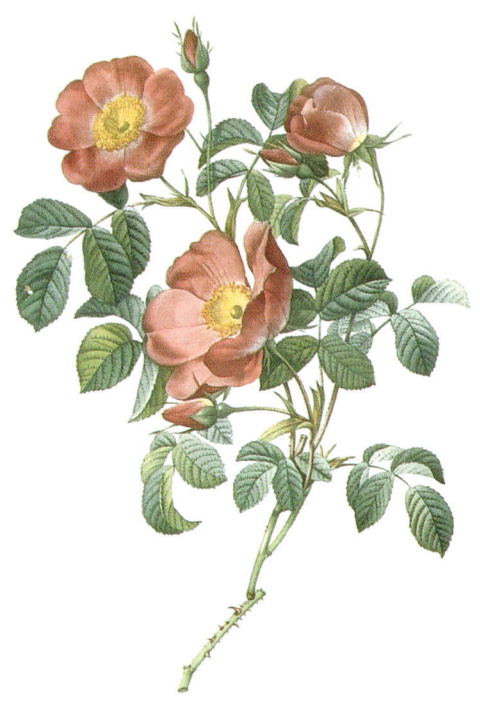

Herkunft, Anbau und weitere Vertreter

Botanisch lassen sich zwei Rosenarten unterscheiden: die Centifolia- und die Damaszenerrosen.

Die „hundertblättrige" Rosa (centifolia) ist die Mairose (auch Provencerose genannt, da sie in der Gegend von Grasse angebaut wird). Sie wird mit Lösungsmitteln extrahiert und ergibt ein Rosenabsolue.

Die Damaszenerrose wird seit dem Mittelalter vor allem in Bulgarien und in der Türkei angebaut. Sie hat meist 30 roséfarbene Blütenblätter auf und wird von Ende Mai bis Ende Juni frühmorgens per Hand

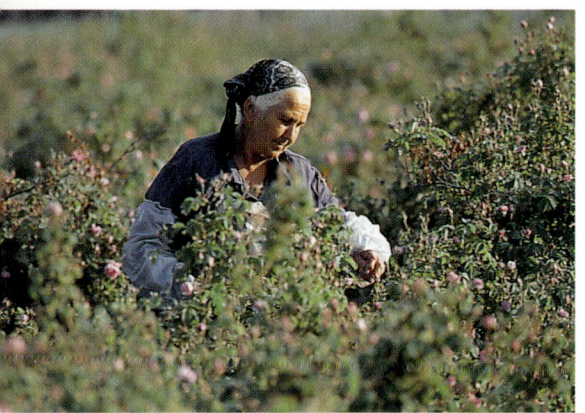

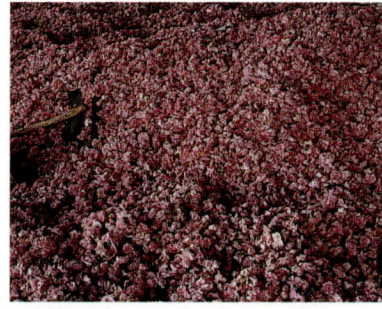

geerntet. In Bulgarien wird diese Rose im sogenannten Rosental angebaut, nördlich von Plovdiv, in der Nähe der Stadt Kasanlak. Dieses Rosental hat optimale klimatische Voraussetzungen durch seine geschützte Lage zwischen zwei Bergrücken. Es liegt auf einer Höhe zwischen 300 und 500 Metern.

In der Türkei liegen die Rosenfelder überwiegend in Anatolien in einer Höhe um 1000 Meter.

Auch die marokkanische Rose ist eine „Bergrose". Sie wird in der Nähe von Dades auf über 1200 Metern Höhe angepflanzt. Die türkische Rose hat im Vergleich einen leichten, zarten Duft und wird oft von blonden und rothaarigen Frauen bevorzugt. Die bulgarische Rose duftet sehr üppig bis schwer und wird gerne von dunkelhaarigen Frauen und für abends ausgewählt. Die marokkanische Rose nimmt eine mittlere Stellung ein.

Das ätherische Öl der Rose wird auch Rose Attar (oder Rose Otto) genannt. Die Inhaltsstoffe des ätherischen Öls unterscheiden sich we-

sentlich von denen des Absolues. Ich bevorzuge das ätherische Öl, da es nicht mit Lösungsmitteln in Berührung gekommen ist und keine großtechnische Gewinnung voraussetzt.

Die Wasserdampfdestillation bringt zwei sehr wertvolle Produkte hervor: das Rosenhydrolat und das Rosenöl – beide eignen sich phantastisch für die Hautpflege. Das Rosenhydrolat bietet sich für alle wäßrigen Anwendungen an, wie Gesichtswasser, Augenkompresse oder fürs Badewasser. In der Duftlampe verwende ich das Hydrolat pur. Das Rosenhydrolat enthält ähnliche Bestandteile (vor allem β-Phenyläthylalkohol) wie das Absolue.

Das ätherische Rosenöl verbindet sich gut mit fetten Ölen. Rose paßt für jeden Hauttyp und für jedes Alter, auch für die zarte Babyhaut. Ich empfehle das wertvolle ätherische Öl speziell für Gesichts- und Körperöle zu verwenden, da Sie so doppelt (Haut und Nase) von dieser Kostbarkeit profitieren. Indem wir beides anwenden, das ätherische Öl und das Hydrolat, kommen wir der Ganzheit der Rose näher, wobei das ätherische Öl den lipophilen (öllöslichen), das Hydrolat den hydrophilen (wasserlöslichen) Zugang zur Pflanze und ihren Inhaltsstoffen darstellt.

Der Preis echten Rosenöls liegt zwischen 30 und 50 DM/ml. Dies erscheint auf den ersten Blick sehr viel. Bei näherem Hinsehen relativiert sich dies aber: Einem Milliliter Rosenöl entsprechen ca. 20 Tropfen bei Zimmertemperatur. Damit kostet jeder Tropfen zwischen 1,50 DM und 2,50 DM. Da in einem Gramm (ca. 1,1 ml) Rosenöl der Duft von ca. 1000 Blüten kon-

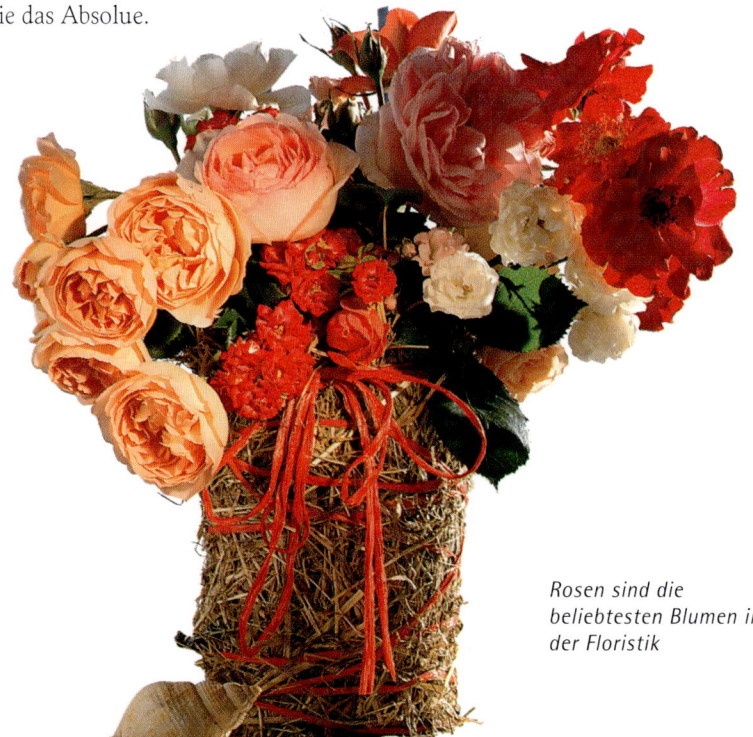

Rosen sind die beliebtesten Blumen in der Floristik

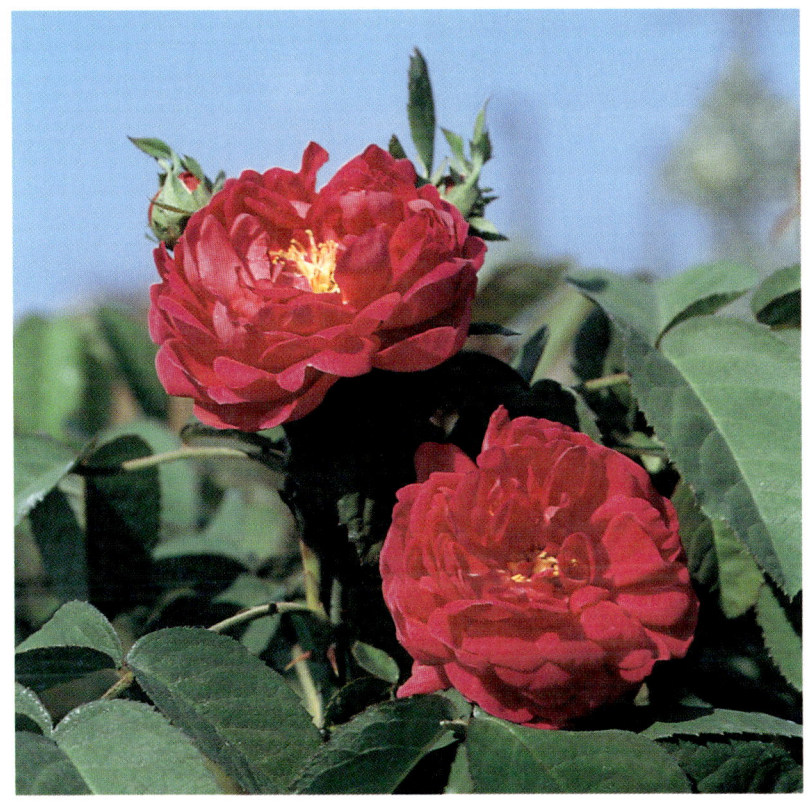

sehr viel Geraniol (25%), die **Zitronengeranie** *(Pelargonium odoratissimum)* dagegen zeichnet sich überwiegend durch Citronnellol (ca. 45%) aus. Die Zitronengeranie ist damit, wie der Name bereits sagt, frischer, anregender, die Rosengeranie wärmer, ausgleichender.

Das **Palmarosagras** *(Cymbopogon Martinii var. motia),* auch hier findet sich bereits im Namen der Hinweis auf seinen rosenähnlichen Charakter, enthält ebenfalls sehr viel Geraniol (70–80%) und ist damit sehr hautpflegend. Es gehört zur gleichen Pflanzenfamilie *(Gramineae)* wie Vetiver und Lemongrass.

zentriert ist, repräsentiert jeder einzelne Tropfen die Kraft und die Macht von 50 duftenden Rosenblüten. Im Blumengeschäft gibt es für diesen Preis vielleicht eine einzige Rose zu kaufen, die leider meist nicht einmal duftet. So gesehen ist das ätherische Öl sehr günstig, da es viele Jahre haltbar ist, immer zur Verfügung steht und nicht verwelkt. Damit verdient auch jedes Tröpfchen echtes Rosenöl als riesiger Rosenstrauß mit 50 intensiv duftenden Blüten wertgeschätzt und entsprechend dosiert zu werden.

Gerade beim Rosenöl lohnt sich das genaue Hinschauen. Meist wird die synthetische Rose angeboten, die nur einen Bruchteil (ca. 1/20) von der natürlichen kostet und nie mit einer Rose in Berührung gekommen ist. Sie ist ein Produkt der Petrochemie, das heißt, sie wird aus Erdöl

hergestellt. Sie hat nur den oberflächlichen Dufteffekt, aber keine der vielen wertvollen Eigenschaften, wie sie das echte Rosenöl hat. Manches Mal wird das echte Rosenöl auch mit Geranienöl oder Palmarosaöl und/oder fettem Öl gestreckt. Achten Sie daher beim Einkauf auf ein aussagekräftiges Etikett, auf den typischen, vielschichtigen Duft und das Auskristallisieren der Rosenwachse bei niedrigen Temperaturen. Die **Mairose** *(Rosa centifolia)* ist ein Rosenabsolue und nicht so wertvoll wie das echte ätherische Öl der Damaszenerrose. Sie eignet sich mehr für die konventionelle Parfümerie. Als die „Rosen des Alltags" sehe ich die Geranien beziehungsweise botanisch präziser die Pelargonien und das Palmarosagras an. Die **Rosengeranie** *(Pelargonium graveolens)* enthält neben Citronellol (33%)

Biochemie

Paraffine: Stearoptene (10–20%)
Phenole: Eugenol (1%)
Monoterpenole (ca. 70%):
β-Citronnellol (28–35%), Geraniol (15–20%), Nerol (7–10%),
Linalol, Terpineol-4, α-Terpineol …
Sesquiterpenole: Farnesol
Aldehyde: Geranial (1%)
Ester (1–3%): Geranylacetat,
Citronellyleacetat

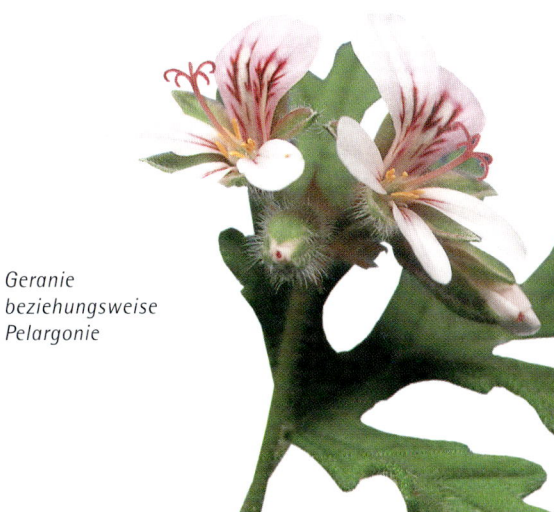

*Geranie
beziehungsweise
Pelargonie*

Äther: Methyleugenol (2%)
Monoterpene (1%)
Oxide: Cis- und Trans-Rosenoxid,
1,8-Cineol
Keton: β-Damascenon und
β-Damascon
Bislang wurden 275 Bestandteile im bulgarischen Rosenöl gefunden. Viele davon sind nur in Spuren vorhanden, die jedoch für den Duft und die Wirkung von entscheidender Bedeutung sind. Die Paraffine und die Monoterpenole machen bereits über 80% der Inhaltsstoffe aus.

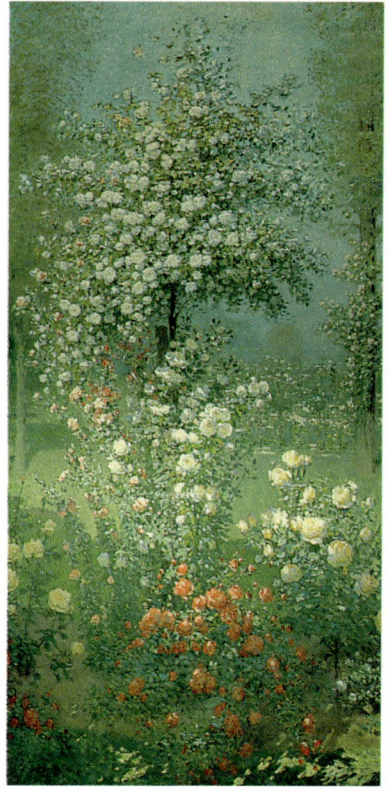

Babys und Mütter genießen das sanfte Einhüllen in einen Hauch von Rose sehr

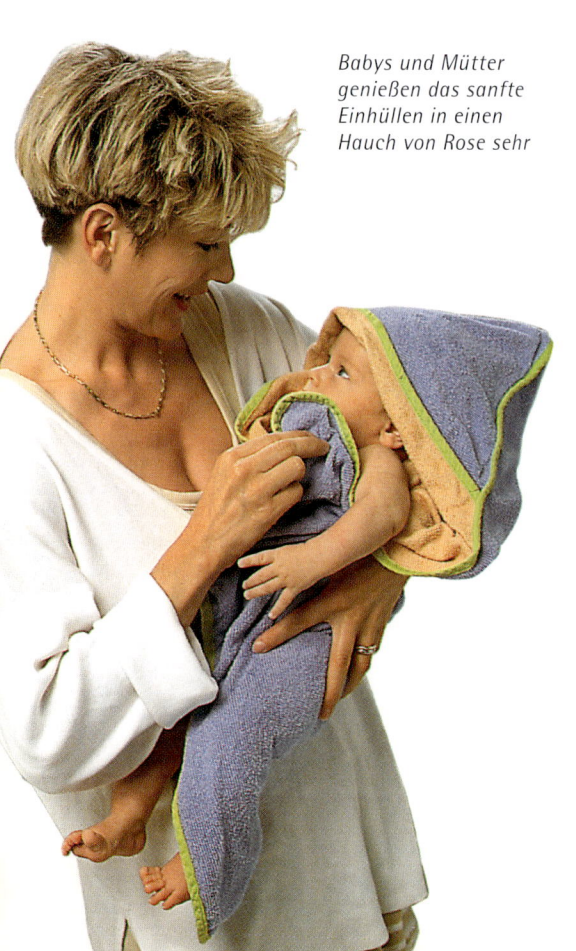

Eigenschaften und Anwendung

Die Rose vereint eine Vielzahl wertvoller Eigenschaften; alle alten Hochkulturen wußten diese zu schätzen, und die Forschungen der modernen Medizin bestätigen dies. Die Rose ist die Herznote par excellence, das heißt, sie spricht das Herz sowohl auf der körperlichen, der seelischen, der mentalen und der geistig-spirituellen Ebene harmonisierend an. Sie beruhigt und stärkt das Organ Herz ebenso wie sie bei Herzeleid tröstet und für die Herzenstugend Liebe öffnet. Sie ist Balsam für die Seele.
In der Kosmetik werden das Rosenöl und das Rosenwasser vor allem wegen ihrer zart-pflegenden, beruhigenden und kühlenden Wirkung

hochgeschätzt. Gerade bei problematischen Hautkrankheiten wie Neurodermitis lindert und hilft Rosenhydrolat und Rosenöl ausgezeichnet. Da die Haut als „Spiegel der Seele" angesehen werden kann, lassen sich hier sowohl Krankheiten ablesen als auch durch eine Hautbehandlung die Psyche positiv unterstützen.
Die Rose als die „Königin der Blumen" stellt das wertvolle Herzstück von vielen schönen Kompositionen dar.

Körperöl „La Rose"

Neroli, 3 Tropfen
Rose, 3 Tropfen
Sandelholz, 2 Tropfen
Gewürznelkenblüte,
1 Glasspatelspitze
auf 50 ml süßes Mandelöl
Als echtes Parfümöl können Sie die gleiche Komposition auf 10 ml Jojobaöl geben.

Körperöl für „rosige" Babys

Kamille, blau, 2 Tropfen
Rose, 1 Tropfen
Lavandin, 1 Tropfen
auf 50 ml süßes Mandelöl

Rose ist ein absolutes Fest für die Sinne und steht für ganz besondere Anlässe: für sinnliche Stunden, für die Geburt, für die Kontemplation und auch für die harmonische Sterbebegleitung.
Im Thema Rose ist der ganze Lebenszyklus angelegt: werden, aufblühen und vergehen.

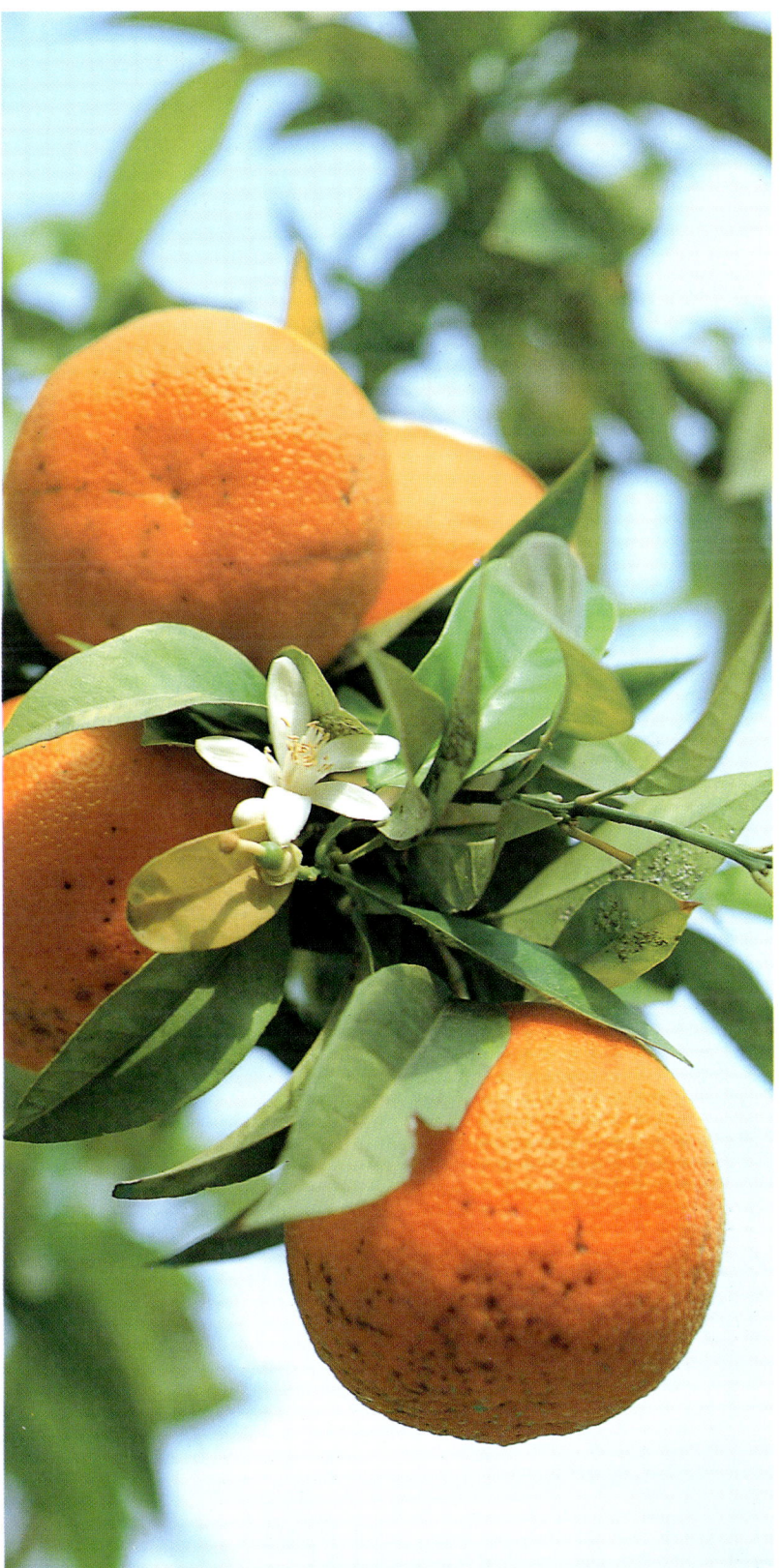

Orange, süß
(Citrus sinensis)

Farbinformation:
orange
Duftbotschaft:
fruchtig-warm, heiter, fröhlich
Duftnoten:
Orange, Blutorange, Mandarine,
Pampelmuse, Grapefruit, Cassis,
Tagetes, Davana
Pflanzenfamilie:
Rautengewächse/Rutaceae
Bedeutung der Pflanzenfamilie:
„Beherrscher tropischer Wärme"
(Pelikan)
Kurzbeschreibung der Pflanze:
immergrüner Baum mit harten
Blättern und weißen Blüten
Vorkommen:
Mittelmeerraum, Brasilien, USA,
Südafrika
Pflanzenteil:
Schale der Zitrusfrucht
Bedeutung des Pflanzenteils:
die sich ausladende Frucht wird
durch die Schale eingegrenzt
Gewinnung:
Expression der frischen äußeren
Fruchtschale
Ertrag:
ca. 0,5% Essenz
Farbe:
orange
Konsistenz:
sehr dünnflüssig

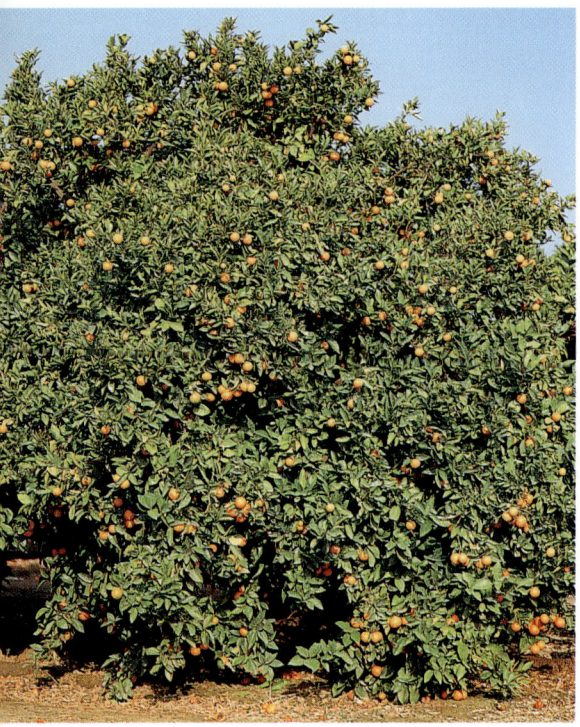

Ein Orangenbaum dieser Größe trägt Hunderte reifer Früchte

Duftbeobachtung und Duftempfinden

Der Orangenduft ist ein fruchtiger, runder, süßer, weicher, weiblicher Duft. Die Essenz riecht sowohl direkt am Fläschchen als auch auf dem Riechstreifen, ihr volles Duftvolumen aber entfaltet sie mit der Wärme der Haut oder in der Duftlampe; die Wirkung ist leicht entspannend, erweiternd und beruhigend. Wegen ihrer leichten Flüchtigkeit zählt der Duft, wie alle anderen Zitrusessenzen auch, zu den Kopfnoten. Im Vergleich zur Zitrone oder Limone vermittelt sie mehr Wärme und damit mehr Emotionalität. Noch stärker wird dieser wärmende Charakter von der Blutorange und der Mandarine gelebt.

Viele Kinder lieben diese warmen, weichen, fruchtigen Düfte ganz besonders, sie entsprechen ihrem Naturell sehr. Erwachsene mögen sie, um mit ihnen die Kindheit „zurückzuholen" oder die Gegenwart leichter und lockerer, freundlicher zu gestalten. Der kindliche, nette, sympathische Duft bedeutet dabei gleichzeitig aber auch eine gewisse Unverbindlichkeit, eine gewisse Belanglosigkeit, da keine Herausforderungen an die Persönlichkeitsentwicklung gestellt werden.

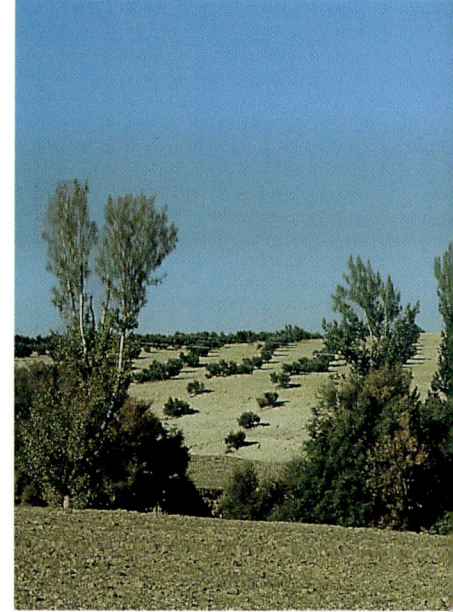

Biochemie

flüchtige Bestandteile:
Monoterpene (80%): (+)-Limonen (49%)
Monoterpenole (unter 6%)
Aldehyde (ca. 2%)
Ketone
Cumarine und Furocumarine

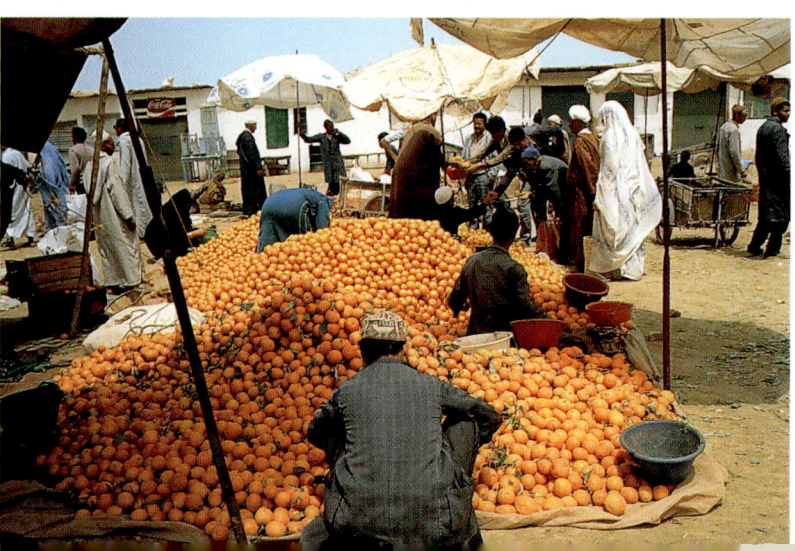

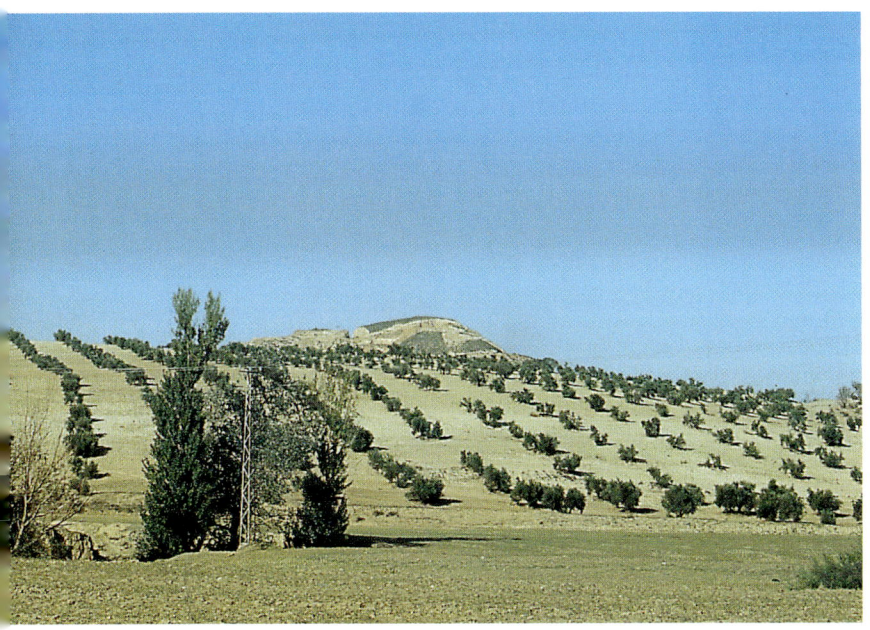

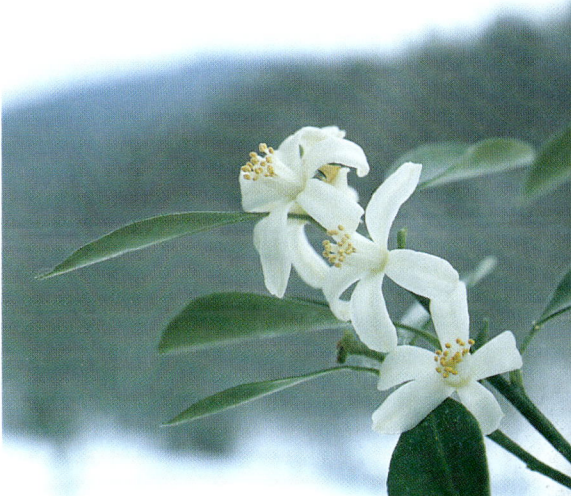

Die Blüte der Orange, süß, verströmt einen fruchtigen, runden, weichen Duft

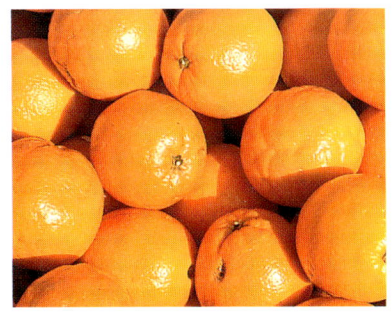

Duftlampe: ca. 5 Tropfen und 3 Tropfen ätherisches Öl
Kinderparfüm: kombiniert mit Vanille, auf Jojobabasis
Duftbad: zusammen mit Ylang-Ylang und Benzoe

Parfüm „Kids special"

Pampelmuse, 3 Tropfen
Orange oder Blutorange,
5 Tropfen
Benzoe, 3 Tropfen
auf 10 ml Jojobaöl

Duftbad „Orangenhain"

Orange, 5 Tropfen
Ylang-Ylang, 2 Tropfen
Benzoe, 2 Spatelspitzen
auf 100 ml Sahne, vermischen
und ins Badewasser geben

Orangen-Shake

Orangensaft, 100 ml
Campari, 1 Schuß
Orangenöl, 2 Tropfen

Eigenschaften und Anwendung

Besonders eignet sich die Orangenessenz (aus biologischem Anbau) in der Aromaküche für Süßspeisen und Getränke. In Kompositionen für die Duftlampe, Parfüms und in der Körperpflege schafft die Orange als warme Kopfnote sanfte Übergänge zu den Herznoten. Allein ist sie, wie alle Kopfnoten, zu flüchtig, zu vergänglich, um lange Freude an ihr zu haben.

Die Orangenessenz läßt sich, wie alle Essenzen, relativ großzügig dosieren:

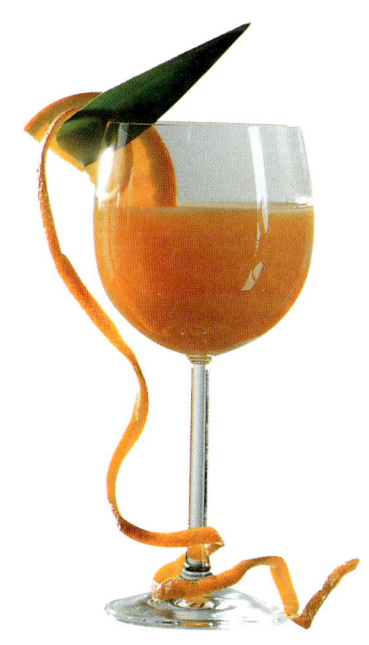

Zitrone
(Citrus limon/-um)

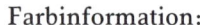

Farbinformation:
hellgrün
Duftbotschaft:
hell, leicht, frisch, beschwingt,
ausgelassen
Duftnoten:
Limone, Zitrone, Bergamotte, Neroli,
Petitgrain, Litsea, Zitronenminze,
römische Kamille, Muskatellersalbei
Pflanzenfamilie:
Rautengewächse/Rutaceae
Bedeutung der Pflanzenfamilie:
„Beherrscher tropischer Wärme"
(Pelikan)
Kurzbeschreibung der Pflanze:
immergrüner Baum mit harten
Blättern und weißen Blüten
Vorkommen:
Mittelmeerraum, Brasilien, USA
Pflanzenteil:
Schale der Zitrusfrucht/Agrumen-
frucht
Bedeutung des Pflanzenteils:
die sich ausladende Frucht wird
durch die Schale eingegrenzt
Gewinnung:
mechanisches Auspressen der reifen
Schale, am besten Kaltpressung
Ertrag:
0,5% Essenz
Farbe:
hellgrün
Konsistenz:
sehr dünnflüssig
Charakter:
anregend, konzentrierend, androgen

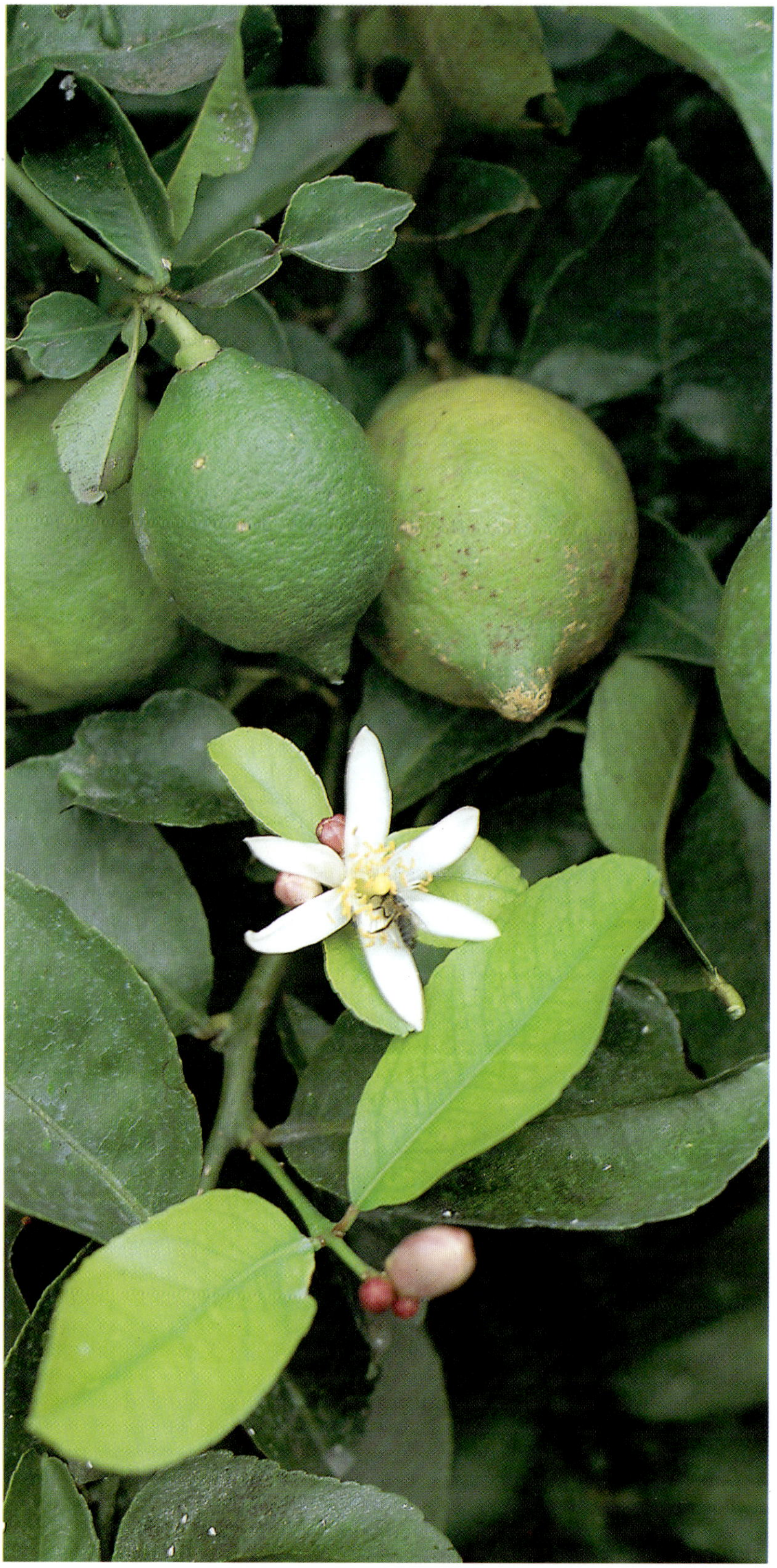

Duftbeobachtung und Empfinden

Dieser frische, spritzige, leicht spitze, männliche Duft vermittelt einen freundlichen Kick für den Morgen. Er entfaltet sich sehr gut und schnell auf dem Riechstreifen und auf der Haut, benötigt keine zusätzliche Wärme, ist hell, licht und klar: eine typische Kopfnote. Die Zitrone ist ein leicht mentaler und gleichzeitig kindlicher Duft. So schnell er sich entfaltet, so schnell ist er im Vergleich zu anderen Duftnoten auch wieder verflogen.

Meine Assoziation ist ein Luftikus, der hereinspringt und auch wieder hinausspringt. Einfach so!

Herkunft und andere Vertreter

Es gibt andere Zitrusdüfte, die dem der Zitrone ähneln:

● **Limone** *(Citrus limonum):* Sie riecht noch grüner und frischer im Vergleich zur Zitrone.

● **Bergamotte** *(Citrus bergamia):* Je nach Provenienz und Erntezeitpunkt duftet sie grün-herb oder grün-lieblich.

● **Pampelmuse** *(Citrus maxima)* oder **Grapefruit** *(Citrus paradisi):* Sie sind Kreuzungen aus Zitrone und Orange und duften daher ein bißchen süßer, runder, lieblicher. Die Pampelmuse tendiert etwas mehr zur Orange, die Grapefruit ein klein wenig mehr zur Zitrone.

Auch von Zitrusgewächsen, aber nicht aus den Schalen, stammen das ätherische Petitgrainöl und das ätherische Neroliöl. Beide werden durch Wasserdampfdestillation gewonnen und sind damit wesentlich stabiler und psychisch wertvoller:

● **Petitgrainöl** wird aus den Blättern, Zweigen und unreifen kleinen Früchten des Bitterorangenbaumes *(Citrus aurantium bigarada)* destilliert und duftet frisch, bitter-herb und grün zugleich. Ein vielfältiger Duft mit interessanten Anwendungsmöglichkeiten. Es gibt übrigens auch Petitgrainöl vom Zitronen-, Orangen-, Mandarinen- und Clementinenbaum. Dies sollte dann entsprechend gekennzeichnet sein.

● **Neroliöl** ist das feine und edle Blütenöl des Bitterorangenbaumes. Es vereinigt die Herz- und die Kopf-

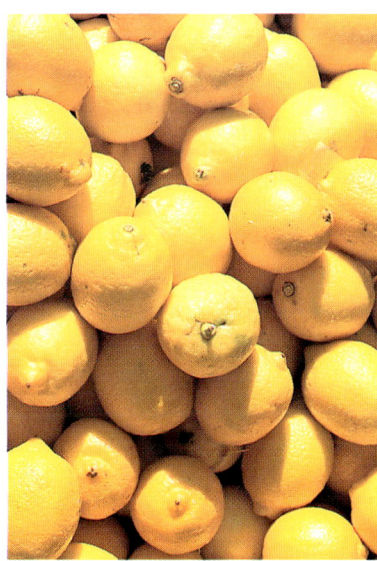

tugenden miteinander, steht sozusagen für ein beschwingtes, luftiges Herz oder einen freien Geist mit Herzensbildung. Es hat wertvolle psychische Qualitäten bei Angstzuständen, Schock und Depression und fördert die Regeneration der Haut. Sowohl Petitgrain als auch Neroli finden sich in den meisten traditionellen Eau-de-Cologne-Noten, sofern es natürliche Kompositionen sind.

Zitrone

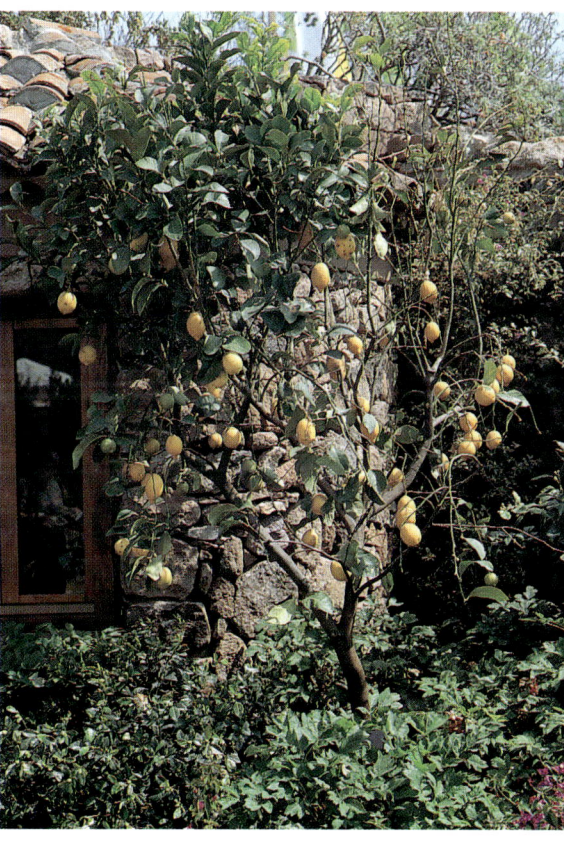

● **Litseaöl** *(Litsea cubeba):* Dieser Duft wird aus den Früchten (keine Zitrusfrüchte) eines Baumes gewonnen, der in China und Indochina wächst und zur Familie der Lorbeergewächse/Lauraceae zählt. Er hat sehr viel Ähnlichkeit mit dem Zitronenöl, ist aber nicht ganz so spitz, sondern etwas runder und, da es ein ätherisches Öl ist, wesentlich länger haltbar. Hier ist die affektive Seite stärker ausgeprägt.

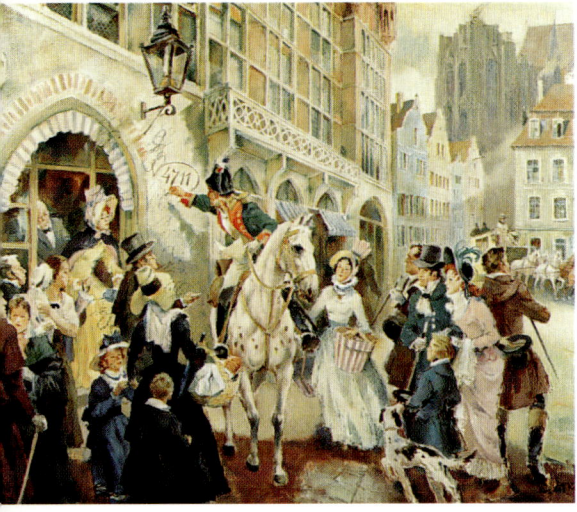

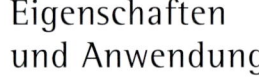

Das Traditionshaus 4711 in der Glockengasse zu Köln

Vorsicht:

Wegen der Furocumarine wirken Citrusöle photosensibilisierend. Deshalb bitte keine Sonnenbestrahlung während oder nach der äußerlichen Anwendung!

Biochemie

Flüchtige Bestandteile
Monoterpene: Limonen (54–80%), α- und γ-Terpinen (0,7% und 3–14%) u.a.
Sesquiterpene: β-Bisabolen (2,5–4%)
Aldehyde (2–3%)
Cumarine und Furocumarine (unter 1,5%)
Wenn wir die biochemische Struktur von Zitrone und Kiefer vergleichen, zeigt sich, daß sie beide zu ca. 70% aus Monoterpenen bestehen. Die Zitrone zeichnet sich durch mehr Limonen (ca. 70%) aus, die Kiefer durch mehr Pinene (ca. 50%). Da das eine im anderen bereits angedeutet ist, ergänzen sich diese beiden Düfte phantastisch. Die Furocumarine sind „verantwortlich" für die Photosensibilisierung. Manche Firmen bieten daher furocumarinfreie, behandelte Essenzen an. Ihnen fehlt damit aber auch ein Stück „Licht- und Sonnenkraft".

Die Essenzen Zitrone – Orange verhalten sich nach Gümbel polar zueinander:
zusammenziehend – erweiternd; aktivierend – beruhigend; „männlich" – „weiblich"; Verstand – Seele; Lichtenergie – Wärmeenergie; parasympathisch-androgen – sympathisch-östrogen.

Eigenschaften und Anwendung

Die Zitronenessenz bietet sehr viele Anwendungsmöglichkeiten:

● an einem heißen Sommertag, kombiniert mit anderen Zitrusfrüchten und einer Herznote, zum Beispiel Geranienöl zur Erfrischung und Belebung in der Duftlampe oder besser im Diffuseur oder Aroma-Fan

● als frischer Kick über Weißtanne oder Kiefer im Herbst und Winter in der Duftlampe oder verdünnt als Massageöl, um die Widerstandskräfte zu stärken

● in Parfüms der Eau-de-Cologne-Richtung und in Phantasienoten für Frauen, Männer und Kinder

● in der Hautpflege: erfrischend, desodorierend, anregend, konzentrierend, die Hautstruktur festigend

● in der Aromaküche zum Abschmecken von Saucen, Süßspeisen, Salaten, Kuchen

● Ein Sommertip: Kaltes Wasser in die Badewanne einlaufen lassen, etwas Meersalz mit 3 bis 5 Tropfen Zitrone untermischen: herrlich erfrischend!

Vorsicht: Anschließend kein Sonnenbad nehmen, da die Gefahr eines Sonnenbrandes erhöht ist.

Bei den Zitrusessenzen ist es besonders wichtig, daß sie aus biologischem Anbau stammen, da Oberflächenbehandlungsmittel direkt in die Essenz übergehen.
Angebrochene Zitrusölfläschchen sollten im Kühlschrank aufgehoben werden. Jeder Kontakt mit Sauerstoff mindert die Qualität.

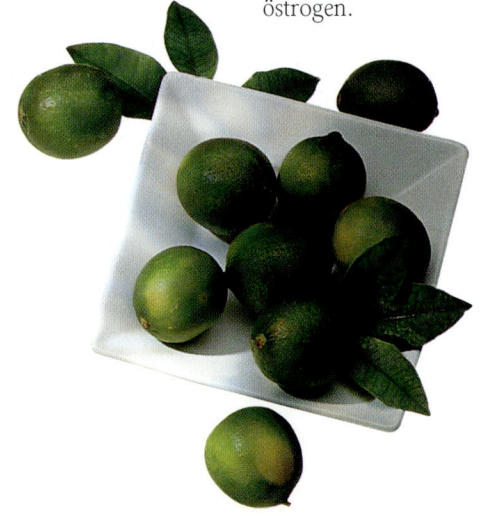

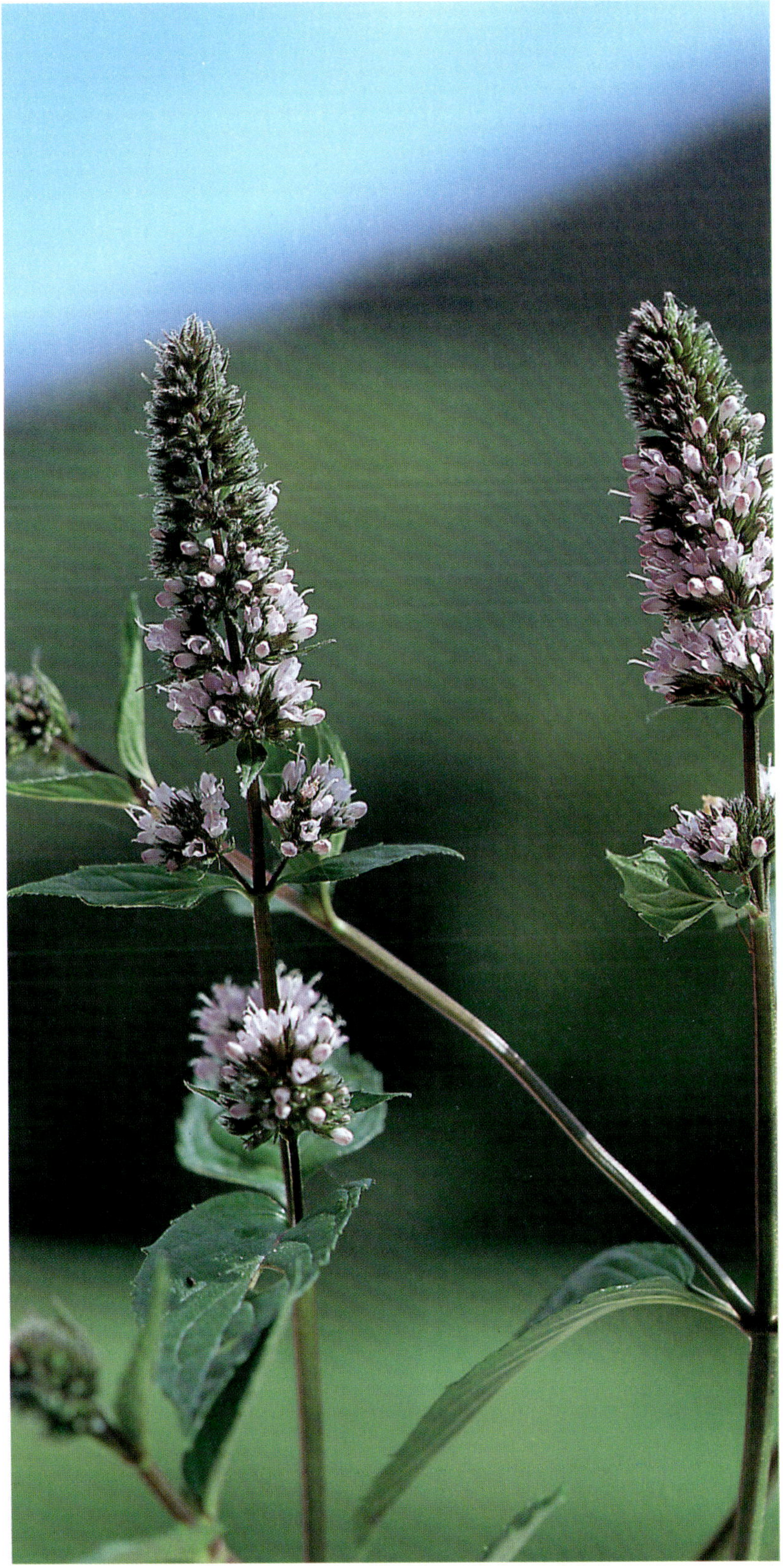

Minze, grün, nanah
(Mentha viridis, nanah)

Farbinformation:
mint
Duftbotschaft:
kühl, frisch, aktiv
Duftnoten:
Minze, grün/Krauseminze, Pfeffer-
minze, Waldminze, Lavendel, spica,
Zitronenstrauch, Citronnelle,
Lemongrass, Eukalyptus, Zitronen-
eukalyptus, Cajeput, Niaouli, Salbei,
Rosmarin
Pflanzenfamilie:
Lippenblütler/Labiatae = Lamiaceae
Bedeutung der Pflanzenfamilie:
„Pflanzen des Wärmehaften"
(Pelikan)
Kurzbeschreibung der Pflanze:
Halbstrauch mit runden, gezahnten
Blättern und roséfarbenen Blüten
Pflanzenteil:
Blätter
Bedeutung des Pflanzenteils:
Vitalsphäre
Vorkommen:
Nordafrika (u. a. Marokko) u. USA
Gewinnung:
Destillation durch Wasserdampf
Ertrag:
1% ätherisches Öl
Farbe:
grünlich
Konsistenz:
normal dünnflüssig
Charakter:
anregend

Duftbeobachtung und Duftempfinden

Der Minzduft ist ein schneller, frischer, leichter, heller, „grüner" Duft: eine typische Kopfnote. Er hat eine sehr belebende, anregende und erfrischende Wirkung, und sowohl Kopf als auch Magen werden direkt angesprochen. Nicht zufällig werden mit diesem ätherischen Öl (engl.: spearmint oil) Kaugummis und Zahnpasten aromatisiert.

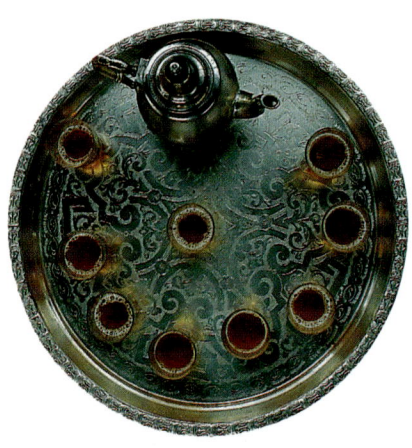

Marokkanische Teezeremonie

Herkunft, Anbau und weitere Vertreter

In Marokko gibt es die spezielle Variation Minze, grün, nanah. Als Tee wird sie nach den Mahlzeiten getrunken, zur Verdauungsstärkung und Belebung. Aus dieser Pflanze wird auch ein sehr schönes ätherisches Öl gewonnen: frisch und herb zugleich. Das Krauseminzenöl *(Mentha spicata)* aus Ägypten duftet etwas süßlicher.

Weitere Minzarten:
- **Waldminze** *(Mentha longifolia):* Sie enthält besonders viele Oxide; gut für die Atemwege.
- **Pfefferminze** *(Mentha piperita):* Sie ist heißer und stechender im Geruch und in der Wirkungsweise. Vorsicht bei Hautanwendungen. Reizung und Frösteln können ganz eng beieinander liegen.

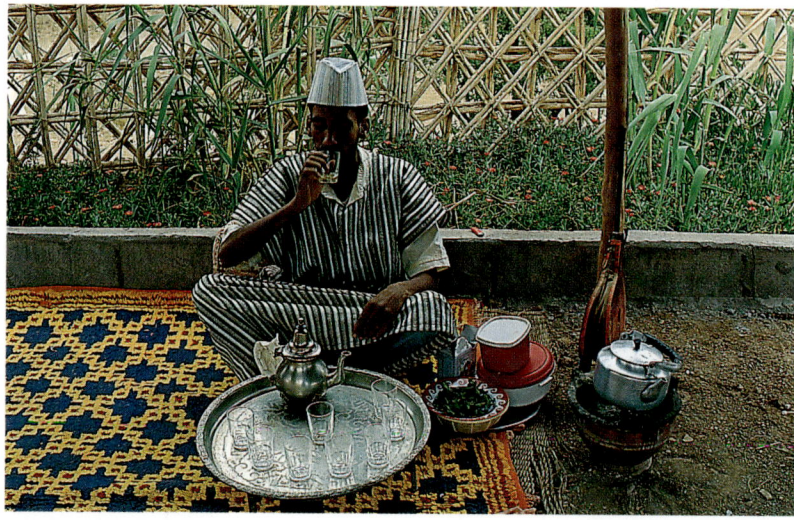

- **Poleiminze** *(Mentha pulegium):* Sie ist ausgesprochen ketonbetont und kann bis zu 95% Pulegon enthalten. Sie ist damit besonders nervengiftig und eignet sich nicht für den privaten Gebrauch.

Biochemie

Minze, grün *(Mentha viridis)*
Monoterpene: … Myrcen (4%), (-) Limonen (9–20%), …
Sesquiterpene: β-Caryophyllen (2%), … β-Bourbonen (2%)
Monoterpenole: Menthol, Linalol, Borneol … Trans-Thujanol-4 (20%) …
Monoterpenol
Sesquiterpenole
Ester
Oxide: 1,8-Cineol (2%)
Ketone: (-)Carvon (55–65%)…

Pfefferminze *(Mentha piperita)*
Inhaltsstoffe, je nach Sorte
Monoterpene (2–15%): Pinene und Limonen
Monoterpenole: (-)Menthol (38–48%) …
Ketone: (-)Menthon (20–30% bis zu 65%)

Oxide: 1,8-Cineol (6%)
Ester: Menthylacetat (3–10%) … Cumarine

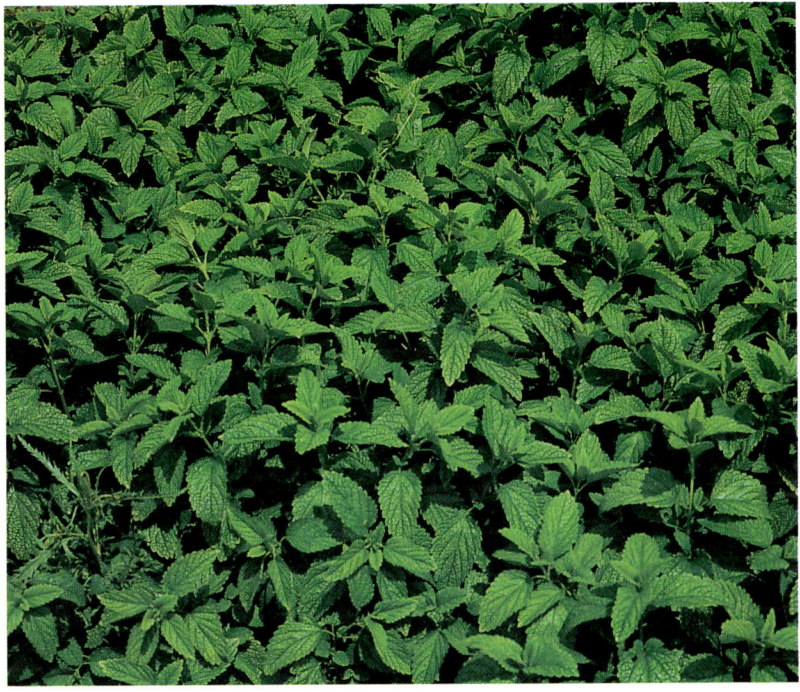

Eigenschaften und Anwendung

Die Minzen gehören zu den beliebtesten ätherischen Ölen. Minzduft hat einen konzentrationsfördernden, klärenden Einfluß: Ein wenig Minzöl im Diffuseur oder im Aroma-Fan regt das kühle Denken in Büro oder Arbeitszimmer kräftig an. Es ist ein junger, dynamischer und gleichzeitig „cooler" Duft, der wachrüttelt und anspornt. Ein anregender Impuls für morgens oder nach dem Mittagessen.

Die grüne Minze beziehungsweise die Krauseminze kann recht sparsam dosiert werden, da sie sich sehr deutlich durchsetzt.

Eine schöne Möglichkeit ist, sie in der Duftlampe mit Zitronengeranie oder Palmarosa und den Koniferen (Kiefer, Douglasie, Weißtanne) zu kombinieren.

Raumduft „Frischer Wind"

Zitrone, 3 Tropfen
Minze, grün, 3 Tropfen
Kiefer, 3 Tropfen
Eichenmoos, 1 Spatelspitze

Diese Duftkomposition vermittelt kräftige mentale Impulse und ist damit ideal für Seminarräume oder große Büros. Bei kleinen Räumen maximal 3 Tropfen der Komposition nehmen.

Raumduft „Hello, have a nice day"

Krauseminze, 2 Tropfen
Pampelmuse, 3 Tropfen
Palmarosa, 2 Tropfen
Rosengeranie, 2 Tropfen
Vetiver, 1 Spatelspitze

Diese Mischung eignet sich sowohl in der Duftlampe oder auch zur Beduftung eines Körperöls. Dosierung: 2–3% auf Haselnußöl.

Vorsicht:

Alle genannten Minzöle (außer der Zitronenminze) sind für Babys, Kinder, schwangere Frauen und Epileptiker nicht geeignet, denn sie vermitteln starke mentale Impulse, die das Nervensystem strapazieren können. Auch für Erwachsene ist dieses Öl nicht für den ständigen Gebrauch geeignet. Bitte daher immer sehr sparsam dosieren! Wenn der Raum von mehreren Personen genutzt wird, sollten alle mit der Minzölbeduftung einverstanden sein.

Lavendel, fein
(Lavandula officinalis)

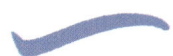

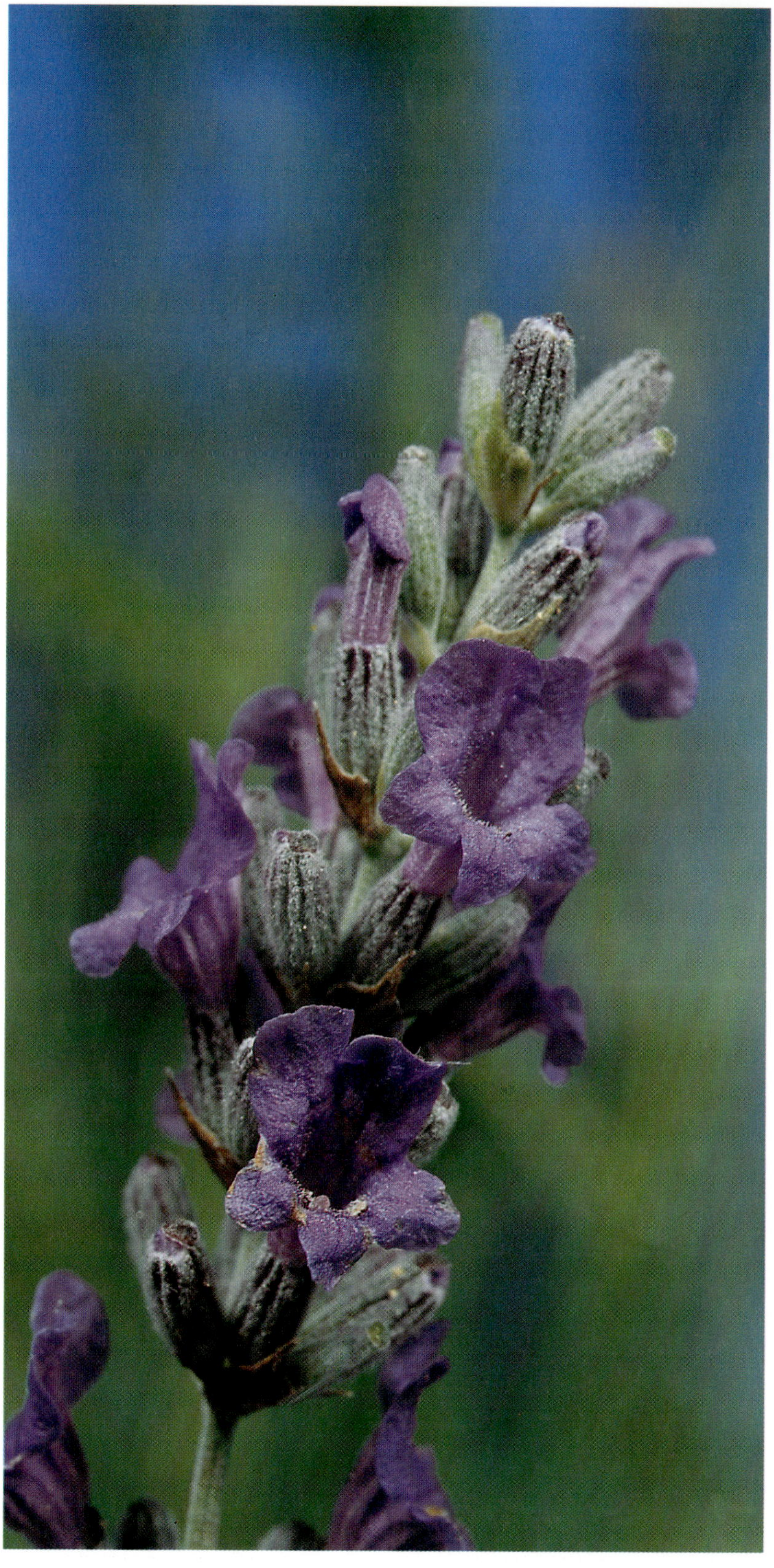

Farbinformation:
mittelblau
Duftbotschaft:
luftig-klar, frei, ausgleichend
Duftnoten:
Lavandin, Lavendel, fein, Lavendel,
wild, Kamille, blau, Schafgarbe,
Melisse (100%), Lorbeer
Pflanzenfamilie:
Lippenblütler/Labiatae = Lamiaceae
Bedeutung der Pflanzenfamilie:
„Pflanzen des Wärmehaften"
(Pelikan)
Kurzbeschreibung der Pflanze:
der immergrüne Halbstrauch
(30 cm hoch) bildet im unteren Teil
schmale, weiche Blätter aus, in der
oberen Blütenregion 5 Rosetten von
kleinen, blauen Blüten
Vorkommen:
Mittelmeerraum, Rußland
Pflanzenteil:
Blüte mit Kraut
Bedeutung des Pflanzenteils:
„Stoffwechsel und rhythmisches
System" (Pelikan)
Gewinnung:
Destillation durch Wasserdampf
Dauer der Destillation:
0,5–1 h
Ertrag und Farbe:
1% ätherisches Öl, gelblich
Konsistenz:
leicht dünnflüssig
Charakter:
sehr ausgewogen

Duftbeobachtung und Duftempfinden

Der Duft des echten Lavendelöles ist hell, frisch, rein, eher krautig als blumig. Das ätherische Öl entwickelt sich leicht und schnell auf dem Duftstreifen, das heißt, es läßt sich zu den Kopfnoten zählen, hat aber einen gewissen Hintergrund und damit eine Tendenz zur Herznote.

Für mich repräsentiert der Lavendel (und die anderen „blauen Düfte") das Element Äther.

Das kostbare ätherische Öl des wilden Lavendels eignet sich für die tiefe, reife Seelenarbeit und duftet bei aller „Freiheit" recht „erdig", konzentriert und eigenwillig im Vergleich zum feinen Lavendel und zum Lavandin. Für Kinder ist es wegen seiner seelischen und mentalen Reife zu anspruchsvoll, eher eine Überforderung.

Für die alltägliche Hautanwendung empfehle ich den feinen Lavendel. Er ist die Kulturpflanze seiner „wilden Schwester", hat im wesentlichen ihre Eigenschaften beibehalten und ist nicht ganz so selten und so „wild", etwas lieblicher, leichter, blumiger.

Der Lavandinduft ist im Vergleich zum feinen Lavendelduft noch leichter, höher, blumiger.

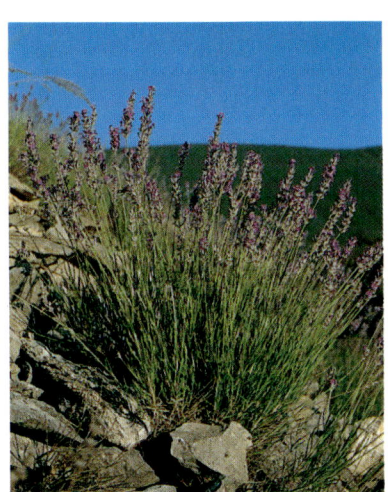

Herkunft, Anbau und weitere Vertreter

Der beste **wilde Lavendel** *(Lavandula vera)* wächst in der Haute-Provence in Höhen über 1000 m, zum Beispiel auf dem Plateau des Contadour oder auf der Montagne de Lure. Er wird traditionell mit der Sichel in der Mittagshitze des Hochsommers geerntet. Der Ertrag liegt etwa bei 0,5% bei sehr großem Sammelaufwand.

Der **Lavendel, fein** *(Lavandula officinalis)*, wird in Höhen zwischen 600 und 1000 m in den Departe-

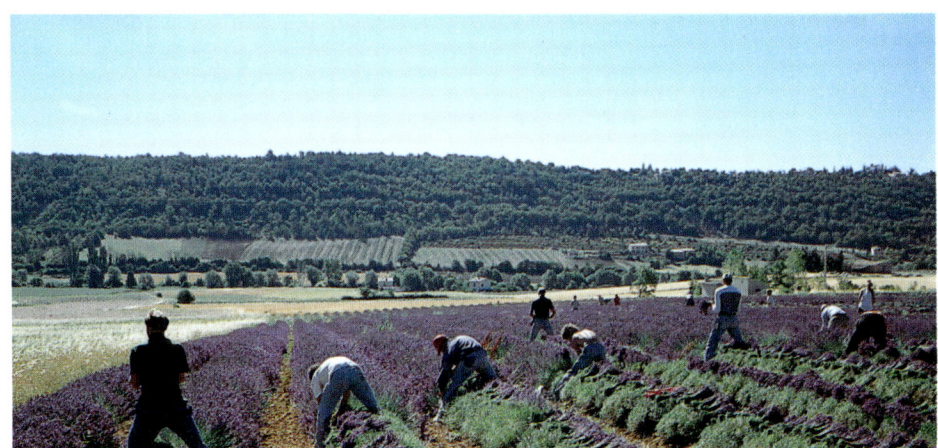

ments Drôme, Vaucluse und Alpes de Haute-Provence angebaut. Der Ertrag von Lavendel, fein, ist seit vielen Jahren nicht gestiegen: 1925, 1940 und 1980 jeweils 100 t Lavendelöl.

Im Vergleich dazu boomt die Ernte von **Lavandin** 1925 2 t, 1940 150 t, 1980 1000 t, und trägt damit der vielseitigen Verwendung in Parfümerieprodukten Rechnung. Die Ausfuhr ist noch wesentlich größer, da mit synthetischem Kampfer und synthetischem Linalylacetat ge-

Lavendel

panscht wird. Dieser Lavandin kann dann besonders preisgünstig angeboten werden.

Lavandin ist die große, igelförmige, auf Masse manipulierte Pflanze, die auf allen Werbeplakaten und Postkarten der Provence zu sehen ist. Er wird im großen Stil auf dem Plateau de Valensole angebaut, in schnur-

Traditionelle Lavendelernte mit der Sichel

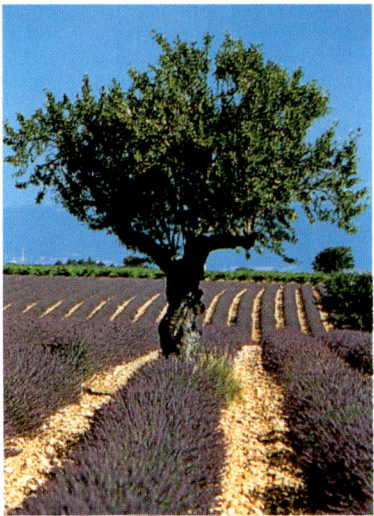

geraden Reihen, soweit das Auge reicht, angelegt im Abstand für die Erntemaschine – die Reihen werden mit Herbiziden freigehalten. Ein Klischee, von dem der Tourismus, einige Bauern und die Parfümerie leben. Der Lavandin wird größer als der feine Lavendel, hat mehr und größere Blüten und dementsprechend mehr ätherisches Öl (2%). Die Quantität geht natürlich auf Kosten der Qualität!

Beim Lavandin gibt es unterschiedliche Züchtungen: den Lavandin super, den abrialis und den grosso. Die Quantität nimmt in dieser Reihenfolge zu und die Qualität ab. Der Lavandin super ist mit dem Lavendel, fein, noch am ehesten verwandt. Lavandinpflanzen sind anfälliger für Pilze und schneller „ausgepowert" als die Lavendelpflanzen.

Darüber hinaus gibt es den **Speiklavendel** *(Lavandula spica),* der „grüner" duftet und speziell bei Atemwegsproblemen sehr hilfreich ist; ich habe ihm daher auch die Farbinformation „mint" gegeben.

Mit solchen eher untypischen Fotos wird der Tourist in die Provence gelockt

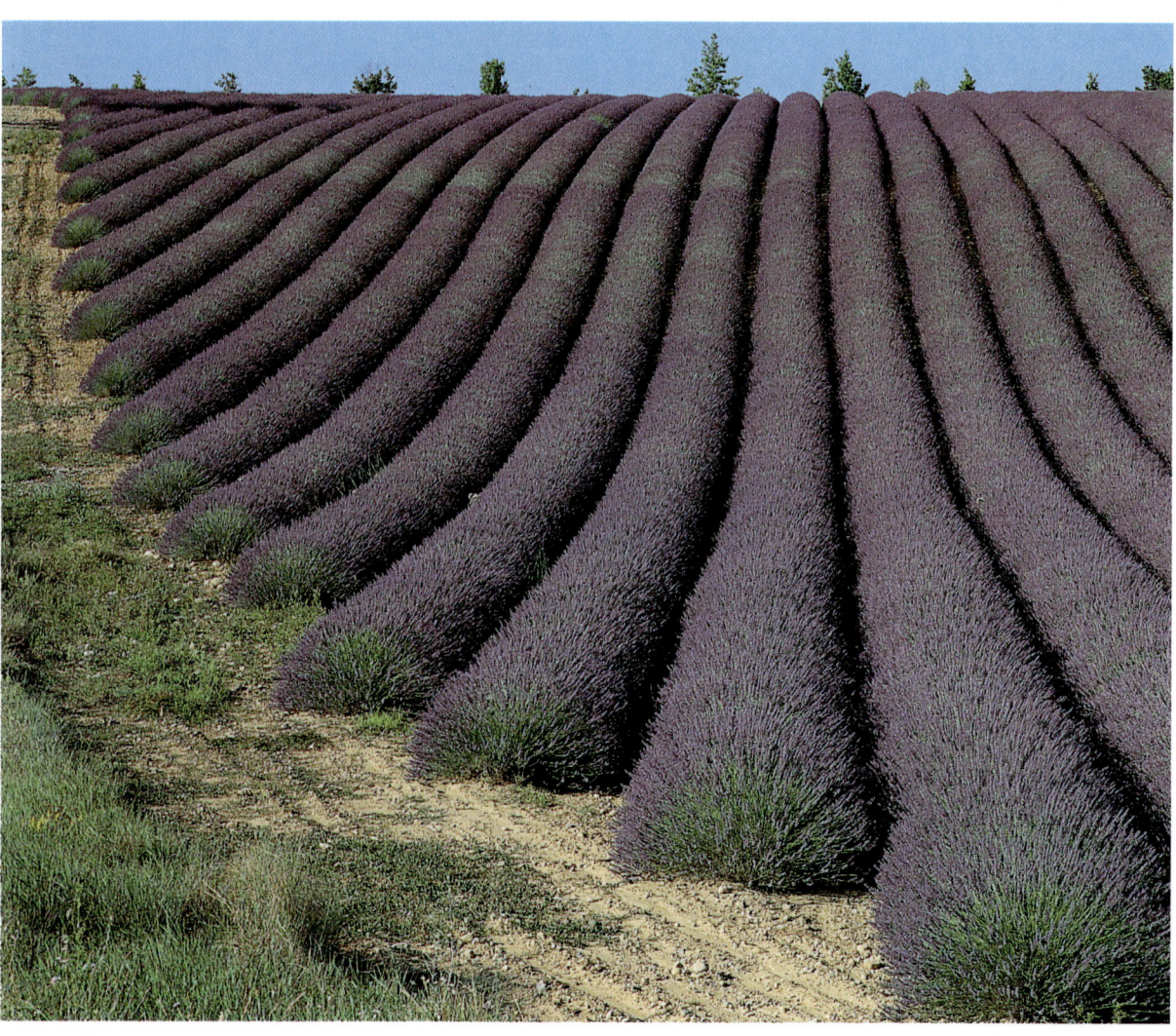

Vom Einsatz von **Schopflavendel** *(Lavandula stoechas)* rate ich Nichtmedizinerinnen dringend ab. Er gehört wegen seines sehr hohen Ketongehaltes (bis 80%) zu den problematischen bis toxischen Ölen (siehe auch Seite 149).

Der Lavendelanbau ist recht langwierig: Erst im dritten Jahr ist mit einer mittleren Ernte zu rechnen, ab dem fünften Jahr bereits werden die Erträge wieder niedriger. Ich habe einen Sommer auf einem biologischen Kräuterhof mitgearbeitet und tagelang Lavendel mit der Sichel geschnitten und ihn destilliert. Es ist erhebend und desillusionierend zugleich. Seither bin ich sehr sparsam mit jedem Tröpfchen, weiß um den Zusammenhang, die Arbeit, den Aufwand und die Kostbarkeit. Dabei ist das Verhältnis Pflanze zu ätherischem Öl beim Lavendel mit durchschnittlich 1% noch ein sehr gutes!

Biochemie

Lavendel, fein *(Lavandula officinalis)*
ca. 300 wirksame Bestandteile
Monoterpene (5%)
Sesquiterpene (3%)
Monoterpenole (45%):
Linalol (32–42%)
Ester* (55%): Linalylacetat
Oxide (2%): 1,8-Cineol
Ketone (4%)
Aldehyde (2%)

Lavandin super *(Lavandula hybrida)*
Monoterpene (4,5%):
α- und β-Pinen
Monoterpenole: Linalol (30%)
Ester (48%): 40% Linalylacetat
Ketone: Kampfer (5%)

Im Vergleich ist der Lavendel, fein, und ganz besonders der Lavendel, wild, vielfältiger, runder und durch seinen höheren Estergehalt wertvoller für die Entspannung.

Der **Speiklavendel** hat bis zu 38% an 1,8-Cineol, einem Oxid, was seine Wirkung auf die Atemwege begründet.

Eigenschaften und Anwendung

Lavendelöl ist ausgesprochen hautfreundlich und kann, im Unterschied zu den meisten ätherischen Ölen, auch einmal pur verwendet werden.

Für mich ist es das vielseitigste ätherische Öl überhaupt: Es regt an und entspannt, vereinigt die Gegensätze in sich und ist – auch biochemisch gesehen – sehr ausgewogen, zentrierend, ausbalanciert. Der reife nichtkindliche Duft zeigt über das unruhige, materielle Leben hinaus, ist getragen von bewußter Freiheit, ähnlich wie der Standort der Wildpflanze auch: frei und anspruchslos.

Verwendung:

● in der **Duftlampe:** tagsüber eher Lavandin (auch für Kinder), abends zur Schlafförderung Lavendel, fein
● bei der **Hautpflege:** bei Wunden, Stichen, Pickeln, leichten Verbrennungen auch mal ein Tröpfchen pur, bei gereizter, geröteter Haut ein Massageöl (1 bis 3%) auf Mandelölbasis zur Beruhigung, jeweils vorzugsweise Lavendel, fein
● bei der **Fellpflege bei Tieren:** 1 bis 2 Tropfen auf die Bürste oder die Hand geben und ins Fell einmassieren

● **Parfüms:** für die Eau-de-Cologne-Richtung
● im **Haushalt:** zur Desinfektion (hier genügt Lavandin vollauf)

Lavendelöl ist der Tausendsassa unter den ätherischen Ölen, es kann alles: beruhigen und anregen, kühlen und wärmen, harmonisieren, desinfizieren, die Seele, den Geist und den Körper erneuern.

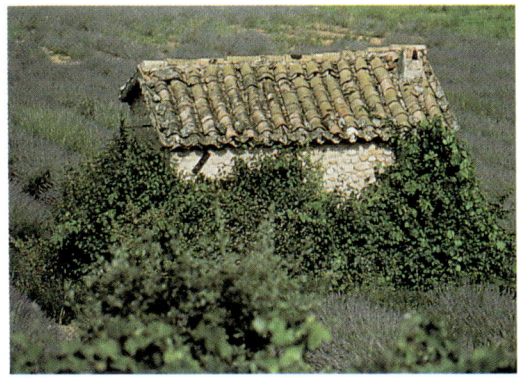

Es ist ein optimales Öl für alle Streßerscheinungen. Es beruhigt auf frische Art und Weise, entspannt, ohne „einzulullen", regt an, ohne aufzuregen. Ganz nach Bedarf. Es stärkt die eigene Mitte und regt außerdem die persönliche Entscheidungsfindung an.

Dies alles macht seine ausgewogene biochemische Zusammensetzung mit dem Schwerpunkt auf den Estern möglich.

Nur eines ist Lavendel nicht: aphrodisierend. Madame Lavande ist eine reife, abgeklärte, unabhängige, weise Frau, die sich ganz bewußt und freiwillig für die Einsamkeit entschieden hat.

Iris
(Iris pallida)

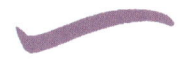

Farbinformation:
lila
Duftbotschaft:
sphärisch-spirituell, Himmel und
Erde vereinend
Duftnoten:
Iriswurzel, Weihrauch
Pflanzenfamilie:
Irisgewächse/Iridaceae
Bedeutung dieser Pflanzenfamilie:
Blütenhaftigkeit der Wurzel
Kurzbeschreibung der Pflanze:
Staude mit ausgeprägter Wurzel, kur-
zer üppiger Blüteprozeß, hellviolett
Vorkommen:
Norditalien (bei Florenz), ehemali-
ges Westjugoslawien
Pflanzenteil:
Wurzeln beziehungsweise Wurzel-
sproß/Rhizom
Bedeutung dieses Pflanzenteils:
Speicherung, Regeneration
Gewinnung:
zunächst Destillation durch Wasser-
dampf, dann Extraktion mit Alkohol
Dauer der Herstellung:
keine Angaben vorliegend
Ertrag:
max. 0,1% ätherisches Öl
bzw. Absolue
Farbe:
bernsteinfarben
Konsistenz:
flüssig
Charakter:
blumig-transparent

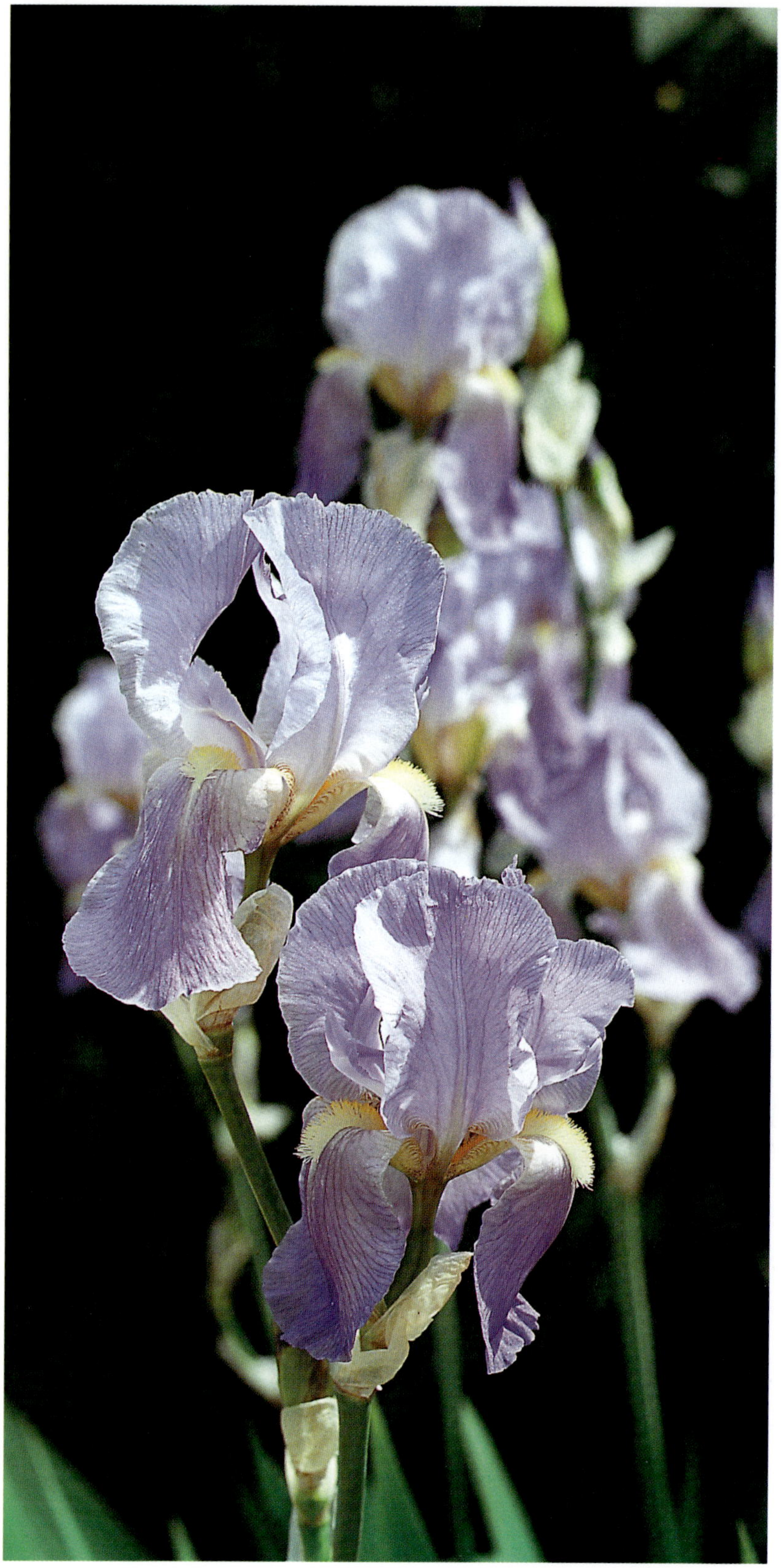

Duftbeobachtung und Duftempfinden

Jetzt sind wir oben auf der Duftleiter angekommen. Hier begegnen uns wahrhaft „himmlische Düfte".

Ich gebe mir eine 0,5%ige Iriskonzentration auf Jojobabasis auf den Handrücken und sauge immer wieder diesen ungewöhnlichen und unvergleichlichen Duft ein. Er ist wirklich eine Kategorie für sich, und er geht über die Blütenqualität hinaus, selbst über die feine Blütenqualität der Rose. Unter dem transparenten Blumenherz entdecke ich einen warmherben Grund, und darüber schimmern alle Farben der Iris, der Göttin des Regenbogens. Für mich ist die Iris der Transformationsduft per se. Sie steht für den Wandel, den sanften Übergang von einer bestehenden Phase in eine neue. Daher nimmt sie auch den höchsten Platz in der Duftleiter ein und ist durch die spirituelle Farbe „Lila" gekennzeichnet.

Nicht zufällig wird dieser Duft auch bei der intensivsten aller Transformationen, dem Sterbeprozeß, eingesetzt. „Sterben ist umziehen in ein neues Haus", sagt Elisabeth Kübler-Ross. In diesem Sinne steht die Iris für das Emporsteigen in eine andere Welt.

Eigenschaften und Anwendung

Über die Inhaltsstoffe der Iris liegen wenig Informationen vor.

Das beste Irisöl stammt von der *Iris pallida*. Die Sorten *Iris florentina* und *Iris germanica* gelten als nicht so wertvoll. Die minimalen Ketone des Irongemischs geben dem Irisöl seine himmlische Duftnote.

Die Iris, auch Schwertlilie genannt, zeichnet sich durch eine starke Wurzelbildung aus (im Sinne eines Rhizoms, eines Wurzelsprosses), und sie hat schwertartige Blätter, aus denen der prächtige Blütensproß hervorschießt. Die Pflanze blüht nur für 2 bis 3 Tage, dann verwelkt die Blüte wieder. Nach der kurzen Blütezeit lagern die Pflanzensäfte den Blütenduft in der Wurzel ein. Auf diese Weise entsteht das Kuriosum einer blütenartigen Wurzel.

Der Herstellungsprozeß des ätherischen Irisöls ist ungewöhnlich: Nachdem sich die Wurzel über viele Jahre entwickeln konnte, muß sie nach der Ernte mehrere Jahre lagern und zum Teil fermentieren. Dies stellt einen zusätzlichen Transformationsprozeß dar. Erst danach kann die Wurzel destilliert werden, was eine weitere Umwandlung bedeutet. Die so gewonnene recht feste Irisbutter wird nun mit Alkohol extrahiert und es entsteht ein Absolue. Man kann die festigende Myristinsäure auch ausfrieren.

Diese mehrfache Transformation begründet das spezifische Wesen und die besonderen Kräfte des ätherischen Irisöls.

Die Iris ist einerseits ein mit dem Bestehenden versöhnender und harmonisierender Duft, andererseits ein Duft, der über unser bisheriges Vor-

Iris

stellungsvermögen hinausweist, ein Duft, der die Inspiration, Transparenz und Transzendenz fördert.

Die Iris ist wertvoller Bestandteil in besonderen Hautpflegeprodukten. Sie beruhigt bei Irritationen und Verletzungen im körperlichen wie im seelischen Sinne.

Das ätherische Irisöl hat eine ungeheure Strahlkraft. Da die Iris sehr stark konzentriert ist, jeder Tropfen sehr viele Wurzeln repräsentiert,

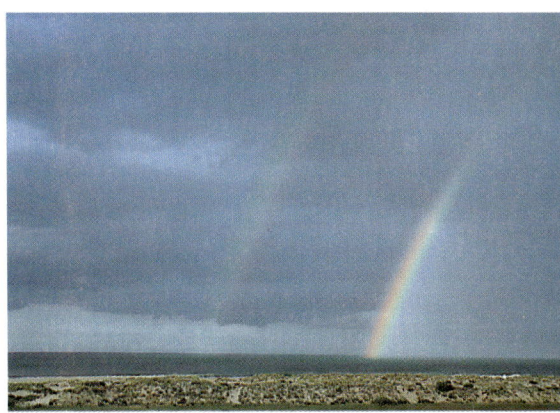

kann das Öl für die Anwendung sehr stark verdünnt werden. Für Parfüms empfehle ich Dosierungen zwischen 0,5 und 1%, je nach Sensibilität, für Gesichts- und Körperöle eine Dosierung um 0,1%. Das bedeutet: auf 100 ml Mandel- oder Jojobaöl nur 2 Tropfen reines ätherisches Irisöl.

Iris kann gut alleine stehen, da es alle Ebenen (Kopf-, Herz- und Basisnote) in sich trägt. Manchmal ist die Rose eine sympathische Begleiterin, da sie das edle Blütenhafte und das mysteriöse Element unterstreicht.

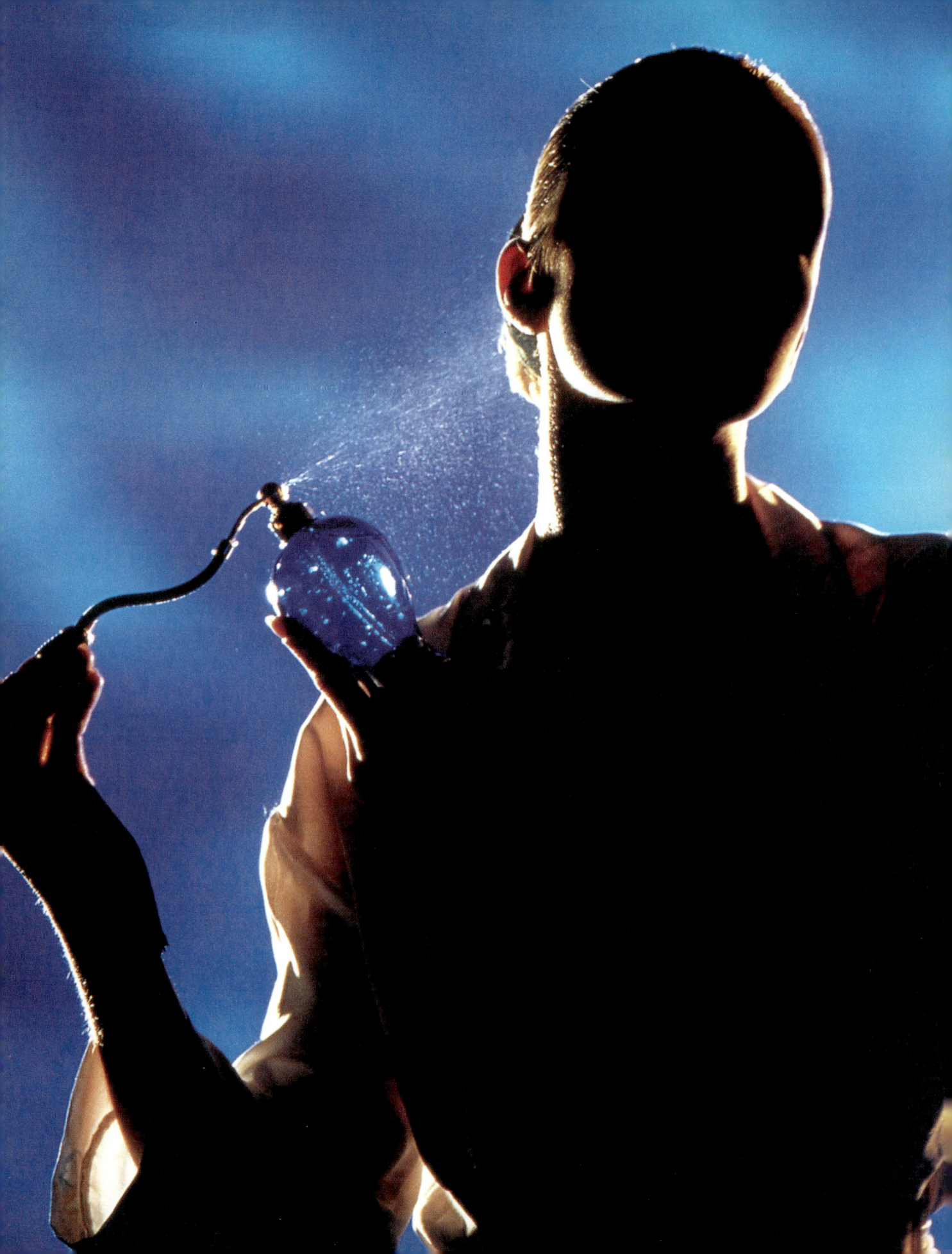

Anwendungsbereiche und Dosierungen

Feiere einen schönen Tag!
Gib Balsam und Wohlgeruch zusammen an deine Nase,
Kränze von Lotus und Liebesäpfeln auf deine Brust,
während deine Frau, die in deinem Herzen ist, bei dir sitzt.

Altägyptisches Liebeslied

Die Aufnahme
ätherischer Öle

Ätherische Öle, Essenzen und Absolues stehen uns als Gas und in flüssigem Zustand zur Verfügung.

● Gasförmig nehmen wir sie sehr leicht und effektiv über die Nase auf.

● Flüssig und in Kombination mit fetten Ölen, Sahne oder Honig wirken sie intensiv über die Haut auf unser Befinden ein.

● Medizinisch versierte Aromatherapeutinnen verordnen ihren Patientinnen im Einzelfall auch die innerliche Einnahme über den Magen oder in Form von Zäpfchen.

Die Anwendung von Hydrolaten, zum Beispiel für Bäder, Gesichtswasser und die Duftlampe, ist besonders einfach und völlig unproblematisch. Hydrolate werden ebenfalls über die Haut, die Nase und den Magen aufgenommen und versorgen den Körper und die Seele mit den interessanten wasserlöslichen Inhalts- und Wirkstoffen.

Die folgende Aufstellung gibt einen Überblick über die verschiedenen Wege der körperlichen Aufnahme von ätherischen Ölen:

Nase → Gehirn → vegetatives Nervensystem
Nase → Lunge → Blutkreislauf → Organe
Nase → Lunge → Blutkreislauf → Gehirn

Haut → Blutkreislauf → Organe
Haut → Blutkreislauf → Gehirn

Mund → Magen → Darm → Blutkreislauf → Organe
Mund → Magen → Darm → Blutkreislauf → Gehirn

Anus → Darm → Blutkreislauf → Organe
Anus → Darm → Blutkreislauf → Gehirn

Leitsatz

Die orale und die anale Anwendung ätherischer Öle und Essenzen ist für Laien zu komplex und damit zu gefährlich. Ich rate dringend davon ab!

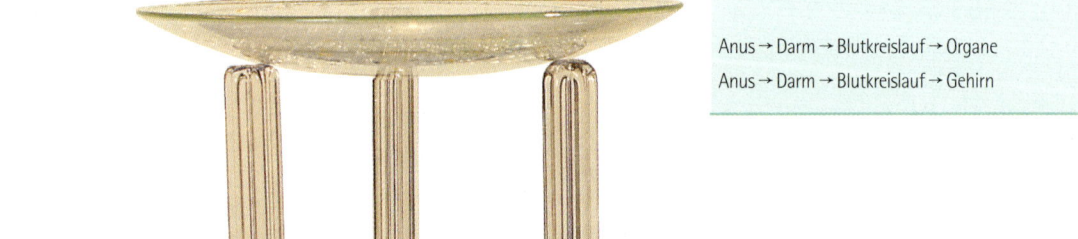

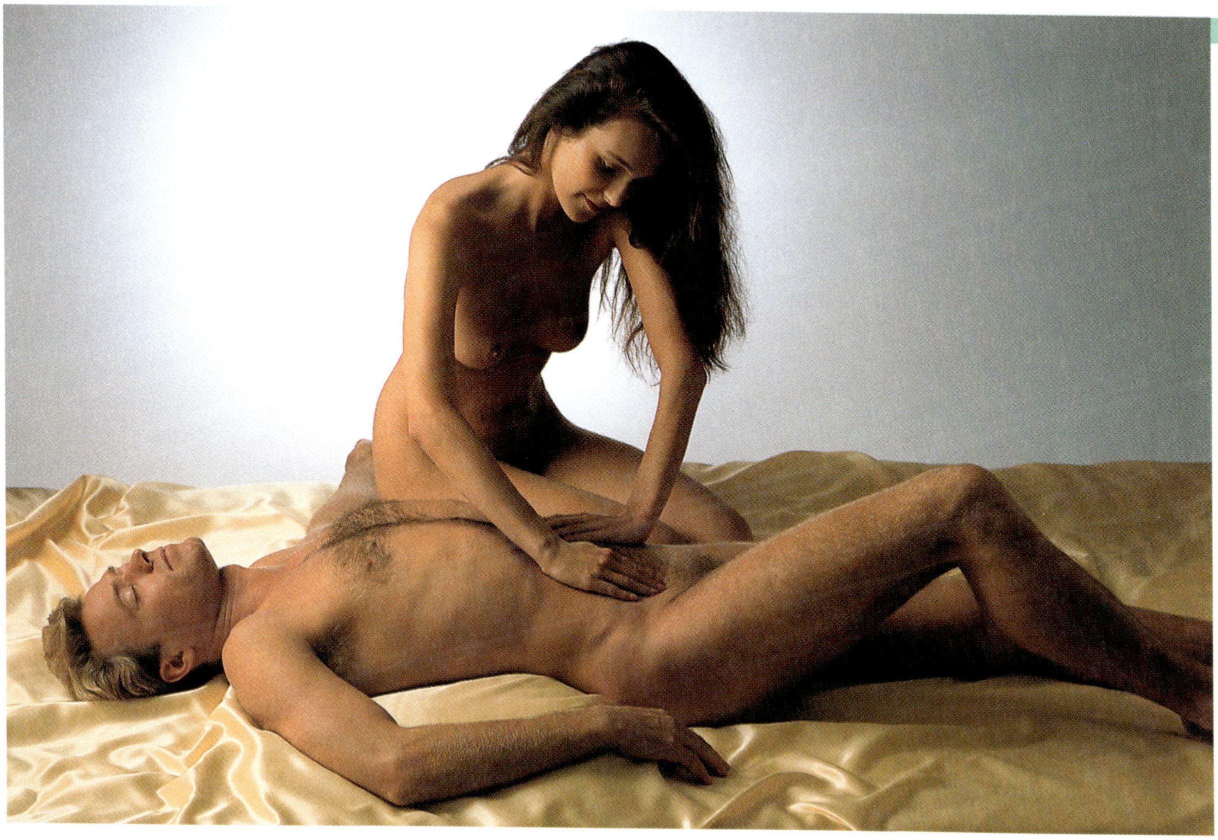

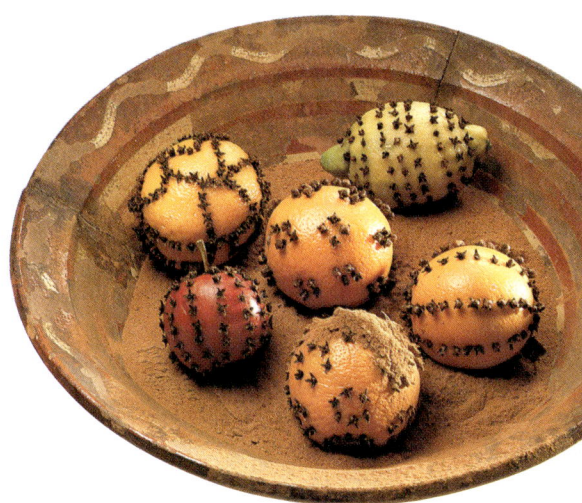

Jede Aufnahme von Duftstoffen hat einen doppelten Effekt: Einerseits wird das Gehirn angesprochen, und damit werden hormonelle, seelische und intellektuelle Prozesse bei uns ausgelöst. Andererseits gelangen die Duftwirkstoffe über die Lunge, die Haut, den Magen oder den Darm in den Blutkreislauf und so in den gesamten Körper.

Bei vielen Anwendungsformen (Bäder, Massage etc.) ist sowohl die Nase als auch die Haut an der Aufnahme beteiligt. Damit vervielfachen sich die Möglichkeiten.

Die Ausscheidung der Duftstoffe erfolgt über die Ausatmung, die Haut, die Muttermilch, den Stuhlgang und den Harn.

So sehen die praktischen Themen der Anwendung aus:

- *Nase:* Wohnraumbeduftung, Inhalation
- *Nase und Haut:* Naturparfüms, Psycho-Aromatherapie
- *Haut:* Aromapflege, Aromakosmetik, Aromamassage
- *Magen:* Aromaküche, innere Einnahme
- *Darm:* Zäpfchen

Die medizinische Aromatherapie bedient sich all dieser Möglichkeiten.

Mit Nelken gespickte Zitrrusfrüchte geben lange Zeit einen angenehmen Duft ab

Aufnahme über die Nase

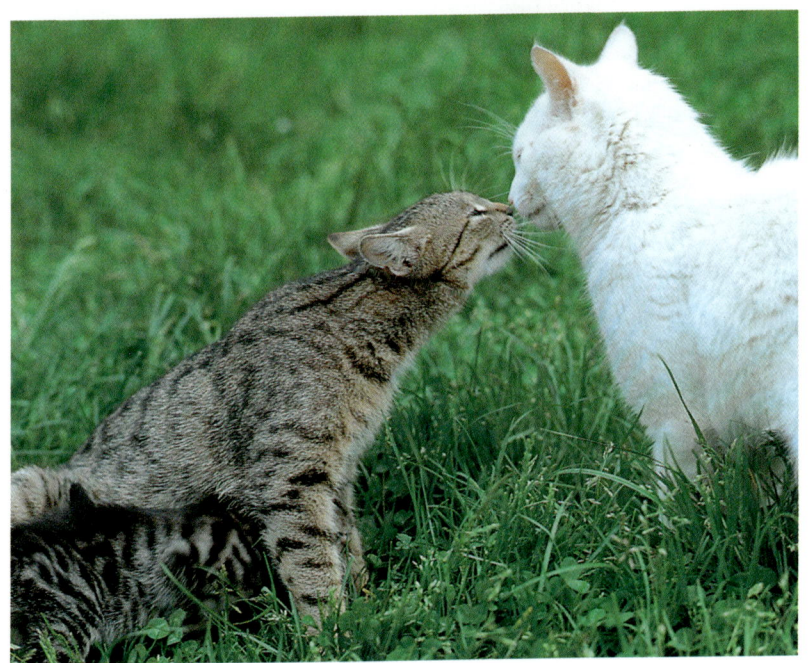

Entwicklung des Geruchssinns

Während bei Tieren der Geruchssinn oft gut ausgeprägt ist, können die meisten Menschen nur sehr wenig Düfte deutlich unterscheiden, obwohl wir auf Grund unserer physiologischen Ausstattung wesentlich mehr Möglichkeiten hätten. In unserer Kultur wird der Riechsinn als „niedriger Sinn" angesehen und damit nicht kultiviert.

Durch entsprechendes Training und erhöhte Aufmerksamkeit können wir allerdings unser Potential des differenzierten Erriechens beträchtlich vergrößern – Parfümeure werden sogar als „Nasen" bezeichnet.

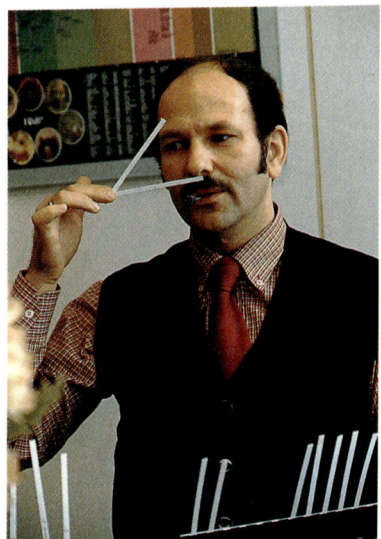

Der Parfümeur als Schöpfer von Duftbotschaften

Frauen haben biologisch gesehen bessere Voraussetzungen für einen entwickelten Geruchssinn, was auch eine Erklärung für die große Akzeptanz und Resonanz von Düften bei Frauen wäre. Daß Parfümeure meist Männer sind, hat wohl eher berufstechnische und soziale Gründe.

Neueste Forschungen auf dem Gebiet der Sinnesphysiologie belegen die Bedeutung des Riechens für die menschliche Entwicklung und die zwischenmenschliche Kommunikation. Artikel sowohl in wissenschaftlichen als auch in publikumsorientierten Zeitschriften zeigen das wachsende Interesse.

Der Geruchssinn wurde in der Evolution als erster entwickelt: Duftbotschaften waren das Mittel für die Fernwahrnehmung – dies gilt bis heute für einige Tiere (zum Beispiel die Nachtfalterart der Seidenspinner). Im Unterschied zu anderen Sinneseindrücken (akustischen oder optischen) werden olfaktorische Reize beim Menschen nicht erst durch das Großhirn zensiert, sondern gelangen direkt ins limbische System (siehe Seite 119). Dort tritt automatisch eine Wertung im Sinne von Antipathie oder Sympathie ein. Ein Teil der Reaktionen ist kollektiv gleichartig, wie die Abscheu auf Fäulnis oder die Verzückung auf Vanilleduft, was sich auch anhand des Hirnstromwellenbildes (EEG) ablesen läßt. Die Hertzzahl der Wellen stellt sich je nach Duftimpuls unterschiedlich dar, und bereits die Vorstellung des Duftes kann die Hirnstromwellen verändern.

Jeder Mensch hat seinen unverwechselbaren Eigengeruch; die einzige Ausnahme scheinen eineiige Zwillinge zu sein – sie teilen sich den gleichen Duft. Der Körpergeruch von Familienmitgliedern hat eine gemeinsame Basis.

Das Riechen

Die Duftmoleküle einer Pflanze, eines ätherischen Öls, eines Tiers oder eines Menschen treffen beim Einatmen auf die Riechschleimhaut, die im obersten Nasengang liegt. Von dort werden sie durch Bindeproteine zu den Riechzellen transportiert, wo unterschiedliche Rezeptoren auf spezielle Duftmoleküle reagieren. Über komplexe Zwischenwege wird das chemische Signal in ein elektrisches umgewandelt und kann nun im limbischen System verarbeitet werden.

Als limbisches System wird das Randgebiet zwischen Hirnstamm und Großhirn bezeichnet. Es ist zuständig für die Selbsterhaltung (Ernährung, Angriff, Verteidigung) sowie die Arterhaltung (Sexualität im engeren und weiteren Sinne). Das limbische System steuert unsere Stimmungen, Motivationen und Triebe; außerdem beeinflußt es die hormonalen Steuerungen, Lernprozesse und die Gedächtnisspeicherung sowie die vegetative nervliche Versorgung der inneren Organe. Disstreß (negativer Streß im Unterschied zu positivem Streß) wirkt sich ungünstig auf das limbische System aus und kann zu Angstzuständen oder Aggressivität führen.

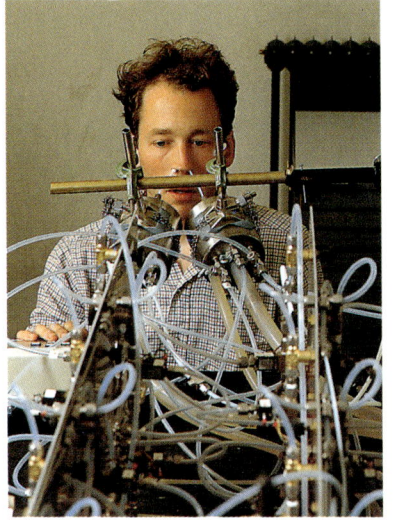

Pflanzen, Tiere und Menschen haben die Fähigkeit, eigene Duftstoffe (Pheromone) zu produzieren. Menschen erkennen einander, meist unbewußt, an ihrem Duft – Experimente mit Müttern und Babys unterstützen diese Aussage. Wir suchen uns, ebenfalls unbewußt, unsere Sexualpartner mit der Nase aus. Molekularbiologen haben sogar entdeckt, daß die Eizelle Duftstoffe entwickelt und daß Spermien riechen können. Welche Folgen kann es da haben, wenn der Partner nach synthetischem Moschus riecht oder die Partnerin nach synthetischem Rosenduft?

Die verschiedenen Beduftungsmöglichkeiten

Die Nase ist der Zugang zu den Düften bei der Wohnraumbeduftung und der Inhalation. Das Einatmen von Düften spielt primär in Deutschland eine zentrale Rolle; in privaten Räumen bietet sich der Einsatz von Duftlampen, Diffuseuren, Aromaventilatoren, Duftsteinen und Potpourris an.

Beduftungsmöglichkeiten

Im Duft-Testlabor (Foto links); sorgfältig werden die Düfte gemischt (Foto unten)

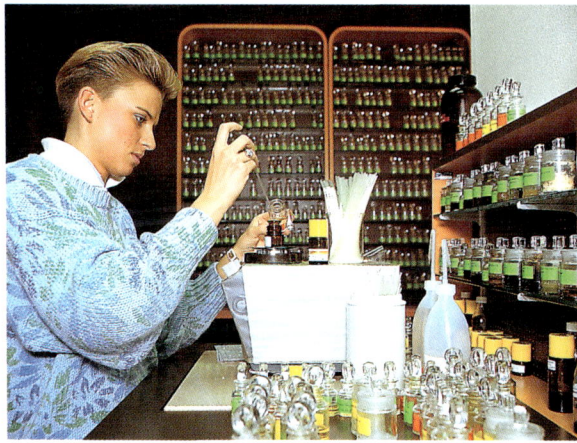

Duftlampen

Diese „Lampen" werden meist aus Keramik, Glas oder Metall gefertigt und entweder mit einem Teelicht oder Strom betrieben, wobei neben einer interessanten Optik die Funktionalität einer Duftlampe entscheidend ist. Bitte vergewissern Sie sich beim Kauf, daß die Glasur Ihrer Keramiklampe giftfrei ist.

Entscheidend für das Duftvergnügen ist die schonende Verdampfung in der Duftlampe: Viele der gängigen Modelle sind viel zu niedrig, um dies zu gewährleisten. Natürliche pflanzliche Duftstoffe sind temperaturempfindlich, sie fraktionieren, zerfallen in ihre Bestandteile, wenn sie zu hohen Temperaturen ausgesetzt werden. Deshalb sollte es in der Wasserschale einer Duftlampe auch niemals köcheln oder sogar brodeln. Optimal für eine Vielzahl von Düften sind etwa 50 Grad Celsius: Mes-

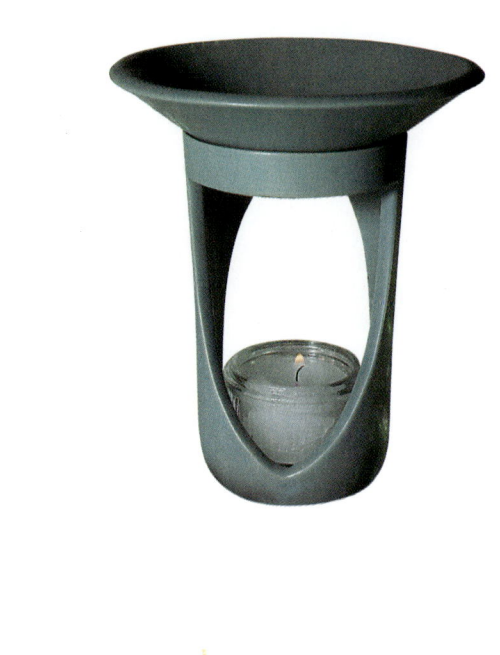

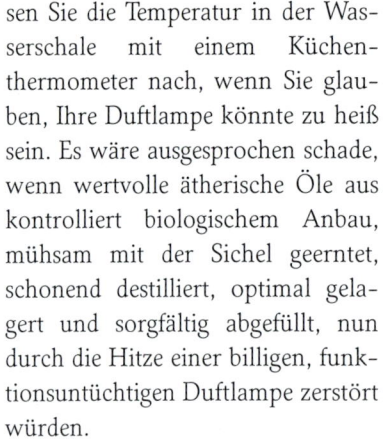

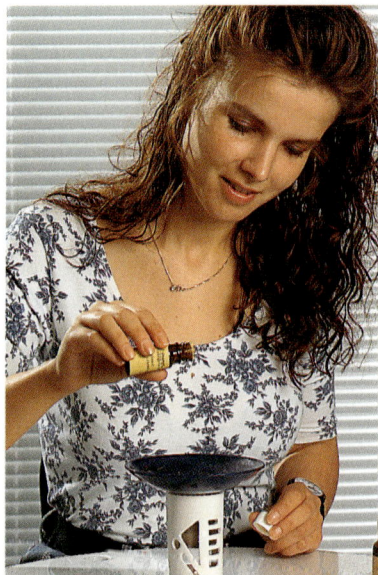

sen Sie die Temperatur in der Wasserschale mit einem Küchenthermometer nach, wenn Sie glauben, Ihre Duftlampe könnte zu heiß sein. Es wäre ausgesprochen schade, wenn wertvolle ätherische Öle aus kontrolliert biologischem Anbau, mühsam mit der Sichel geerntet, schonend destilliert, optimal gelagert und sorgfältig abgefüllt, nun durch die Hitze einer billigen, funktionsuntüchtigen Duftlampe zerstört würden.

Kopfnoten wie Zitrone, Minze, Eukalyptus verströmen sich leicht und büßen mit dem Wärmeeinfluß einer Duftlampe ihren kühlenden Charakter ein. Herz- und Basisnoten dagegen benötigen die Wärme, um sich zu entfalten. Hier bietet sich eine Hautanwendung (Körperwärme) oder die Duftlampe an. Da gelungene Duftkompositionen immer aus Kopf-, Herz- und Basisnoten bestehen, sind sie für die Duftlampe geeignet.

Auch Hydrolate, entweder solo oder in Kombination mit ätherischen Ölen, lassen sich sehr gut in der Duftlampe verwenden. Durch sie ist auch der Rosen- oder Neroliduft erschwinglich, und bei hartem Wasser bleibt kein Kalkrand zurück. Von destilliertem Wasser rate ich ab, da es „totes Wasser" ist und damit keine geeignete Grundlage für die äußerst lebendigen Düfte darstellt. Verwenden Sie lieber gefiltertes oder belebtes Leitungswasser, frisches Quellwasser oder gutes Mineralwasser. Ein Kalkrand läßt sich übrigens recht einfach mit

Essigessenz entfernen, klebrige Harze lösen sich mit hochprozentigem Alkohol.

Die meisten Duftlampen werden mit Teelichten betrieben, und auch hier gibt es enorme Qualitätsunterschiede. Manche Lichte rußen und stinken äußerst unangenehm und beeinträchtigen damit das Dufterlebnis enorm, sie sind meist aus billigem Paraffin, verbrennen rasch und stecken oft in Wegwerf-Aluminiumbehältern, deren Herstellung sehr energieaufwendig ist. Ich empfehle daher qualitativ hochwertige Teelichte in einem stabilen Metall-, Glas- oder Marmornapf, der langfristig verwendet wird.

In der Adventszeit verbreiten Teelichte aus Bienenwachs in Kombination mit Orangen- und Zimtduft eine schöne Atmosphäre und ihren spezifischen honigartigen Duft.

Elektrische Duftlampen sind aus Sicherheitsgründen für das Kinder- oder Krankenzimmer oder auch für den Nachtbetrieb sinnvoll.

Nach etwa einer Stunde ist ein Raum mittlerer Größe ausreichend beduftet. Auch hier gilt das Motto: weniger ist mehr. Düfte sollte man nicht wie „Hintergrundmusik" behandeln, die man gedankenlos konsumiert, sondern als vitale Impulsgeber, die wir ganz bewußt einatmen.

Ich empfehle für eine Raumgröße von 20 bis 30 qm bei mittlerer Temperatur und guter Luftfeuchtigkeit eine durchschnittliche Dosierung von 6 Tropfen. Bei den Absolues (zum Beispiel Jasmin) genügen 1 bis 2 Tröpfchen, Zitrusnoten dagegen erlauben eine etwas großzügigere Dosierung.

Es ist sinnvoller und letztendlich auch ökonomischer, hochwertige Düfte zart zu dosieren, als minderwertige üppig zu verwenden. Ich nehme lieber 1 oder 2 Tröpfchen eines schönen, typischen, strahlungs- und aussagekräftigen Öles, als 10 Tropfen von einem, das flach und nichtssagend ist.

Für größere Räume wie Ladengeschäfte, Seminarräume, Hotelhallen etc. sind leistungsfähige, elektrische Duftobjekte interessant. In größeren amerikanischen und japanischen Firmen wird der Duft bereits über die Klimaanlage „eingespeist". Inwieweit hier aber die Lebens- und Arbeitsqualität gefördert oder der Mensch mit Düften manipuliert wird, muß im Einzelfall entschieden werden. Zentrale Fragen dabei sind: Gibt es Auswahlmöglichkeiten, duftfreie Zeiten, neutrale Räume? Manchmal findet die Beduftung sogar unterhalb der Wahrnehmungsgrenze statt, was ihrer Wirksamkeit im positiven wie im negativen Sinne keinen Abbruch tut.

Diffuseur und Aromaventilator

Leichte, hohe Duftnoten lassen sich gut mit dem Diffuseur oder dem Aromaventilator verströmen. Zum Teil eignen sich auch Duftsteine, Tonflacons oder Potpourris, um einen kleinen Radius zu beduften. Diffuseure sind elektrische Feinzerstäuber, die Luft in einen Glaskolben blasen, in den einige Tröpfchen ätherisches Öl pur gegeben wurden. Die Öltröpfchen werden dadurch in kleinste Partikel zerteilt und verteilen sich ganz fein im Raum. Ich bevorzuge diese Version zum Beispiel, um das Schlafzimmer bei Grippe mit Eukalyptus zu beduften. Möglich sind auch direkte Inhalationen an der Kolbenöffnung.

Ein kleiner Nachteil ist die Geräuschentwicklung des Motors. Dies läßt sich umgehen, wenn der Raum vor der Benutzung für ca. eine halbe Stunde beduftet wird. Ein Diffuseur ist ein rein funktionelles Gerät, eine ästhetische Komponente wie manche Duftlampen hat er nicht.

Aromaventilatoren „pusten" mit Hilfe eines Ventilators Luft durch ein Duftvlies, auf das ätherisches Öl gegeben wurde. Bei manchen Modellen (zum Beispiel dem Aroma-Fan) läßt sich das Vlies sehr leicht wechseln – so sind unterschiedliche Duftrichtungen möglich.

Gerade im Sommer, wenn meist kühle, frische Düfte favorisiert werden, ist ein kleiner Aromaventilator im Handgepäck sehr hilfreich. Er kann mit Netzanschluß, Batterien oder Akkus betrieben werden.

Beduftungsmöglichkeiten

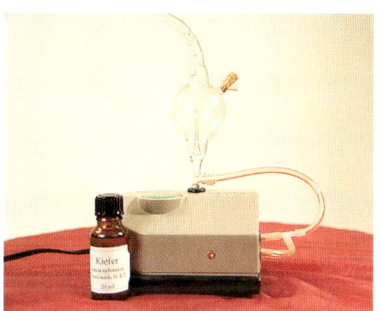

Diffuseur

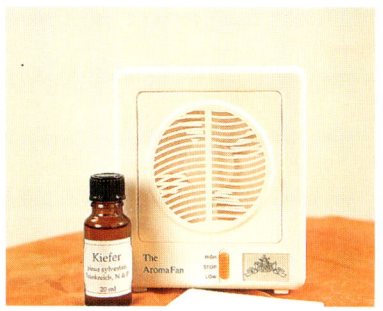

Aromaventilator

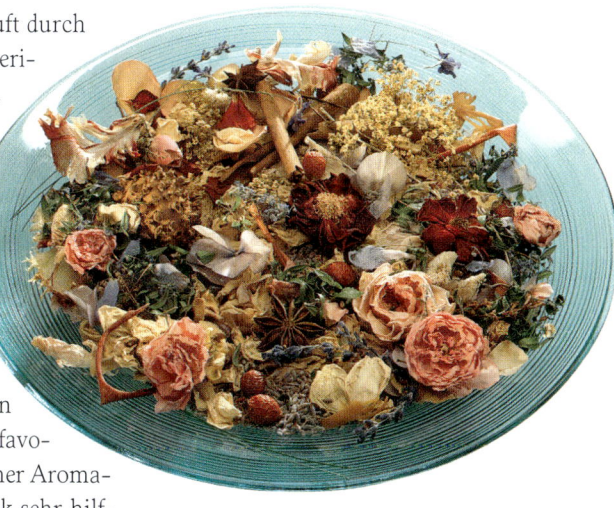

Rezepte für die Wohnraumbeduftung

Wir können entsprechend der Tages- und Jahreszeit, des Ortes und des Themas variieren. Ich habe die Kompositionen analog zur Duftleiter entwickelt.

Wenn Ihnen die eine oder andere Mischung gut gefällt, können Sie sich einen kleinen Vorrat davon anlegen. So können die unterschiedlichen Duftnoten zusammenwachsen und noch schöner duften.

Die Grundfragen für die Auswahl sind: Möchte ich mich (oder andere) anregen oder beruhigen? Möchte ich mitschwingen oder gegenschwingen?

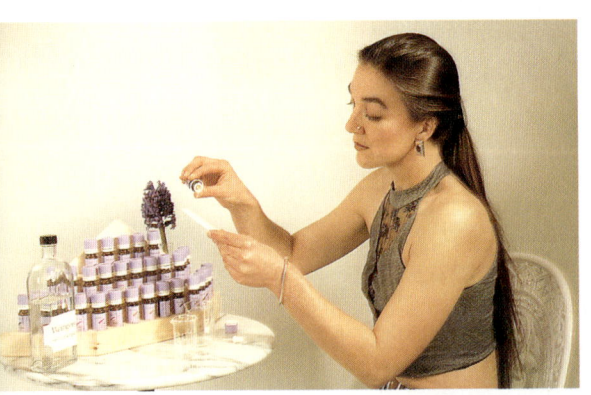

Leitsatz

Eine Komposition zusammenzustellen ähnelt einem Hausbau: Bitte beginnen Sie immer mit der untersten, tiefsten Duftnote, und bauen dann nach und nach darauf auf.

Hier einige Anregungen für Ihre eigenen Kreationen:

Tageszeit

„Good morning"
fruchtig-frisch, freundlich, leicht anregend
Bergamotte, 2 Tropfen
Pampelmuse, 1 Tropfen
Orange, 1 Tropfen
Zitronengeranie, 2 Tropfen
Gewürznelkenblüte, 1 Tropfen
im Diffuseur oder Aromaventilator

„Five o'clock tea special"
fruchtig-rosig, kommunikativ
Petitgrain der Clementine, 2 Tropfen
Blutorange, 1 Tropfen
Palmarosa, 1 Tropfen
Rosengeranie, 1 Tropfen
Benzoe, 1 Stäbchenspitze
Zimtrinde, 1 Stäbchenspitze
in der Duftlampe

„Feierabend"
blumig-warm, behaglich, entspannend
Blutorange, 3 Tropfen
Ylang-Ylang, 2 Tropfen
Benzoe, 1 Stäbchenspitze
Vetiver, 1 Stäbchenspitze
in der Duftlampe

Jahreszeit

„Warm summer rain"
fruchtig-warm, fröhlich, entspannend
Orange, 1 Tropfen
Blutorange, 2 Tropfen
Rosengeranie, 2 Tropfen
Zimtrinde, 1 Tropfen
zum Mitschwingen, in der Duftlampe

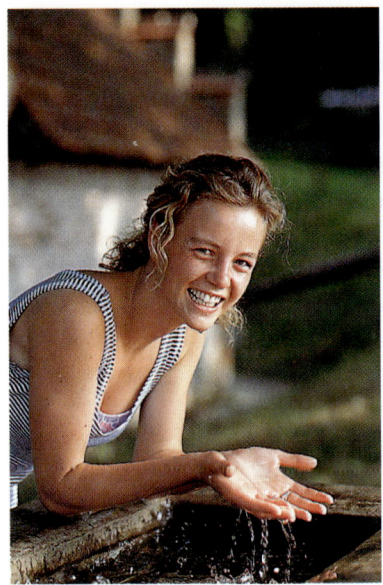

„Sommerfrische"
krautig-frisch, belebend, anregend
Zitrone, 1 Tropfen
Lavendel, 1 Tropfen
Petitgrain, 1 Tropfen
Rosmarin, 1 Tropfen
Kiefer, 2 Tropfen
Eichenmoos, 1 Stäbchenspitze
zum Gegenschwingen, im Diffuseur oder Aromaventilator

Fürs Büro und Auto eignen sich konzentrationsfördernde und anregende Düfte.

„Think!"
koniferig-frisch, stärkend und anregend
Zitronenstrauch, 2 Tropfen
Zitrone, 1 Tropfen
Douglasie, 2 Tropfen
Zeder, 1 Tropfen
im Diffuseur oder Aromaventilator, im Auto auf ein Vlies über dem Lüftungsschlitz

„Geistesblitz"

kühl, frisch, aktiv
Pfefferminze, 1 Tropfen
Krauseminze, 1 Tropfen
Rosmarin, 1 Tropfen
Ravensara, 2 Tropfen
Zeder, 1 Tropfen
kurzzeitig im Diffuseur oder
Aroma-Fan

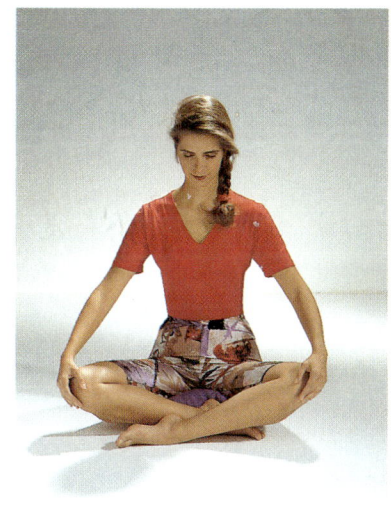

„Meditation"

zentrierend und bewußtseins-
erweiternd
Weihrauch, 1 Stäbchenspitze
Iris, 2 Stäbchenspitzen, 1% auf
Jojobaöl
Sandelholz, 2 Stäbchenspitzen
Patchouli, 1 Stäbchenspitze
in der Duftlampe
(Ich verwende hier zur Dosierung
ein Glasstäbchen, da alle
genannten Duftstoffe zähflüssig
sind.)

„Aphrodite"

blumig-sinnlich
Mandarine, 2 Tropfen
Jasmin, 1 Tropfen
Ylang-Ylang, 1 Tropfen
Sandelholz, 2 Tropfen
Patchouli, 1 Stäbchenspitze
in der Duftlampe

„Advent"

fruchtig-würzig, stimmungsvoll
Mandarine, 2 Tropfen
Blutorange, 2 Tropfen
Honigwachs, 1 Tropfen
Zimtrinde, 1 Tropfen
in der Duftlampe

„Sauna" oder
„Grippe, nein danke"

waldig-frisch, reinigend,
tonisierend
Eukalyptus, 1 Tropfen
Kiefer, 1 Tropfen
Speiklavendel, 2 Tropfen
Tea-Tree, 1 Tropfen
auf eine Kelle Wasser in der
Sauna oder in den Diffuseur

Wohnraumbeduftung

„Kids' special"

fruchtig-warm, kuschelig
Pampelmuse, 1 Tropfen
Mandarine, 2 Tropfen
Vanille, 2 Tropfen
Zimtrinde, 1 Tropfen
in der Duftlampe

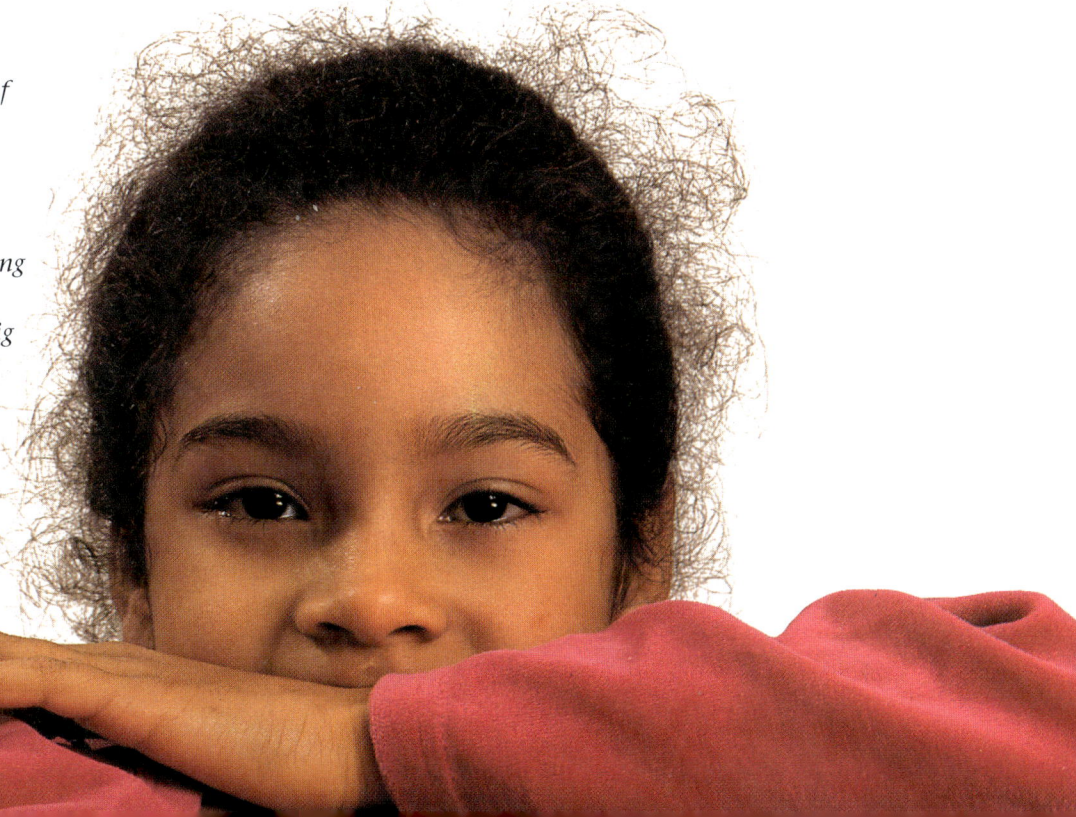

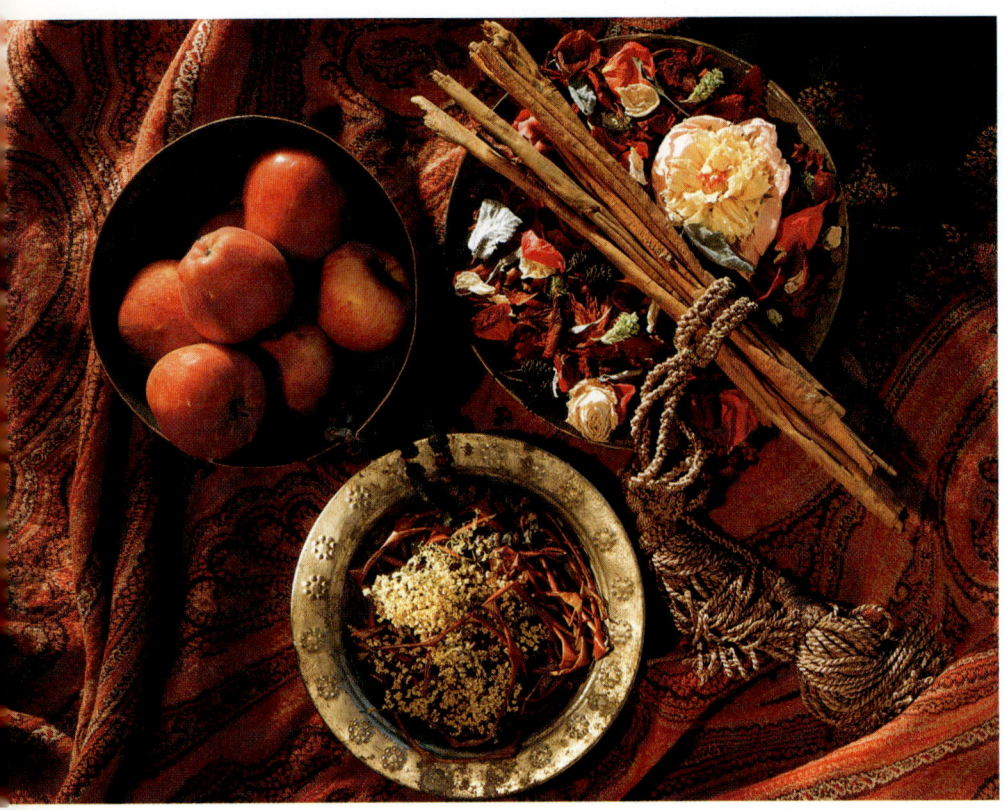

teure). Die weitaus meisten im Handel erhältlichen Potpourris bestehen jedoch aus grell eingefärbten Pflanzenteilen und Holzspänen, die synthetisch beduftet wurden und Kopfschmerzen und Übelkeit hervorrufen können.

Inhalation

Während die Wohnraumbeduftung eher aus atmosphärischen Gründen eingesetzt wird, überwiegt bei der Inhalation der gesundheitliche Aspekt. Mit Hilfe von speziellen Inhalationsgeräten, Diffuseuren oder dem altbewährten Dampfbad läßt sich hier viel Gutes tun.

Dampfbad

Geeignete ätherische Öle für Dampfbäder sind Kiefer, Weißtanne, Cajeput, Niaouli, Tea-Tree, Eukalyptus und Zitroneneukalyptus,

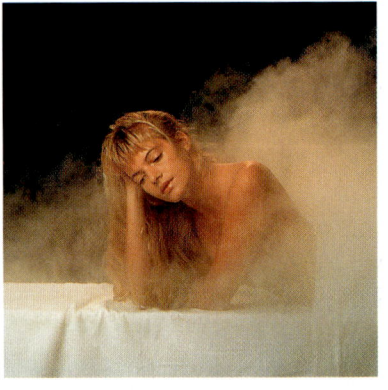

Thymian, mild, Lavendelsalbei, Speiklavendel und Ravensara; sie alle wirken positiv auf die Atemwege.
Damit die Anwendung sanft und hautfreundlich ist, empfehle ich die Zugabe von 1 Tröpfchen Lavendel, fein, Kamille, blau oder Schafgarbe. Lassen Sie doch einfach Ihre Nase entscheiden!

Duftsteine und Tonflacons

bestehen aus sehr feinem, gebranntem Ton und benötigen keine Energie für die Verbreitung des Duftes. Das ätherische Öl wird von der porösen Struktur des Tons aufgesaugt und nach und nach wieder abgegeben.
Die Auswahl der Duftstoffe ist hier jedoch stark eingeschränkt. Die ganze Palette der Zitrusdüfte und Koniferendüfte zum Beispiel eignet sich wegen ihrer Luftempfindlichkeit nicht: Die Öle oxidieren aufgrund ihres hohen Monoterpengehaltes rasch. Warme Blüten- oder Holzdüfte kommen auch nicht in Frage, da sie eine Wärmequelle benötigen, um sich zu entfalten. Es bleiben daher nur jene ätherischen Öle, die zu den Kopfnoten oder leichten Herznoten zählen wie Lemongrass, Litsea, Geranium, Palmarosa, Minze etc.

Potpourris

Trockene Naturpotpourris sind optisch ansprechende Kreationen – manchmal auch richtige kleine Kunstwerke – aus getrockneten Pflanzenteilen, die mit natürlichen Stoffen beduftet wurden (Iriswurzelstückchen sind hier ideale Fixa-

> **Leitsatz**
>
> *Achten Sie bei jeder Form der Wohnraumbeduftung im privaten und im öffentlichen Bereich auf eine natürliche, zarte und sozialverträgliche Dosierung und Auswahl der Duftstoffe.*

Naturparfüm-Werkstatt

Parfüm – ein ganz persönliches „Duftkleid"

Die Kunst, ein schönes Parfüm zu kreieren, gleicht der, ein Musikstück zu komponieren. Zuerst kommt die Idee, eine komplexe Duftvision, aus der überraschende Akkorde entspringen. Im Dialog zwischen Planung, Know-how, Intuition, Phantasie und glücklichen Zufällen entsteht ein sinnliches Gesamtkunstwerk. Die Entwicklung eines großen Parfüms kann gut ein Jahr beanspruchen.

Mit Naturparfüms können wir unsere Persönlichkeit unterstreichen und unsere Ausdruckskraft erhöhen. Welche Facette möchte ich heute leben?

Jedes Parfüm hat eine starke Außenwirkung und eine intensive Innenwirkung. Oder, um es mit Stephan Jellinek zu sagen: „Der Duft auf

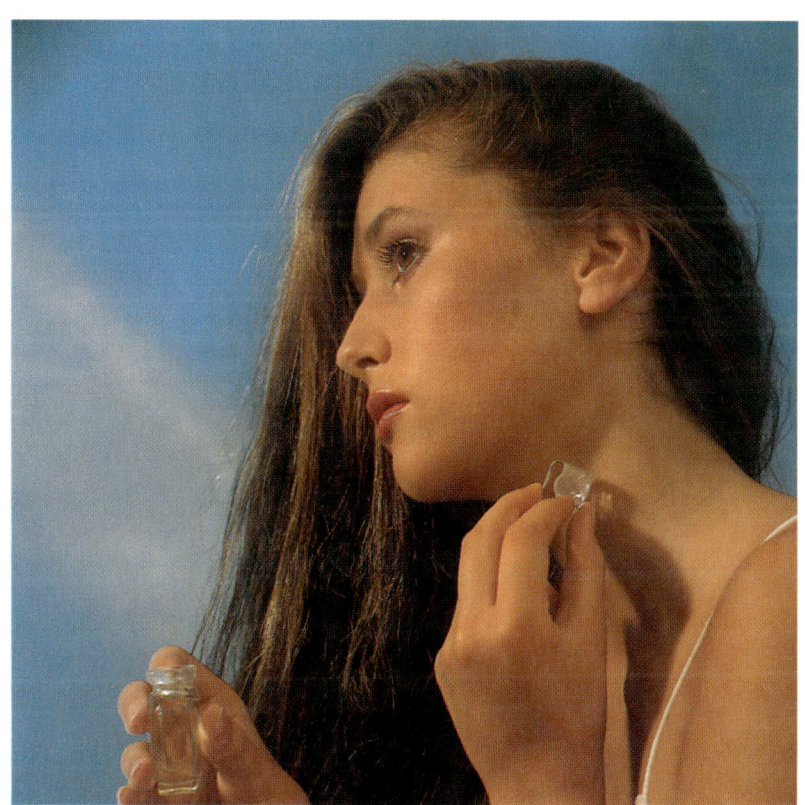

Ihrer Haut strahlt aus in die Welt und in Ihre Seele."

Wie fühle ich mich? Was möchte ich ausdrücken? Welchen Impuls möchte ich meiner Seele und der Welt heute vermitteln?

Tausende von Jahren wurden Parfüms aus natürlichen Inhaltsstoffen hergestellt, inzwischen bestehen leider alle gängigen Parfüms aus synthetischen. Wie angenehm ist es dagegen, sich und der Welt mit Pflanzenkräften zu begegnen. Und dies ganz individuell und einzigartig. Werden Sie aktiv und kreativ!

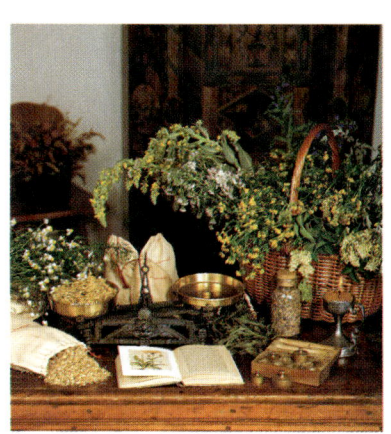

Leitsatz

Auch bei Naturparfüms ist eine zarte, sozialverträgliche Auswahl und Dosierung der Duftstoffe wichtig.

Ein etwas ungewöhnlicher Arbeitsplatz: Parfümeur an der Duftorgel

Bei den Naturparfüms sorgt die Körperwärme für die Entfaltung der Düfte. Die Aufnahme findet größtenteils über die Nase statt – ihre eigene und die der Mitmenschen. Im kleinen, lokalen Rahmen sind Parfüms auch Hautanwendungen.

eher enttäuscht und sich häufig unvorhersehbar weiterentwickelt.

Jedes gute Parfüm dagegen entspringt einer spezifischen Vision, hat sein typisches Konzept, seine unverwechselbare Architektur und seine speziellen Effekte. Bei der Ent-

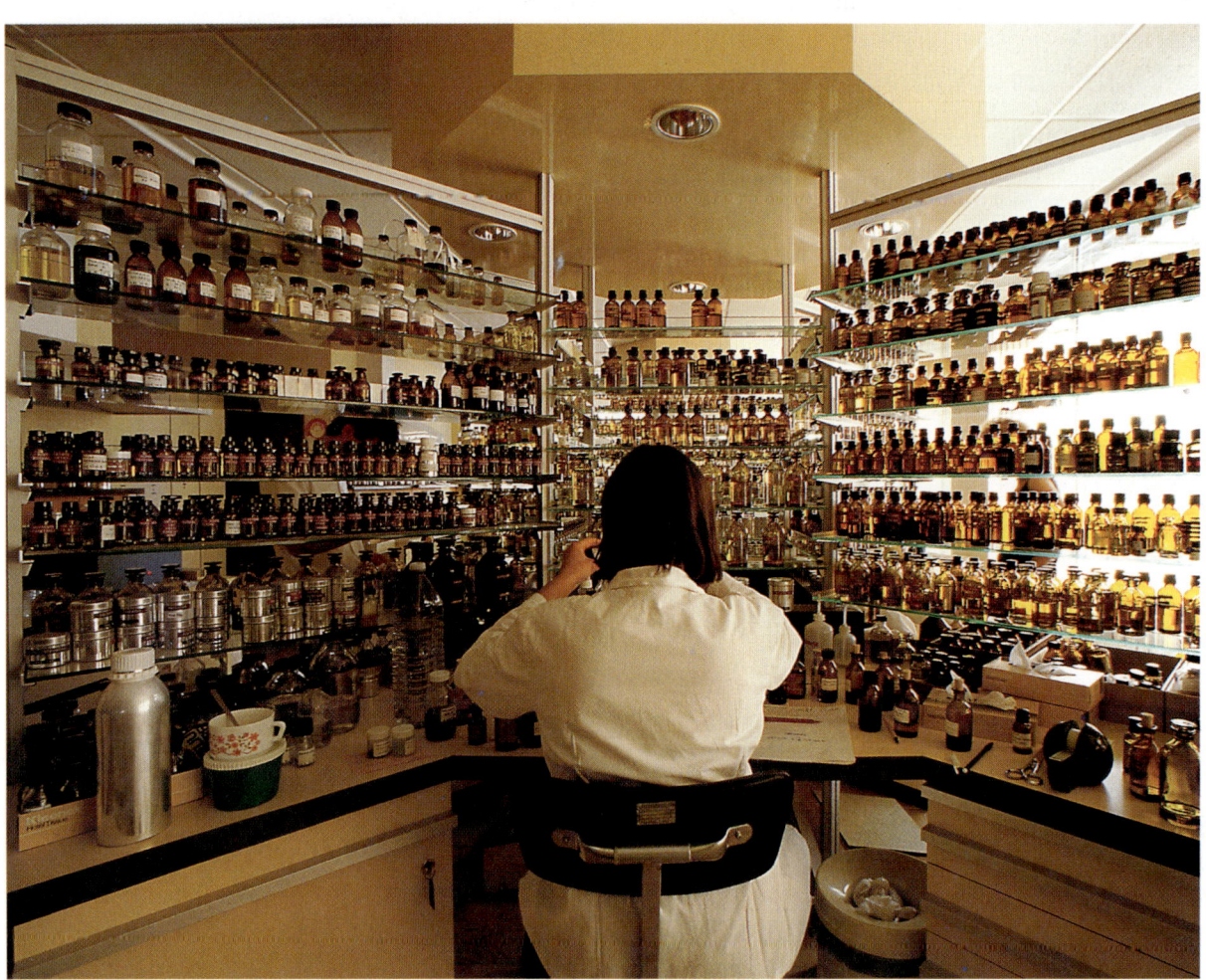

Leitsatz

Duftkompositionen zu entwickeln ist eine sehr kreative und lustvolle Leidenschaft mit unendlichen Möglichkeiten.

Daher ist eine hautfreundliche Auswahl der Ingredienzen wichtig. Anfängerinnen erleben leicht „Parfüm-Katastrophen", wenn sie glauben, sie müßten nur drei mal 5 Tröpfchen zusammengeben, und schon hätten sie eine gelungene Komposition. Meist entsteht auf diese Weise aber nur eine einfache oder sehr einseitige Mischung, die

wicklung werden bereits die Auswirkungen des Reifungsprozesses mitbedacht, da Korrekturen die subtile Architektur des Parfüms zerstören können.

Wichtige Grundkenntnisse

Jede Komposition ist das gelungene Zusammenklingen einer Vielzahl von ätherischen Ölen, Essenzen und Absolues, wobei besonders letztere eine bedeutende Rolle spielen: Mit ihnen sind viele blumig-orientalische Duftkonzepte möglich, für die uns keine vergleichbaren ätherischen Öle zur Verfügung stehen.

Die Grundvoraussetzung für die Entwicklung eines Parfüms besteht darin, viele Einzeldüfte sehr gut zu kennen. Jeder hat seine unverwechselbare Persönlichkeit, paßt zu manchen Duftnoten phantastisch und „beißt sich" mit anderen.

Wie in einem Team sollte es einen gemeinsamen Konsens im Sinne eines Duftkonzeptes geben, bei dem innovative und auch überraschende Momente erwünscht sind. Nachteilig ist allerdings eine „Konkurrenz" zwischen zwei sich widersprechenden Fraktionen. Auf der Parfüm-Ebene bedeutet dies: ein orientalisches Duftkonzept kann nicht gleichzeitig sportlich-frisch-krautig sein – aber durchaus neben der Schwere und der Üppigkeit auch einen leichten im Sinne von leichtsinnigen Kick haben.

Die Entwicklung eines Parfüms beginnt mit einem starken Einfühlungsvermögen in Stimmungen, Sehnsüchte und Träume. Der nächste Schritt ist die Entscheidung für ein Duftkonzept, oft auch Duftfamilie genannt. Ich stelle sie kurz vor.

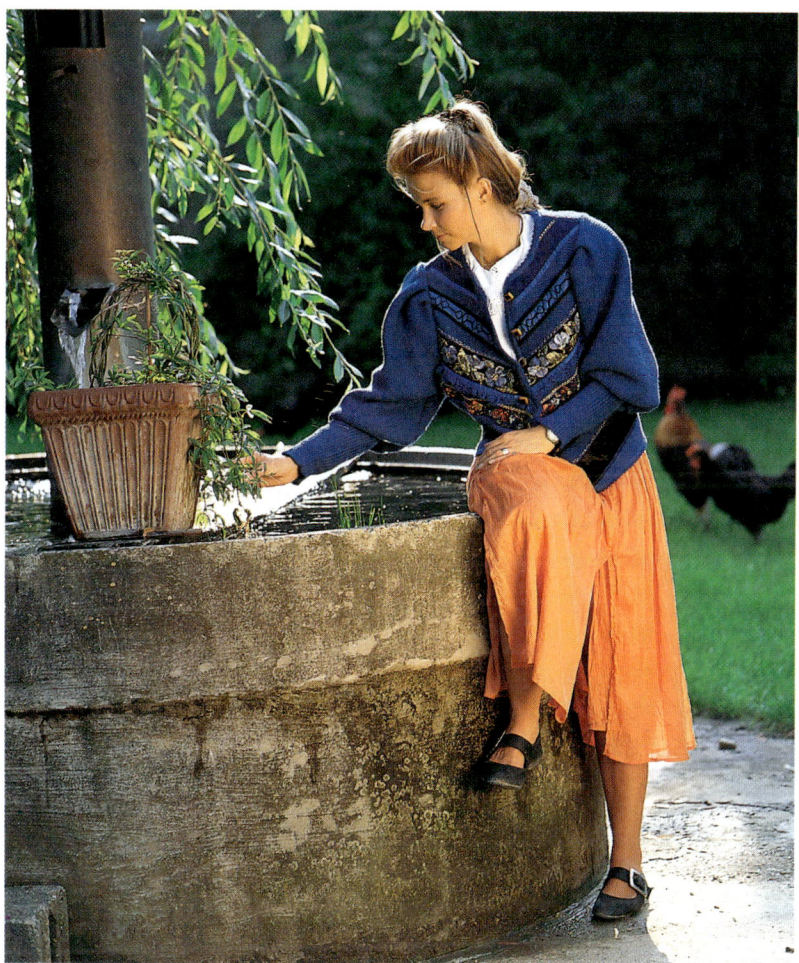

Duftfamilien

Grünnoten: frische, junge, spritzige Kompositionen
● in der frischen Variation auf Alkohol-Wasser-Basis oder auf Hydrolat-Alkohol-Basis; für Frauen und Männer; Typus: jung, sportlich
● in der balsamischen Variante auch auf Jojobabasis; für Männer und Frauen; Typus: mittleres Alter, eher sportlich

Blumige Noten: blumig-fruchtig oder blumig-süß, weich, warm, feminin, gefühlsbetont
● in der fruchtigen Variante: auf Hydrolat-Weingeist-Basis; für Mädchen und Frauen; Typus: jung, hell

● in der süßen Variante: eher auf Jojobaöl; für Mädchen und Frauen; Typus: mittleres Alter, dunkelhaarig

Chypre-Noten: sie leben vom Kontrast Bergamotte – Eichenmoos, manchmal verstärkt durch andere Citrusnoten und Patchouli
● in der frischen-moosigen Variante: auf Hydrolat-Weingeist-Basis; für Männer und Frauen; Typus: jung
● in der blumig-moosigen Variante: auf Jojobaöl; für Männer und Frauen; Typus: androgyn

- in der moosig-fruchtigen Variante: auf Jojoba oder Hydrolat-Weingeist-Basis; für Männer und Frauen; Typus: jung
- in der holzigen Variante: auf Jojobabasis; für Männer und manche Frauen; Typus: konstant
- in der koniferigen Variante: auf Hydrolat-Weingeist-Basis; meist für Männer; Typus: naturverbunden

Orientalische Noten: schwere, süße, volle üppige, exotische Kompositionen mit Blüten, Gewürzen und Harzen; auf Jojobaöl; für Männer und Frauen; Typus: extrovertiert-sinnlich

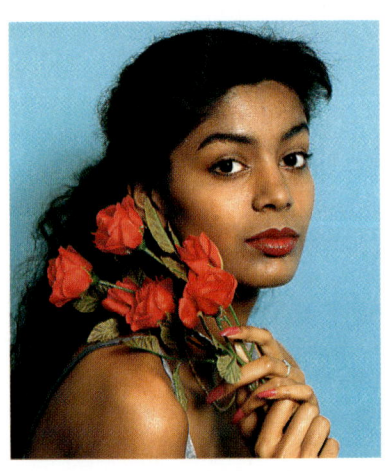

Tabak-Noten: eindeutige Tabak-Betonung; eher auf Jojobabasis; für Männer; je nach Auswahl der weiteren Duftstoffe Anklänge an Chypre-, Fougère- oder orientalische Noten

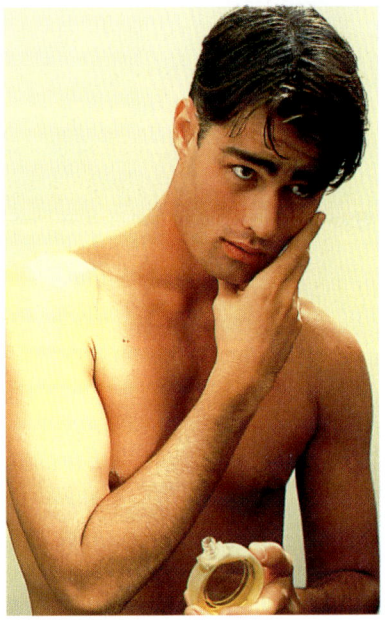

Fougère-Noten: krautig-frisch, oft der Kontrast Lavendel-Eichenmoos; auf Hydrolat-Weingeist-Basis; für Männer

Lavendel-Noten: eindeutige Lavendelbetonung; auf Hydrolat-Weingeist-Basis; für Männer und Frauen; je nach Auswahl der weiteren Duftstoffe jugendlich oder reif

Basen

Als Basen für frische, leichte Duftnoten eignet sich die Hydrolat-Weingeist-Basis. Ich verwende bei einer empfindlichen Haut gerne überwiegend bis ausschließlich Hydrolate als Basis. Je nach Robustheit der Haut kann Weingeist hinzugegeben werden. Der unvergällte Weingeist ist dem vergällten, billigen aus

Duft- und Hautgründen überlegen. Die Haltbarkeit von Hydrolaten mit ätherischen Ölen liegt bei über einem Jahr, durch die Zugabe von Weingeist wird sie erhöht – eine Komposition auf 100% Weingeist ist sogar viele Jahre haltbar. Überwiegt der Citrus- oder Koniferenanteil (Monoterpene), verkürzt sich die Haltbarkeit.

Bei warmen, weichen Kompositionen stellt das Jojobaöl die ideale Basis dar. Diese Parfümöle sind mehr als 3 Jahre haltbar. Sie können auch natürliche Parfümcremes herstellen, indem Sie etwas warmes Bienenwachs unter das Parfümöl rühren und dieses erkalten lassen.

Zuordnung der Duftnoten

Neben der Einteilung der Parfüms in Duftkonzepte gehört die Zuordnung der Duftnoten zu den Grundlagen dieses kreativen Handwerks.

Bekannt ist die Einteilung in Kopf-, Herz- und Basisnoten und die jeweiligen Übergänge. Wesentlich differenzierter ist die Zwölfteilung meiner Duftleiter (siehe Seite 71) – sie dient mir nach wie vor als wichtige Grundlage für meine Kompositionen.

Dosierung der Duftstoffe

Eine weitere wesentliche Information bezieht sich auf die Dosierungen der Duftstoffe zu den jeweiligen Basen.

Splash Cologne: 1–3% Duftstoffe
Eau de Cologne: 3–5% Duftstoffe
Eau de Toilette: 4–8% Duftstoffe
Eau de Parfum: 8–15% Duftstoffe
Parfum: 15–30% Duftstoffe

Komposition
eines Naturparfüms

Nach diesen Vorüberlegungen können wir zur Praxis schreiten.

Frische Grünnote

Jede Komposition entsteht im Kopf, wird dann oft in mehreren Versionen zu Papier gebracht und eine erfolgversprechende davon schließlich realisiert.

Wir komponieren zunächst eine frische Grünnote auf Hydrolat-Weingeist-Basis in der Dosierung eines Eau de Cologne von 3%. Wir beginnen mit einer Tropfenzahl von ca. 20 Tropfen.

Übung: Bitte nehmen Sie ein Blatt Papier zur Hand und etwas zum

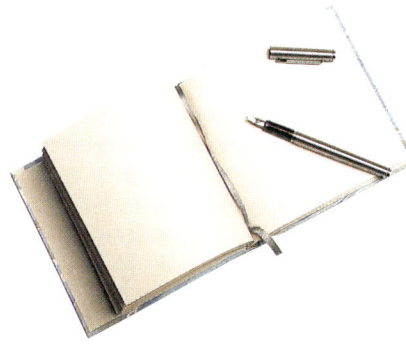

Schreiben, und überlegen Sie, welche Duftnoten für dieses frische, grüne Konzept in Frage kommen, wie Sie die zur Verfügung stehenden 20 Tröpfchen verteilen möchten und auf welcher Basis Sie es gestalten möchten.

Empfehlenswerte Hydrolate sind hier vor allem: Rosmarin-, Pfefferminz- und Nerolihydrolat. Da im Hydrolat auch Spuren von ätherischen Ölen enthalten sind, benötigen Sie diese in der Komposition nicht mehr oder nur noch sehr minimal dosiert.

Gehen wir von 30 ml Nerolihydrolat und 3 ml unvergälltem Weingeist aus: Als Duftnoten passen hierzu alle frischen Noten wie Citrusfruchtessenzen, Lavendel und Rosmarin, die Koniferen, Myrte und als Basis Vetiver oder Eichenmoos.

Beginnen wir mit der Basis: zum Beispiel Eichenmoos.

Welche Herznote paßt dazu: zum Beispiel Myrte, Douglasie und Weißtanne.

Wie soll die Kopfnote duften? Zum Beispiel Limone, Zitrone, Bergamotte, Lavendel und Rosmarin.

Und wie soll jetzt die Dosierung erfolgen?

Zunächst 30 ml Nerolihydrolat und 3% unvergällter Weingeist, dann eine Spatelspitze von Eichenmoos, Absolue, verschütteln.

Da uns insgesamt ca. 20 Tropfen zur Verfügung stehen und die Betonung bei diesem Konzept auf der Kopfnote liegt, können wir für die Herznote ca. 5 Tropfen und für die Kopfnote ca. 15 Tropfen einplanen.

Hier mein Dosierungsvorschlag. Ich schreibe dabei immer von unten nach oben. Bitte lesen Sie auch in dieser Reihenfolge.

Kopfnote: Limone, 5 Tropfen
Zitrone, 3 Tropfen
Bergamotte, 3 Tropfen
Lavendel, 2 Tropfen
Rosmarin, 2 Tropfen
Herznote: Myrte, 1 Tropfen
Douglasie, 2 Tropfen
Weißtanne, 2 Tropfen
Basisnote: Eichenmoos,
1 Spatelspitze
auf 30 ml Nerolihydrolat und
3 ml Weingeist

> **Leitsatz**
>
> *Bei einer gelungenen Duftkomposition stimmt alles: die Strahlkraft, die Harmonie, die Spannbreite, die Haftbarkeit, die Qualität der Inhaltsstoffe und natürlich die Hautverträglichkeit.*

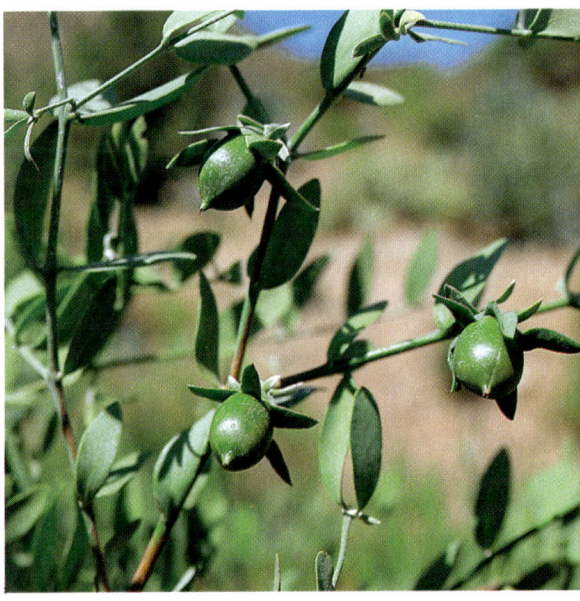

Die Früchte des exotischen Jojobabaums; viele kennen das Öl – wie die Früchte aussehen, wissen die wenigsten

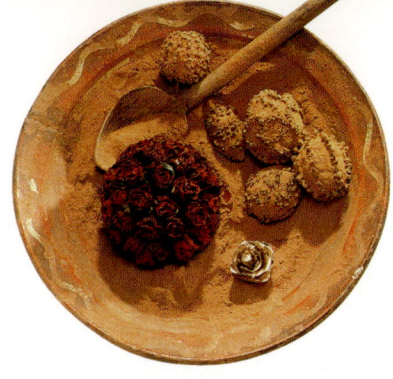

Und so wird's gemacht: Nehmen Sie sich ein 50-ml-Fläschchen, am besten aus Braun- oder Schwarzglas, geben das Hydrolat und den Alkohol hinzu, verschütteln kräftig, fügen die Basisnote, dann die Herznote, zum Schluß die Kopfnote bei. Am besten Sie schütteln nach jedem einzelnen Öl kräftig, damit es gleich mit den bisherigen Ingredienzen „zusammenwachsen" kann.

Wie gefällt Ihnen diese Kreation? In 3 – 4 Wochen ist sie gereift und entfaltet ihr volles Bouquet. In der ersten Woche sollten Sie sie oft schütteln und dann ruhen und reifen lassen.

Zu diesem kleinen Rezept gibt es natürlich unendlich viele Variationsmöglichkeiten. Eine liegt darin, zwei verschiedene Hydrolate zu nehmen, zum Beispiel Neroli und Rosmarin.

Eine andere Version liegt in der Basis Vetiver. Sie können in der Herznote variieren und haben viele Möglichkeiten in der Kopfnote.

Orientalisches Duftkonzept

Wenden wir uns nun einem ganz anderen Duftkonzept, dem orientalischen zu. Während bei der Grünnote die Kopfnote überrepräsentiert war, wird hier die Herz- und Basisnote betont.

Die Auswahl der Duftnoten konzentriert sich auf üppige Blüten, Gewürze, Harze, Holznoten wie Sandel und Zeder. Nahezu unverzichtbar als Basis ist das indische Patchouli. Als Trägersubstanz bietet sich Jojobaöl an. Als Dosierung empfehle ich 15%. Auf 10 ml Jojobaöl kommen damit 1,5 ml Duftstoffe, was in etwa 30 Tropfen entspricht.

Übung: Welche ätherischen Öle eignen sich für die Basis?

Wie soll die Herznote ausgestaltet werden?

Welche Kopfnoten passen hierzu? Wie soll die Dosierung sein?

Bitte nehmen Sie sich die Zeit, und komponieren Sie auf dem Papier! So läßt sich gut planen, und Veränderungen können leicht vorgenommen werden.

Beachten Sie bei der Dosierung, daß sich die Basisnoten und die Absolues langfristig überdimensional durchsetzen. Wieviel Tröpfchen sollen für die Basis-, Herz- und Kopfnote bereitgestellt werden, damit der Gesamteindruck ein herz- und basisbetonter ist?

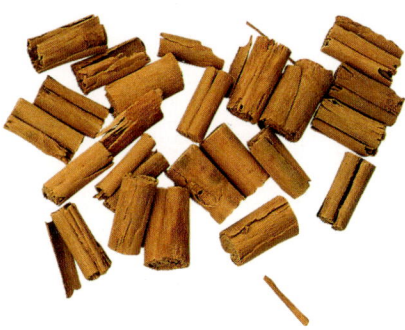

Hier eine sehr süße, weibliche, orientalische Note.

Bitte lesen Sie wieder von unten nach oben!

Kopfnote: Mandarine, 7 Tropfen
Orange, 5 Tropfen
Pampelmuse, 3 Tropfen
Herznote: Jasmin, 1 Tropfen
Ylang-Ylang, 5 Tropfen
Pfeffer, schwarz, 1 Tropfen
Basisnote: Patchouli, 1 Tropfen
Zimtrinde, 1 Tropfen
Sandel, 3 Tropfen
Vanille, 1 Tropfen
auf 10 ml Jojobaöl.

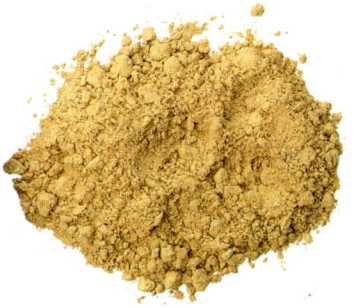

Auch hier gibt es unzählige Variationsmöglichkeiten. Ihrer Phantasie und Ihren persönlichen Vorlieben sind (fast) keine Grenzen gesetzt. Wenn Sie eine empfindliche Haut haben, sollten Sie mit Zimtrinde und Pfeffer sparsam umgehen oder diese durch hautfreundlichere Öle (siehe Seite 140) ersetzen. Dieser Hinweis gilt natürlich auch für alle anderen ätherischen Öle, die Sie im Farbleitsystem bei Rot oder Rotbraun finden.

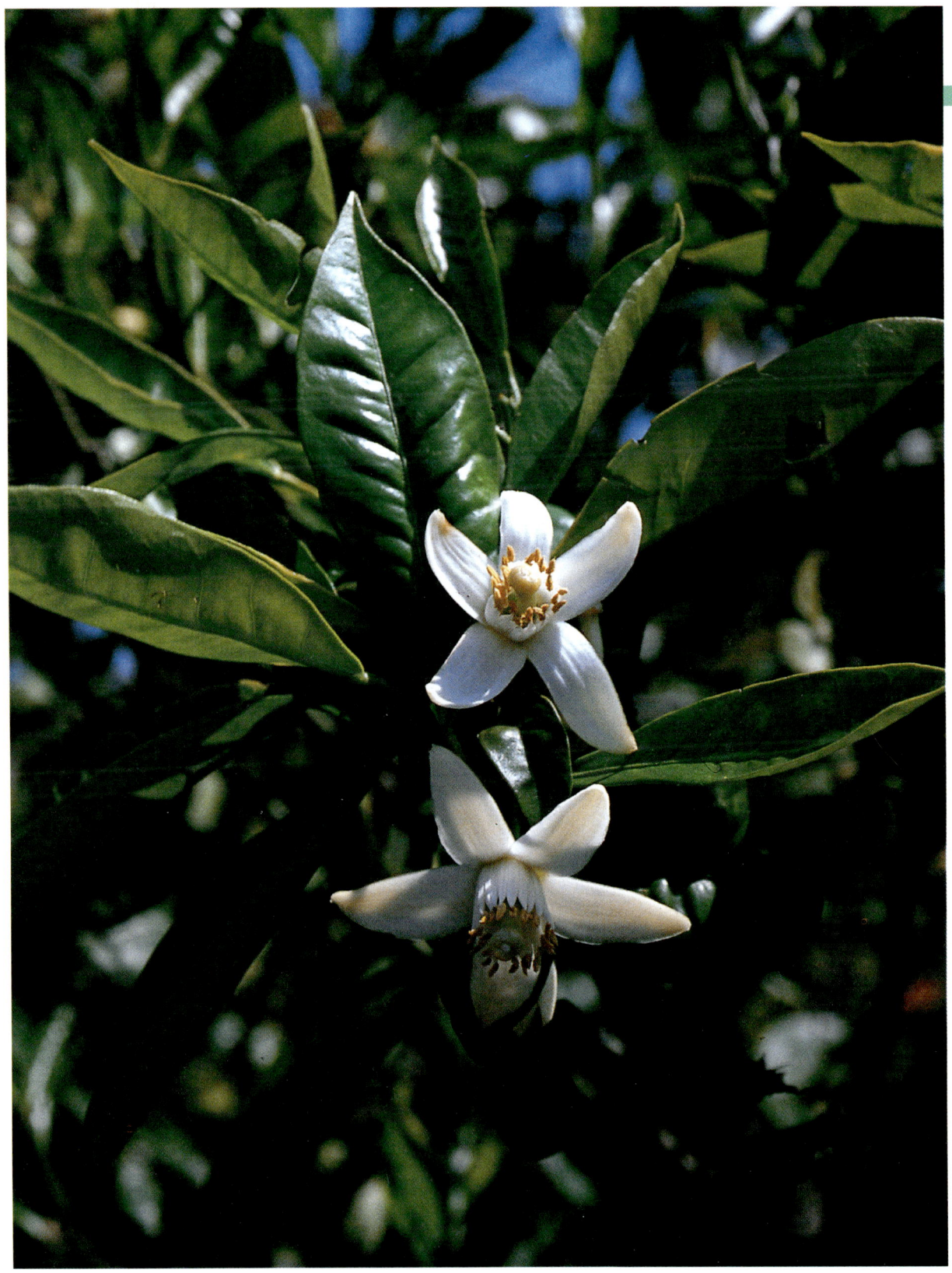

Die Haut als Aufnahmeorgan

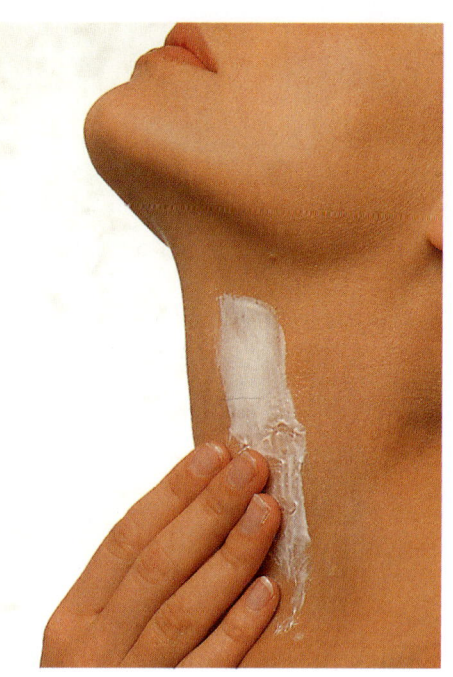

Unsere Haut grenzt den Körper nach außen und nach innen ab, gleichzeitig ist sie mit rund 1,8 m² Fläche unser größtes Aufnahme- und Abgabeorgan. Ätherische Öle haben die Fähigkeit, die Hautschichten zu durchdringen und sind nach 20 Minuten im Blutkreislauf nachweisbar. Das zeigt, daß wir durch aromatische Hautanwendungen innere Vorgänge beeinflussen können. Je nachdem, wieviel Zeit Sie gerade haben oder wo Sie sich befinden, können Sie sich entweder für eine lokale Anwendung (Gesichtspflege, Teilmassage, Kompresse, Fußbad etc.) oder für eine Ganzkörperbehandlung (Duftbad, Ganzkörpermassage) entscheiden.

Hydrolate

Die Haut kann man mit wäßrigen und mit öligen Anwendungen pflegen. Zu den wäßrigen zählen Kompressen und Masken, Gesichts- und Rasierwasser, Eau de Parfums und Bäder. Da sich ätherische Öle nicht ohne Emulgator in Wasser lösen und nur die eine Hälfte der Wirkstoffe der destillierten Pflanze repräsentieren, ist hier die Verwendung von Hydrolaten optimal.

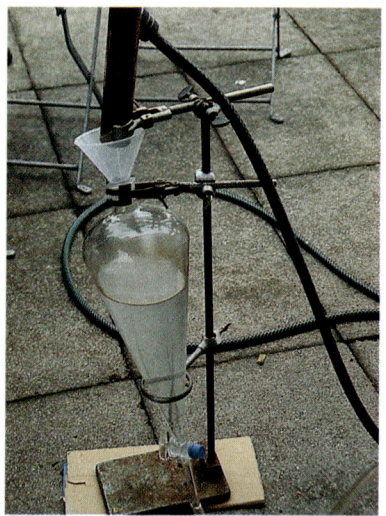

Auf dem Hydrolat setzt sich das ätherische Öl ab

Übrigens: Hydrolate sind nicht gleichbedeutend mit Wässern. Während echte Hydrolate oft mehrfach durch den Prozeß der Wasserdampfdestillation gegangen sind und sich damit stark mit Pflanzenkräften gesättigt haben, sind Duft-

wässer einfach nur in Wasser verschüttete natürliche ätherische oder synthetische Öle. Manchmal wird Alkohol zugegeben, um die Lösbarkeit der Öle im Wasser zu erreichen, was die Hautverträglichkeit jedoch beeinträchtigt.

Echte Hydrolate enthalten neben kleinen Mengen an ätherischen Ölen die wasserlöslichen Inhaltsstoffe der Pflanze: Spurenelemente, mineralische Salze, Alkaloide und andere flüchtige Bestandteile, aber keinen Alkohol. Damit sind sie für die Hautpflege sensibler Hauttypen äußerst wertvoll.

Die Hydrolate nehmen eine interessante Mittelstellung zwischen den ätherischen Ölen und den Kräutertees ein.

Gute Hydrolate entstehen bei einer eher langsamen Destillation bei niedrigen Druckverhältnissen. Zum Teil wird nach dem „Cohabation"-Prinzip gearbeitet: Das Hydrolat geht mehrfach durch die Destillation, damit es sehr konzentriert ist. Hydrolate sind bei kühler und dunkler Lagerung ein bis zwei Jahre haltbar. Ihre innerliche Einnahme ist völlig unproblematisch, wobei sie wesentlich konzentrierter als ein Kräutertee sind und gut zehnfach verdünnt werden können.

Zur Verfügung stehen in gut sortierten Geschäften die Hydrolate von Rose, Neroli, Hamamelis, Kamille, Lavendel, Minze und Rosmarin. Die Hydrolate der Minze und des Ros-

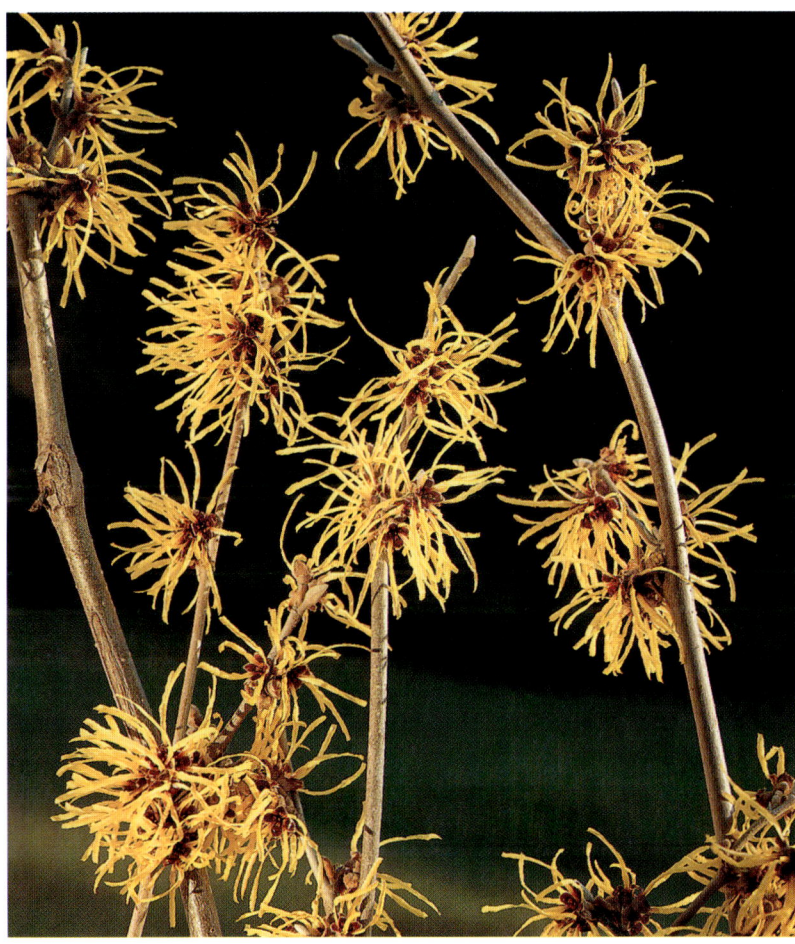

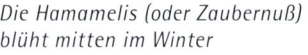

*Die Hamamelis (oder Zaubernuß)
blüht mitten im Winter*

Hamamelishydrolat

Der Hamamelisstrauch wird eigens
für das Hydrolat destilliert; er enthält kein ätherisches Öl. Das Hamamelishydrolat ist eine ausgezeich-
nete Grundlage für Rasierwasser, da
es seine blutstillende und wundhei-
lende Wirkung sofort entfaltet. Bei
empfindlicher, unreiner Haut wirkt
es klärend und reinigend.

Rosmarin-
und Minzenhydrolat

Beide bieten sich morgens für Abrei-
bungen an, als belebende Erfrischung für zwischendurch und als
Grundlage von Rasierwasser oder
Eau de Parfums.
Die Hydrolate von deutscher Kamille und feinem Lavendel beruhigen bei Hautirritationen. Sie eignen
sich gut für Kompressen und für
Bäder.
Für eine Gesichtsmaske können Sie
sich wunderbar Tonerde oder Quark
mit den entsprechenden Hydrolaten
anrühren. Für die Körper- und
Haarreinigung bietet sich die tensid-
freie Variante mit Rhassoulpulver
(marokkanisches Tonmineral) an,
ebenfalls kombiniert mit Hydrolaten. Selbst die Hennapackung läßt
sich mit Hydrolaten verbessern.

marins haben eine tonisierende
(kräftigende) Wirkung, die von Kamille und Lavendel eine sedierende
(beruhigende). Die Hydrolate von
Rose und Neroli sind beliebt aufgrund ihrer spezifischen harmoni-
sierenden Eigenschaften, während
das Hamamelishydrolat wertvoll
wegen seiner adstringierenden (zu-
sammenziehenden) Funktion ist.

Rosenhydrolat

Das Hydrolat der Rosenblüten hat
einen weichen, blumigen Charakter.
Ein Wattepad, getränkt mit Rosenhydrolat, ist wunderbar für müde
und gereizte Augen.
Mit Rosenhydrolat lassen sich auch
interessante Drinks mixen, und es ist

ein unverzichtbarer Bestandteil bei
der Marzipanherstellung. Rosenhydrolat pur ist ein schönes, sanftes
Gesichtswasser, eine samten-blu-
mige Beigabe fürs Badewasser und
vielfältig als Grundlage für Eau de
Parfums. Angerührt mit Tonerde
oder Quark ergibt es eine pflegende
Gesichtsmaske.

Nerolihydrolat

Das Hydrolat der Bitterorangen-
blüte stellt sich blumig-frisch vor,
mit einer hellen Citrusnote. Es ist erfrischend, belebend, adstringierend
und erheiternd. Sie können es gut im
Duftbad, als Gesichtswasser, als
Grundlage für ein Eau de Cologne
und für Gesichtsmasken verwenden.

Fette Öle und ihre Inhaltsstoffe

Pflanze	gesättigte Fettsäure in %	einfach ungesättigte Fettsäure in %	mehrfach ungesättigte Fettsäure in %	Linol-säure in %	Linolen-säure in %	Gamma-Linolen-säure in %	Vitamine E A D	Lecithin
Sonnenblume	11 (6,5 Palmitinsäure) (4,5 Stearinsäure)	27	72	60	–	–	⊕ + +	⊕
Olive	13 (Palmitinsäure)	78 (Ölsäure)	9	8	1	–	+ + +	+
Mandel	6	77	17	13	4	–	+ + +	+
Weizenkeim	17 (Palmitinsäure)	17 (Ölsäure)	67	56	8	–	⊕ ⊕ ⊕	⊕
Walnuß	10	17	75	63	3	–	⊕ + +	+
Haselnuß	8 (u.a. Palmitinsäure)	80 (Ölsäure)	10	10	–	–		
Makadamia	32 (Palmitinsäure) (3 Stearinsäure) (19 Palmitolein-säure)	60 (Ölsäure)	5	2	–	–		
Nachtkerze	9 (7 Palmitinsäure) (2 Stearinsäure)	9 (Ölsäure)	mindestens 82	73		11	⊕	
Borretsch-samen	13 (9 Palmitinsäure) (4 Stearinsäure)	17 (Ölsäure)	mindestens 61	40		24	⊕	
Jojoba		(97 % Wachsester)						
Avocado	27 (20 Palmitinsäure) (7 Palmitoleinsäure)	59 (Ölsäure)	15	15	–	–		

⊕ reichlich vorhanden   + vorhanden

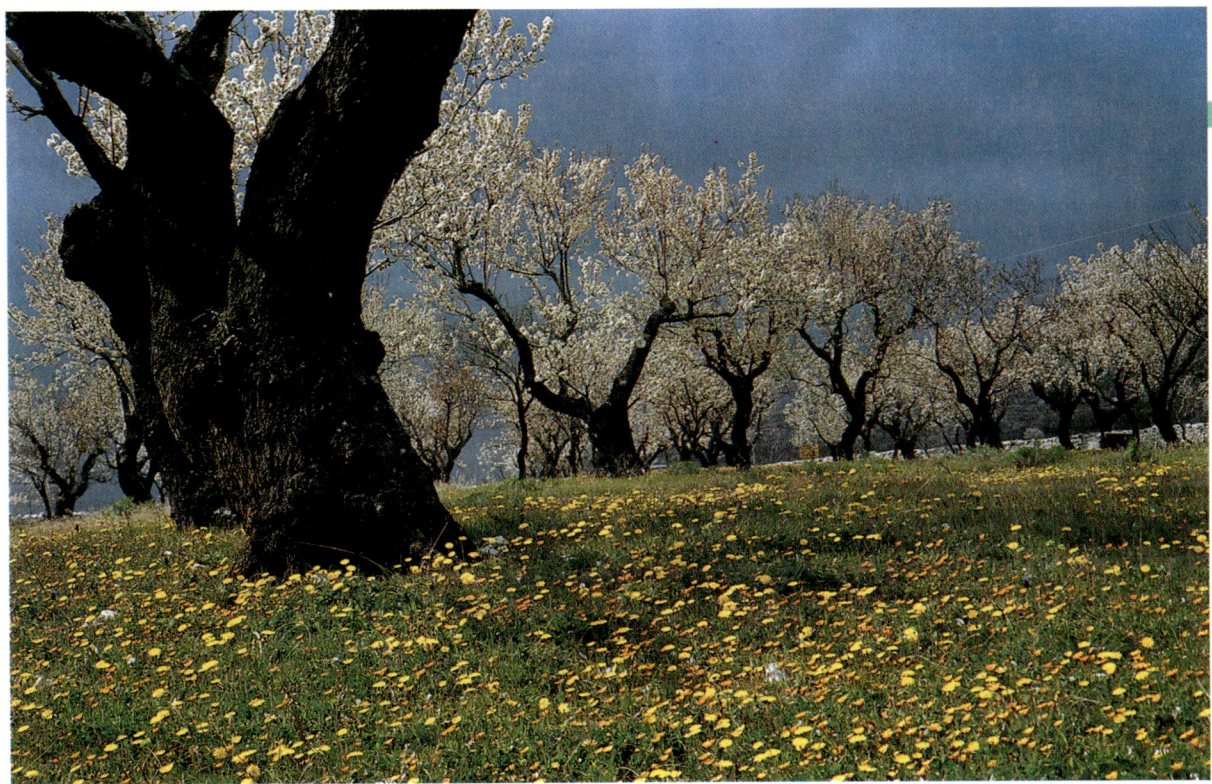

Ätherische Öle und fette Öle

Ölige Anwendungen sind alle Formen von Körper-, Gesichts- und Massageölen sowie Naturparfüms auf Ölbasis. Hier werden ätherische Öle mit einem Trägeröl wie Mandelöl, Jojobaöl etc. kombiniert. Achten Sie dabei auf qualitativ hochwertige kaltgepreßte Öle, unbedingt aus erster Pressung und möglichst aus biologischem Anbau. Da die ätherischen Öle für die Haut durchlässig sind, werden eventuelle Schadstoffe des fetten Öles mit eingeschleust.

Besonders bedenklich sind Mineralöle – dennoch besteht ein Großteil der konventionellen Kosmetik, selbst der Produkte für Babys, aus Erdöl. Ihrem Nachwuchs zuliebe sollten Sie sich deshalb genau erkundigen.

Die verschiedenen Trägeröle

Ätherische Öle sind zu konzentriert für die direkte Hautanwendung, daher werden sie auf Trägeröle gegeben. Gleichzeitig erleichtert die ölige Grundlage die Verteilung und ernährt die Haut.

Jede Ölpflanze produziert ihr arteigenes Öl, das sich durch einen spezifischen Anteil an ungesättigten und gesättigten Fettsäuren auszeichnet. Sie können für Ihre Körperpflege jedes gute kaltgepreßte Küchenöl aus erster Pressung verwenden: Was für den Magen gut ist, eignet sich auch für die Haut. Umgekehrt bedeutet dies: Naturkosmetik muß man essen können. Was Sie nicht essen würden, sollten Sie sich auch nicht auf die Haut geben. Hautpflege ist Ernährung von außen.

Fette, auch Lipide genannt, bestehen aus einem Glyzerinmolekül, an das drei Fettsäuren gebunden sind. Bei den Fettsäuren wird zwischen gesättigten und ungesättigten Fettsäuren unterschieden. Da der Körper die ungesättigten Fettsäuren nicht herstellen kann, werden diese auch als essentielle (notwendige) bezeichnet und müssen mit der Nahrung und der Hautpflege zugeführt werden. „Ungesättigte" Fettsäure sagt aus, daß nicht alle Kohlenstoffatome ein Wasserstoffpaar tragen, sondern eine reaktionsfreudige Doppelbindung (C=C) vorliegt. Ist dies einmal der Fall, so spricht man von einfach ungesättigten Fettsäuren. Kommt dies zweifach oder mehrfach vor, dann handelt es sich um mehrfach ungesättigte Fettsäuren. Beide Formen von ungesättigten Fettsäuren sind wichtig für den Menschen.

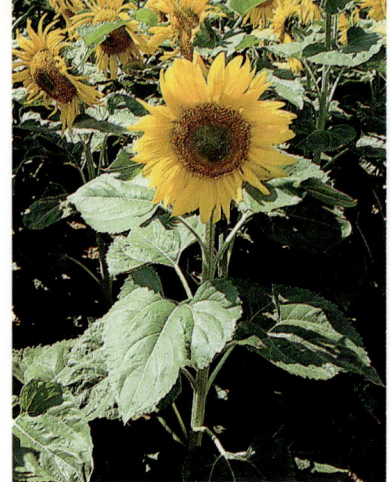

Sonnenblumenöl
(Helianthus annuus)

Kaltpressung aus den Samen, wird überwiegend in Frankreich angebaut, hoher Gehalt (72%) an mehrfach ungesättigten Fettsäuren, hoher Lecithinanteil, reich an Vitamin C; haltbar bis zu 8 Monaten.

Hautwirkung: Regenerierend und stärkend, passend für alle Hauttypen, für großflächige Massagen und für die Haarpflege, nährend für schwangere Frauen und Babys. Ein recht leichtes Öl mit minimalem Eigengeruch.

Olivenöl
(Olea europaea)

Kaltpressung aus den reifen Früchten, Herkunftsländer: Italien, Frankreich, Griechenland, hoher Gehalt (78%) an einfach ungesättigten Fettsäuren, leichte Erhitzungen sind daher möglich, ohne die Qualität zu beeinträchtigen, haltbar bis zu 10 Monaten, geeignete Grundlage für Mazerationen (Ölauszüge) von Johanniskraut, Ringelblume (Calendula) und Arnika.

Hautwirkung: Antirheumatisch und entgiftend. Ein recht schweres Öl mit intensivem Eigengeruch.

Süßes Mandelöl
(Prunus amygdalus var. dulcis)

Kaltpressung aus den süßen Mandeln, Herkunftsländer: Frankreich, Spanien, hoher Anteil (77%) an einfach ungesättigten Fettsäuren, erhöhter Vitamin-E-Gehalt; haltbar bis zu 10 Monaten.

Hautwirkung: Sehr sanft und pflegend, nervenstabilisierend, eher sedierend, einhüllend und schützend, für jeden Hauttyp und für jedes Alter geeignet, beliebtes Babyöl, angenehmer, leichter Duft.

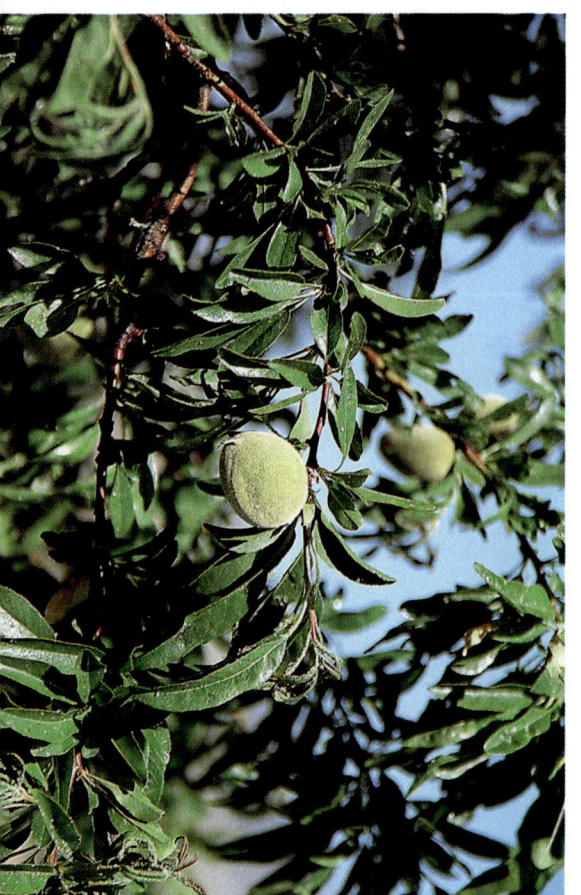

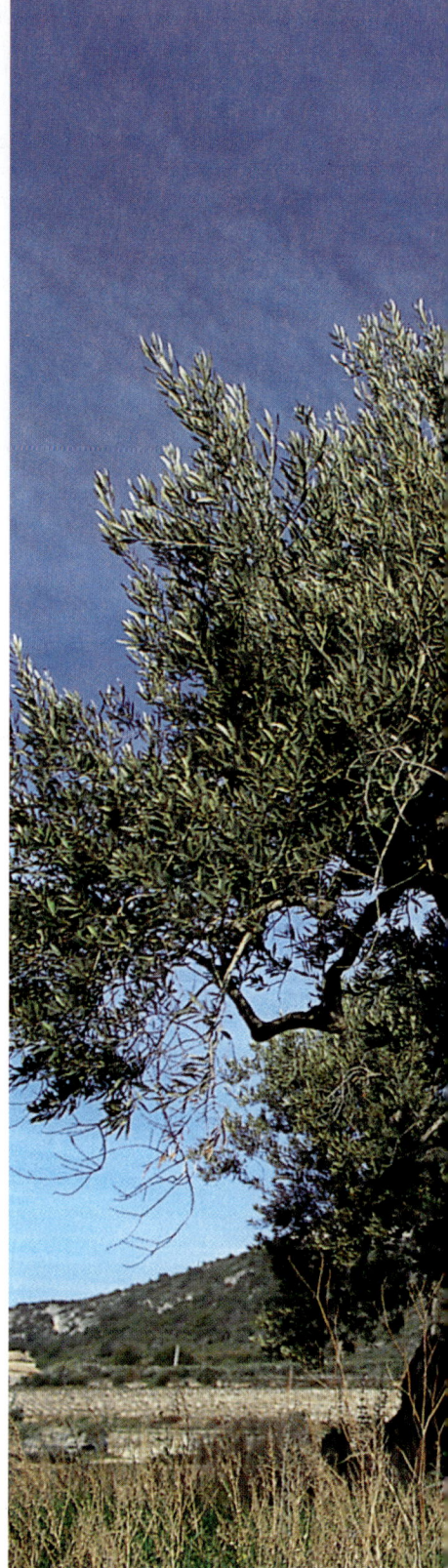

Mandelbaum (Foto links);
Sonnenblume (Foto oben);
Olivenbaum (Foto rechts)

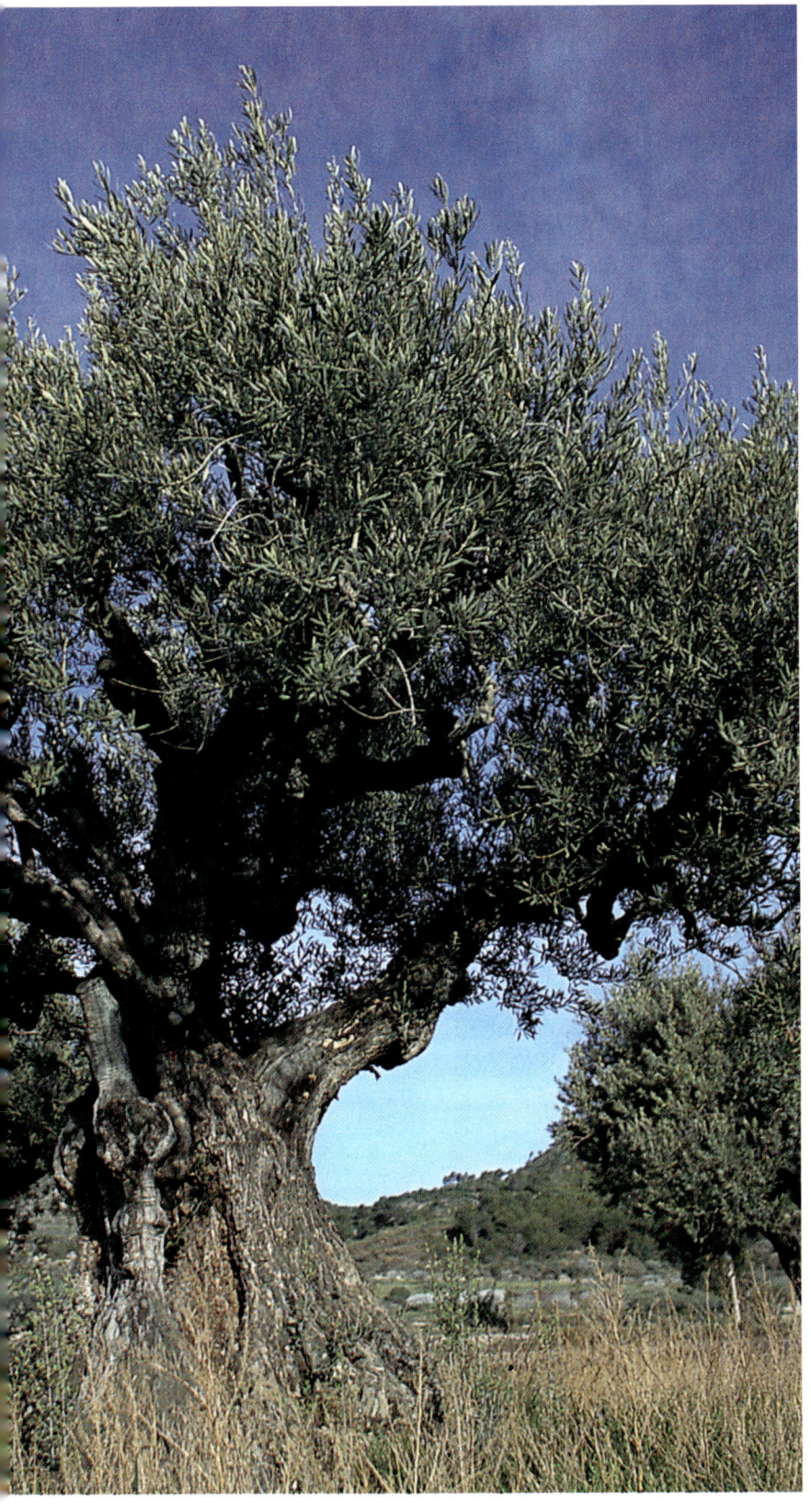

Weizenkeimöl
(Triticum vulgare)

Kaltpressung der Weizenkeime, hoher Anteil (67%) an mehrfach ungesättigten Fettsäuren, sehr hoher Vitamin-E-Anteil, hoher Anteil an Provitamin A und D, lecithinreich, ein hervorragendes, reichhaltiges Hautöl; haltbar ca. 8 Monate, angebrochen nur 2 Monate.

Hautwirkung: Aufgrund des sehr hohen Vitamin-E-Anteils stark aktivierend, regenerierend und nährend, ideal in Kombination (max. 20%) mit einem anderen leichteren Trägeröl, wie zum Beispiel Sonnenblumenöl. Ein recht schweres Öl mit intensivem Eigengeruch.

Leitsatz

Die große Auswahl an hochwertigen fetten Ölen ermöglicht eine sehr individuelle Kombination.

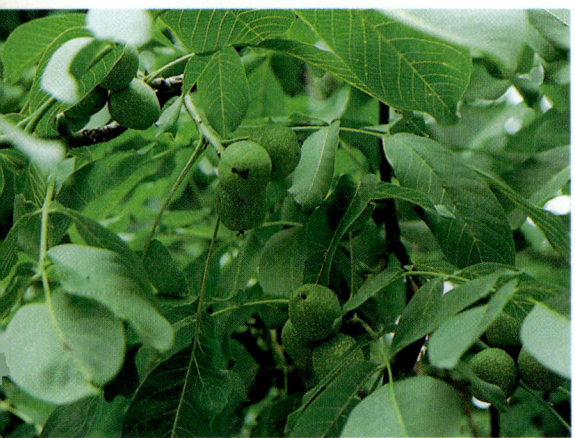

Walnuß

Haselnuß

Walnußöl
(Juglans regia)

Kaltpressung aus deutschen oder französischen Walnüssen, hoher Anteil (75%) an mehrfach ungesättigten Fettsäuren, davon bis zu 63% Linolsäure, Vitamin-E-reich; haltbar bis zu 8 Monaten.
Hautwirkung: Regenerierend und nährend, angenehm in Kombination mit anderen leichteren Ölen, natürlicher leichter Sonnenschutzfaktor. Ein Öl mit starkem Eigengeruch.

Haselnußöl
(Corylus avellana)

Kaltpressung aus meist sizilianischen Haselnüssen, 80% ungesättigte Fettsäuren, enthält Vitamin A und E; haltbar bis zu 8 Monaten.
Hautwirkung: leicht flüssig, dringt gut ein, leicht adstringierend, eher tonisierend, ideal für Muskelmassagen. Ein Öl mit zartem, angenehm nussigem Geruch.

Makadamianußöl
(Macadamia integrifolia)

Kaltpressung einer Nuß eines australischen Baumes, reich an ungesättigten Fettsäuren, regulierende Wirkung auf den Blut- und den Lymphkreislauf.
Hautwirkung: Verteilt sich sehr gut und dringt leicht in die Haut ein, pflegend; läßt sich gut mit Haselnuß-, Mandel- oder Jojobaöl kombinieren.

Nachtkerzenöl
(Oenothera biennis)

Kaltpressung aus den Samen, enthält die wertvolle Gammalinolensäure (bis 11%), fördert die körperliche, geistige und seelische Vitalität, für die innere und äußere Anwendung; die kurze Haltbarkeit nach dem Anbruch des Fläschchens von nur 2 Monaten wird erhöht durch die Portionierung in Gelatinekapseln.
Hautwirkung: Sehr vielseitig, verjüngend, regenerierend, regulierend, stärkend, starke seelische Wirkung, auch bei Tieren, zur Hormonregulierung, bei Streß, für Hautcremes in Kombination (10% Nachtkerzenöl) mit anderen Ölen (90%).

Borretschsamenöl
(Borago officinalis)

Kaltpressung aus dem Samen des Borretschkrautes, enthält die sehr wertvolle Gammalinolensäure (bis 24%).
Hautwirkung: Sehr vielseitig, verjüngend, regenerierend, regulierend, stärkend, starke seelische Wirkung, auch bei Tieren, zur Hormonregulierung, bei Streß, für Hautcremes in Kombination (10% Borretschsamenöl) mit anderen Ölen (90%).

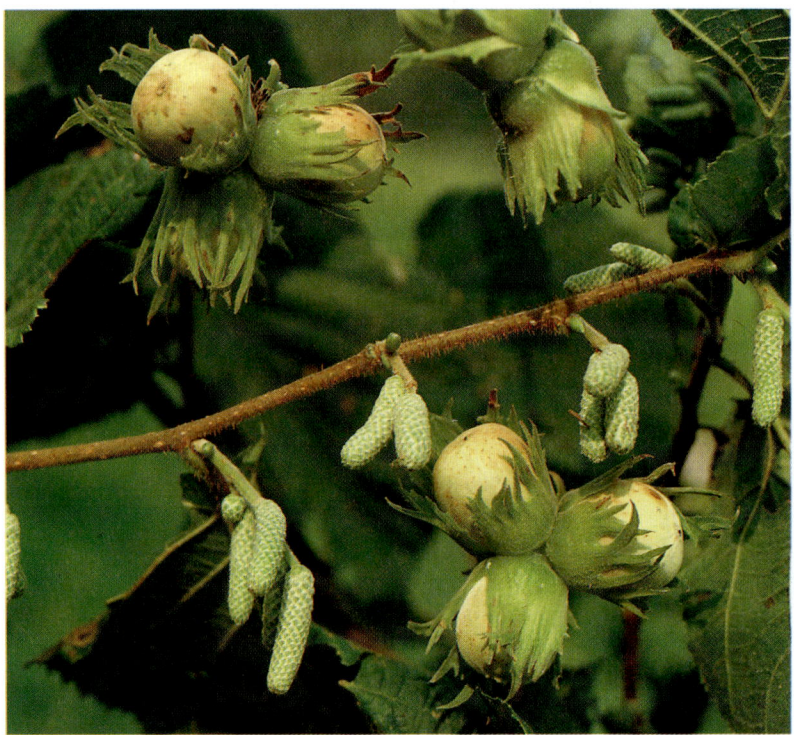

Jojobaöl
(Simmondsica chinensis)

Kaltpressung der Samen eines Wü-stenbaumes (Kalifornien, Mexiko, Arizona).

Hautwirkung: Passend für jeden Hauttyp, dringt gut in die Haut ein, zählt zu den Wachsen, kann nicht ranzig werden, ideale Basis für Na-turparfüms auf Ölbasis, fast kein Ei-gengeruch, qualitativ hochwertig für 2 bis 3 Jahre.

Jojobaöl ist kein Speiseöl.

Johanniskrautöl
(Hypericum perforatum)

Das „Rotöl" ist ein Mazerat von wildwachsenden Johanniskrautblü-ten in Olivenöl oder in Sonnenblu-menöl, das um Johanni (21. 6.) für ca. 4 Wochen angesetzt wird.

Hautwirkung: Der rote Wirkstoff, das Hypericin, wirkt stimmungsauf-hellend, nervenstärkend und beru-higend; nach dem Sonnenbaden hilft es bei Sonnenbrand; niemals aber vor dem Sonnenbaden anwen-den, da es die Lichtempfindlichkeit erhöht. Manchmal wird zur Kon-servierung und Veredelung noch 1% ätherisches Johanniskrautöl oder 1% ätherisches Lavendelöl hinzugegeben.

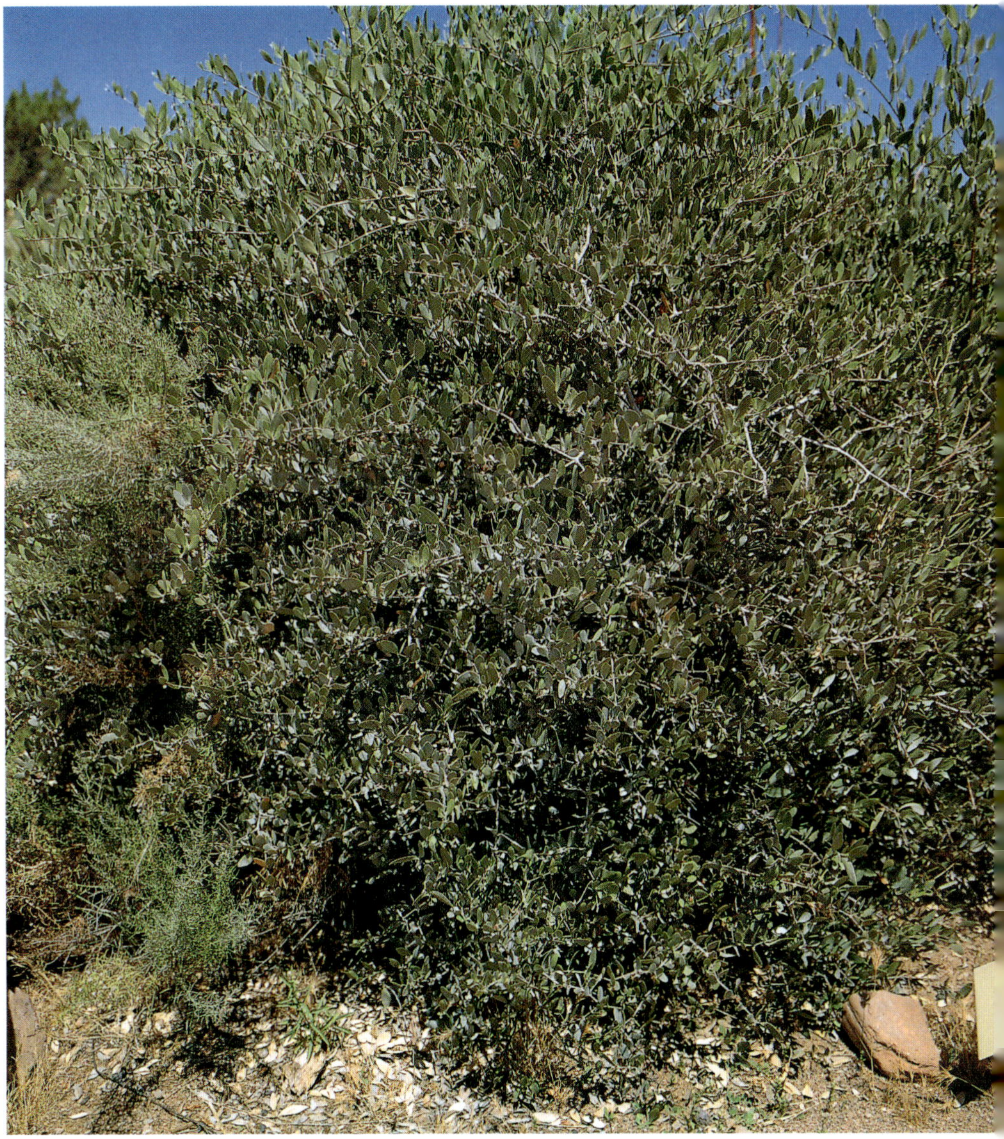

Jojobabaum (Foto oben);
Borretschblüten (Foto unten)

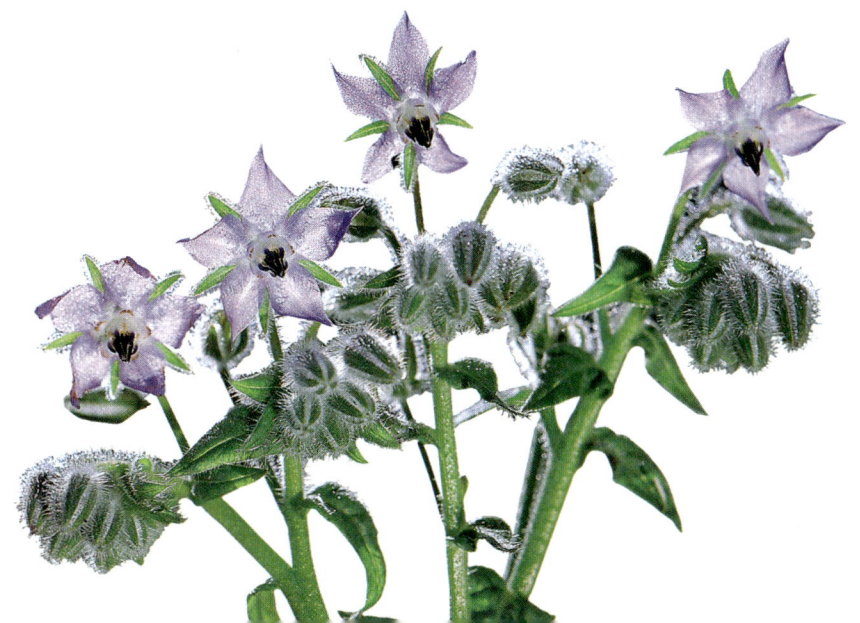

Hautfreundliche ätherische Öle

Biochemisch sind die ester-, die monoterpenol- und die sesquiterpenolbetonten Öle besonders hautfreundlich. Esterbetonte ätherische Öle sind zum Beispiel Lavendel, fein und wild, römische Kamille, Petitgrain, Muskatellersalbei, Immortelle etc. Den biochemischen Schwerpunkt auf den Monoterpenolen haben alle Duftnoten, denen ich in der Duftleiter den Farbstrich rosé zugeordnet habe: Palmarosa, Rosenholz, Zitronen- und Rosengeranie und die verschiedenen Rosen. Außerdem gehören hierzu Neroli, Lavandin, Majoran, Tea-Tree und milder Thymian.

Die ätherischen Öle von Karottensamen und Sandelholz weisen sehr viele Sesquiterpenole auf und zählen damit ebenfalls zu den besonders hautpflegenden Ölen.

Die ätherischen Öle der Harze Weihrauch und Myrrhe sind für ihre entzündungshemmenden und wundheilenden Eigenschaften bekannt. Sie eignen sich auch gut für die reife Haut, da sie straffend wirken.

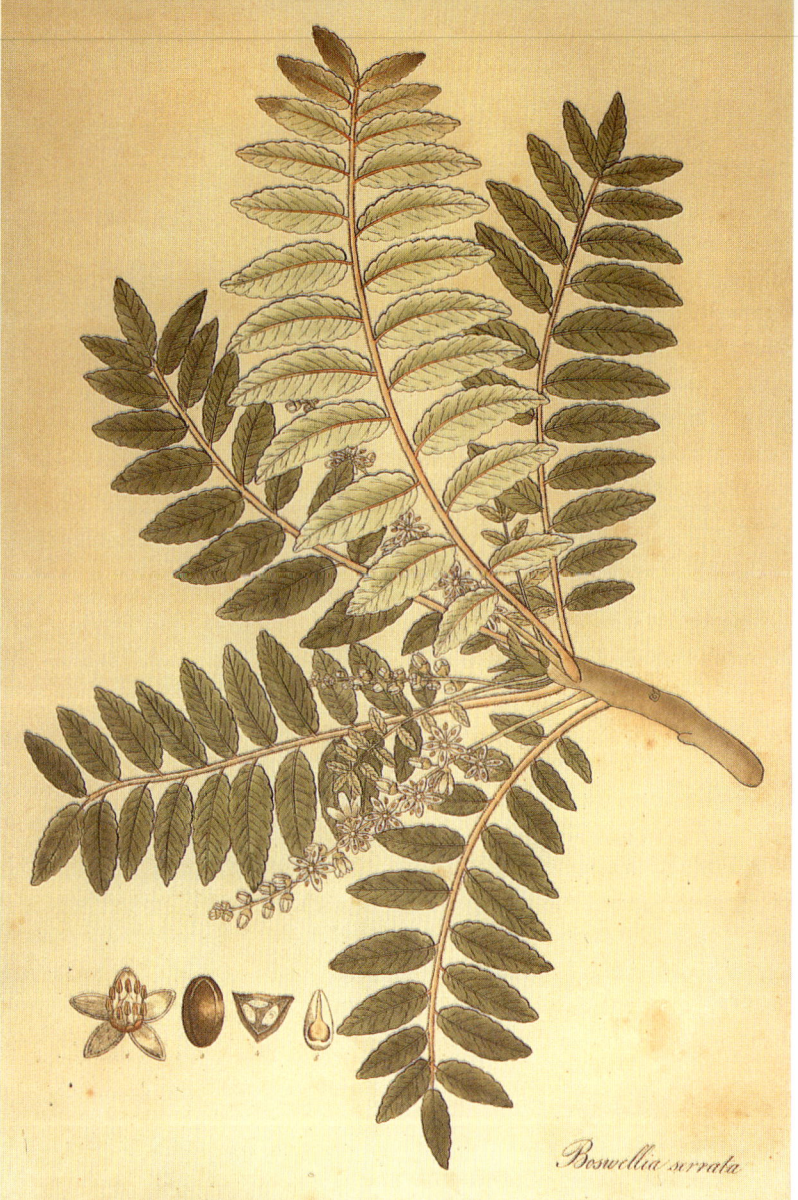

Beswellia serrata

*Zweig eines indischen Weihrauchbaums, kolorierte Federlithographie, um 1820 (Foto oben);
jüdisches Weihrauchgefäß,
ca. 1100 v. Chr., Terrakotta bemalt
(Foto rechts)*

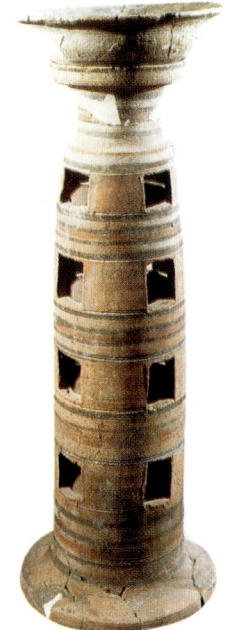

Hautreizende ätherische Öle

Hierzu gehören Pfefferminze, Zimtrinde, Pfeffer und starker Thymian. Generell läßt sich sagen, daß alle Düfte, denen ich die Farbe Rot zugeordnet habe, recht hautreizend sind: Pfeffer, Ingwer, Kardamom, Koriander und Galgant. Sie zeigen ihr feuriges Wesen bei Hautanwendungen durch entsprechende Rötungen. Wenn Sie kein Risiko eingehen möchten, dann meiden Sie diese

Öle. Ansonsten sollten Sie sie sehr zart (0,5%) dosieren und in Kombination mit hautfreundlichen Ölen anwenden.

Auch einige ätherische Öle mit der Farbinformation rotbraun sind nicht besonders hautfreundlich: Cassia, Zimtrinde, Zimtblätter, Gewürznelke, Bay, Bohnenkraut, starker Thymian, Quendel und Oregano. Viele von ihnen haben ihren biochemischen Schwerpunkt auf den Phenolen.

Die Düfte, die im weitesten Sinne zitronenähnlich duften, erhöhen die Lichtempfindlichkeit (Photosensibilisierung) der Haut und können leicht hautreizend sein: Zitrone, Bergamotte, Limone, Grapefruit, Melisse, Zitronenstrauch, Lemongrass, Citronnelle. Sie tragen meist die Farbinformation hellgrün. Biochemisch ist überwiegend das Limonen, ein Monoterpen, und das Furocumarin für die höhere Lichtempfindlichkeit verantwortlich.

Da einige der Koniferenöle auch Limonen enthalten, sollten Sie hier vorsichtig sein. Am besten, Sie machen einen kleinen Hauttest und geben 1% der ätherischen Öle auf ein fettes Öl und diese Mischung auf eine empfindliche Hautstelle, wie zum Beispiel die Armbeuge. Wenn sich nach einer halben Stunde keine Rötung und kein Jucken einstellt, können Sie diese Mischung auch großflächiger anwenden. Besonders hellhäutige Menschen mit blonden oder roten Haaren reagieren sensibel auf die obengenannten hautreizenden Öle.

Hauttypen und ätherische Öle

Die traditionelle Kosmetik unterscheidet zwischen trockener, fetter, unreiner, alternder, empfindlicher und Mischhaut. Da sie allopathisch ausgerichtet ist, versorgt sie trockene Haut mit Feuchtigkeit, entfettet fette Haut, behandelt unreine Haut mit antiseptischen Mitteln usw. Dies ist kurzfristig sinnvoll. Aber langfristig wird eine fette Haut ihre Fettproduktion nicht einstellen, weil sie entfettet wird. Das Gegenteil ist der Fall! Je mehr Fett der Haut entzogen wird, desto mehr muß sie produzieren. Nach dem homöopathischen Prinzip hieße dies, der fetten Haut Fett zuzuführen, um deren Fettproduktion überflüssig zu machen. Bitte entscheiden Sie selbst, welchen Weg Sie einschlagen möchten.

Der Einsatz von ätherischen und fetten Ölen in der Hautpflege hat neben dem verwöhnenden Aspekt auch eine ausgleichende Seite. Die ätherischen Öle von Geranie, Rose, Lavendel, Neroli und Sandelholz vermögen eine aus dem Gleichgewicht geratene Haut auszubalancieren. Da auch dies ein ganzheitlicher Prozeß ist, sollten Sie gleichzeitig die Themen Ernährung, Bewegung, Luftqualität und Entspannung in Ihre hautpflegenden Überlegungen und Handlungen mit einbeziehen. Als allgemeine Dosierung für Hautanwendungen auf der Basis von fetten Ölen gelten (noch) 3% ätherische Öle. Bei Kindern, Babys und problematischen Ölen oder sensiblen Hauttypen sollten Sie aber lediglich mit 1% dosieren, also 1 ml ätherisches Öl auf 100 ml Trägeröl. 1 ml ätherischem Öl entspricht meist 20 bis 25 Tropfen. (Die ge-

naue Anzahl ist abhängig von der Art des Tropfenzählers, der Raumtemperatur und dem unterschiedlichen spezifischen Gewicht des Duftstoffes.)

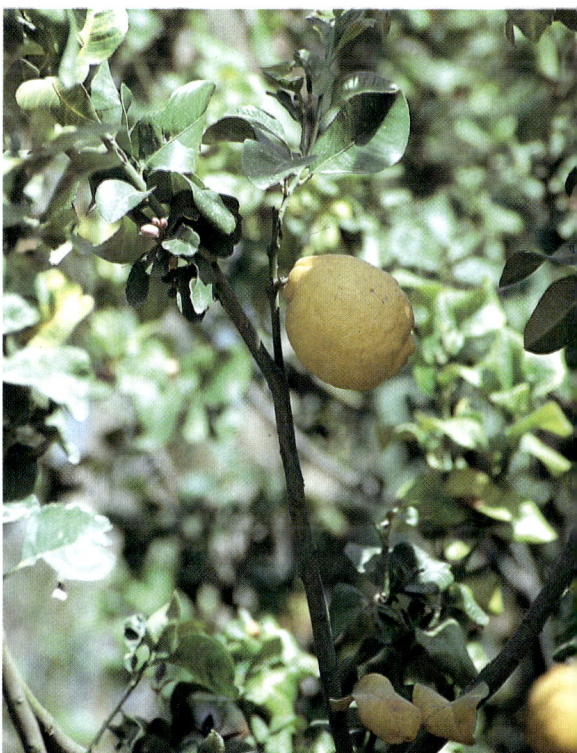

Rezepte

Einfache „kleine" Gesichtsöle

10 ml Mandelöl mit 2 bis 5 Tropfen ätherischer Öle

Variante I (ausgleichend)

Geranie, 2 Tropfen
Benzoe, 1 Stäbchen

Variante II (sinnlich)

Ylang-Ylang, 2 Tropfen
Sandelholz, 1 Stäbchen

Variante III (harmonisierend)

Lavendel, 2 Tropfen
Myrrhe, 1 Stäbchen

Welche Version ist Ihnen sympathisch? Nach diesen ersten Versuchen können Sie sich auch größere Mengen (50 ml) Gesichtsöl herstellen, achten Sie bitte dabei aber auf die Haltbarkeit. Die reifere Haut (ab 30 Jahren) profitiert von einem 10%igen Zusatz an Weizenkeim- oder Makadamianußöl. Sehr wertvoll ist auch eine Beigabe von Nachtkerzen- oder Borretschsamenöl.

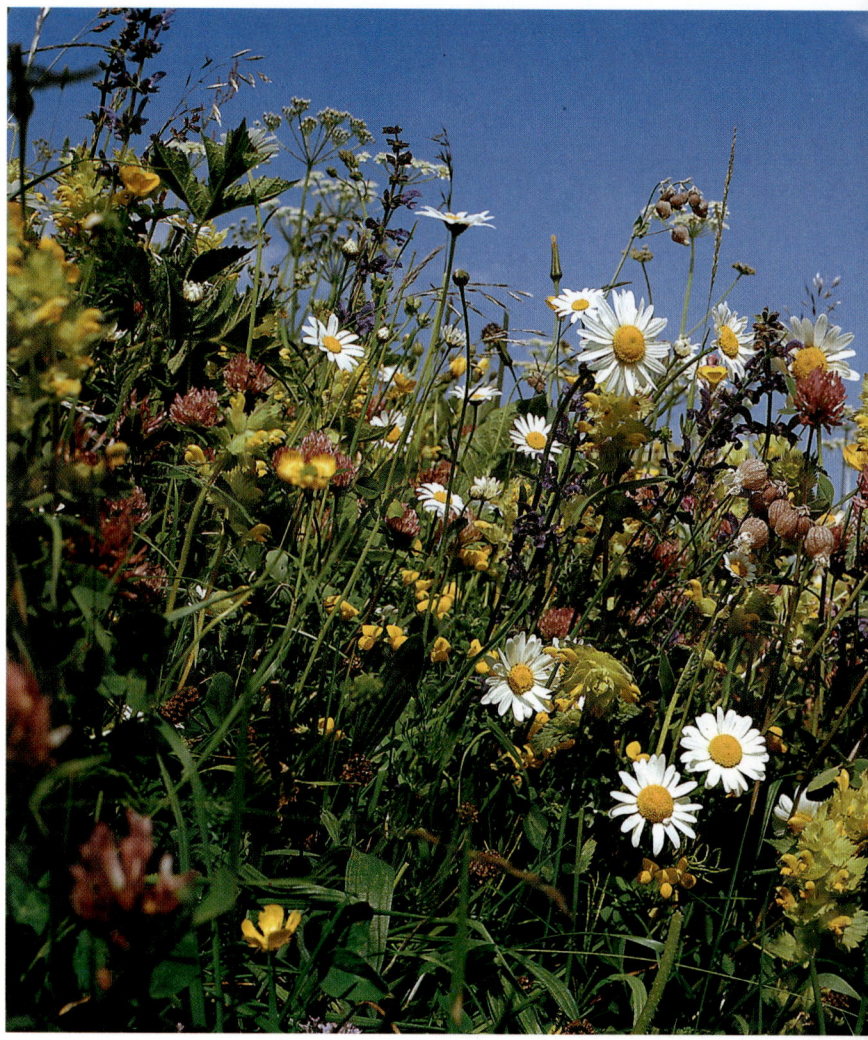

Körperöle

Körperöl (kräftig erfrischend und anregend)

50 ml Haselnußöl mit 10 bis 25 Tropfen ätherischer Öle
Zitrone, 3 Tropfen
Lemongrass, 3 Tropfen
Rosmarin, 2 Tropfen
Zitronengeranie, 2 Tropfen
Steinklee, 1 Stäbchenspitze
Zeder, 1 Tropfen

Körperöl (entspannend)

45 ml Mandelöl, 5 ml Weizenkeimöl, 10 bis 25 Tropfen ätherischer Öle
Lavendel, fein, 3 Tropfen
Mandarine, 3 Tropfen
Rosengeranie, 2 Tropfen,
Ylang-Ylang, 1 Tropfen
Benzoe, 1 Stäbchenspitze
Vetiver, 1 Stäbchenspitze

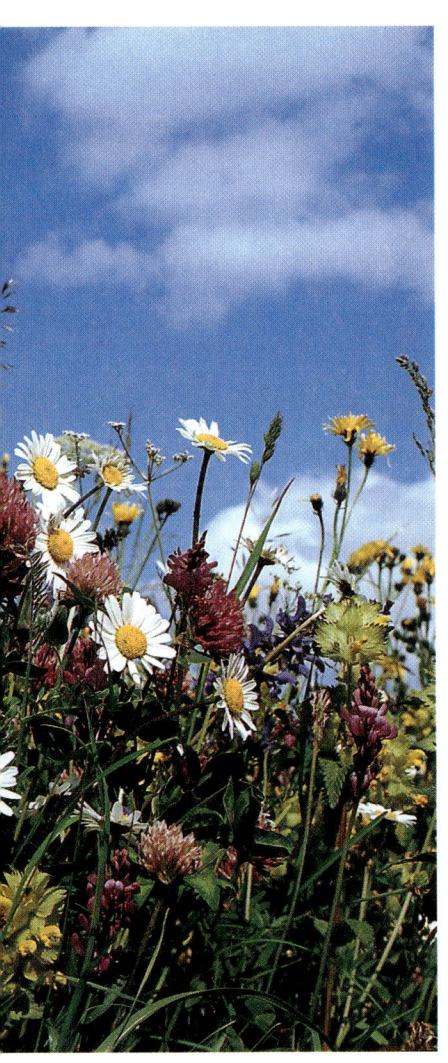

Auch die Kraft vieler Wiesenkräuter und -blumen kann man für die Hautpflege nutzen

Für alle Anwendungen gilt: variieren Sie. Sie haben dabei zwei Möglichkeiten: Entweder Sie entscheiden ganz situativ nach dem Motto: Was gefällt mir heute? Dann sollten Sie mehrere Cremes und Öle in kleinen Mengen zur Auswahl haben. Oder Sie wenden eine Creme oder ein Öl kurmäßig an. Am besten Sie beginnen mit Ihrer Kur an Neumond und beenden Sie zum darauf-

folgenden Neumond; die Haut hatte dann Zeit, die neue Information aufzunehmen und konnte sich durch diesen Einfluß verändern. Sie braucht nun entweder eine Ruhepause oder eine andere Information.

Öle speziell für Frauen

Eine Reihe von ätherischen Ölen hat eine östrogenähnliche Wirkung. Sie unterstützen die erste Hälfte des weiblichen Zyklus, das heißt die Zeit von der Regelblutung bis zum Eisprung. Diese Öle dürfen aber nicht in der zweiten Zyklushälfte angewandt werden, da sonst der natürliche Rhythmus aus der Balance gerät oder, falls dies bereits der Fall ist, er nicht die Möglichkeit bekommt, sich wieder einzupendeln. Für die folgenden Informationen danke ich Patricia Davis.

● **Cellulite:** Neben einer gesünderen Ernährung, ausreichend Mineralwasser oder Kräutertee und viel Entspannung eignen sich spezielle Massagen mit Wacholder, Geranie, Rosmarin und schwarzem Pfeffer in 1 bis 3%iger Dosierung auf einem fetten Trägeröl.
Rosmarin, 5 Tropfen
Geranie, 10 Tropfen
schwarzer Pfeffer, 2 Tropfen
Wacholder, 3 Tropfen
auf 100 ml Haselnußöl

● **Prämenstruelles Syndrom (PMS):**
In der ersten Hälfte des Zyklus, vor dem Eisprung, können Sie Ihren Hormonhaushalt durch östrogenähnliche und ausgleichende ätherische Öle unterstützen. Östrogenähnlich wirken Muskatellersalbei, Majoran und Fenchel, ausgleichend Geranie.
Nach dem Eisprung unterstützen reinigende, entgiftende und anre-

gende ätherische Öle wie Wacholder, Kiefer und Bergamotte oder Wacholder und schwarzer Pfeffer. Begleitend sollten Sie Frauenmantel- und Mönchspfeffertee trinken. Diese Kräuter haben eine progesteronähnliche Wirkung.

● **Unregelmäßiger Zyklus:** Wenn der Zyklus sehr unregelmäßig ist oder ausbleibt, wie dies zum Beispiel bei magersüchtigen Frauen der Fall sein kann, wird der Mondrhythmus zugrunde gelegt. Neumond

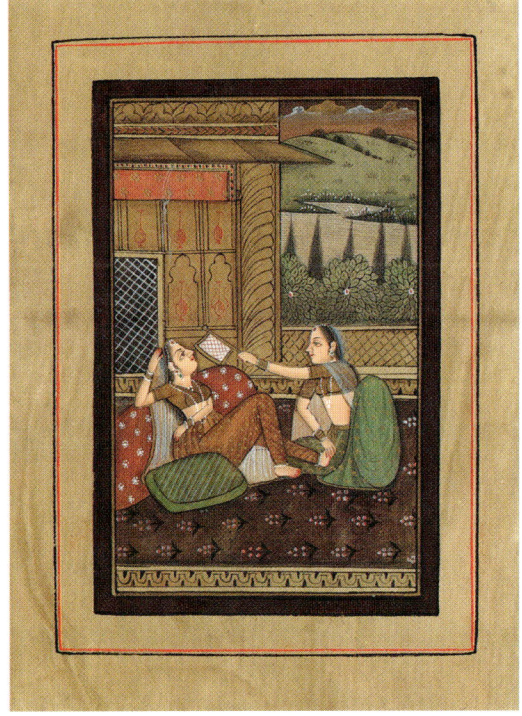

entspricht dann dem ersten Tag des Menstruationszyklus, die östrogenähnlichen Öle werden vom 4. bis 14. Tag eingesetzt, die anregenden und reinigenden ätherischen Öle und die progesteronähnlichen

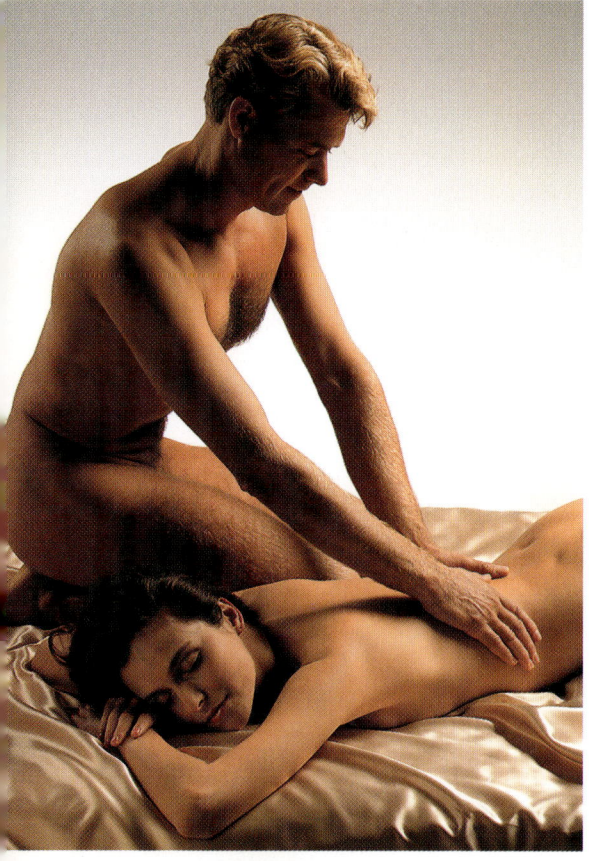

Leitsatz

Schwangere sollten bei der Anwendung ätherischer Öle ganz besonders vorsichtig sein.

Kräutertees vom 15. bis 28. Tag. Nach 4 Tagen Pause kann dieses System wiederholt werden.

● **Schwangerschaft:** In der Schwangerschaft reagieren Frauen und Embryos besonders sensibel auf ätherische Öle. Die Dosierung sollte daher 1% nicht überschreiten, und alle (auch nur leicht) problematischen Öle müssen vermieden werden (siehe Seite 149). Hilfreiche Öle zur Vorbeugung gegen Schwangerschaftsstreifen sind Neroli und Mandarine. Wenn die Gefahr einer Fehlgeburt nicht besteht, sind die ätherischen Öle von Rose, blauer Kamille und Lavendel sehr wohltuend. Die Geburt selbst unterstützt eine Kreuzbeinmassage mit Jasmin oder Lavendel. Voraussetzung ist, daß dieser Duft der Gebärenden jetzt sympathisch ist. Tea-Tree eignet sich für alle Arten von Rissen.

● **Wechseljahre:** Da während der Wechseljahre die Östrogenproduktion der Eierstöcke zurückgeht, bietet sich hier für den sanften Übergang die gleiche Methode an wie bei PMS.

Gegen die Hitzewallungen helfen Bergamotte- und Kamilleöl. Die psychologischen Probleme wie Angst und Depression können unabhängig von der Hormonsituation gesehen und behandelt werden.

Die Aromamassage

Eine sehr stimmungsvolle und wohltuende Form, duftende Öle anzuwenden, ist die Aromamassage. Die liebevolle Zuwendung, die Stimulation der Haut, Muskeln und Lymphe, Reflexzonen und Meridiane allein ist bereits eine große Wohltat. Wenn dann noch die richtige Auswahl an ätherischen Ölen hinzukommt, vervielfachen sich

Genuß und Effekt. Vervollkommnen Sie dieses Erlebnis durch einen schönen warmen Raum mit angenehmen Farben und Klängen.

Wenn Sie eine Aromamassage nach allen Regeln der Kunst geben möchten, besuchen Sie am besten einen speziellen Workshop.

Duftbäder

Vergessen Sie schäumende, eingefärbte, hautreizende und fischgefährdende Bäder, und mischen Sie sich Ihre eigenen, natürlichen Duftbäder.

Wenn Sie ein tonisierendes und reinigendes Bad wünschen, empfehle ich Meersalz als Grundlage; es unterstützt diese Funktionen wesentlich. Geben Sie auf eine Tasse Meersalz 3 bis 6 Tropfen ätherische Öle – gut verrühren und ins Badewasser geben. Sie können das duftende Meersalz auch in einem Glas vorbereiten, gut schütteln, etwas „durchziehen" lassen und immer mal wieder eine Portion davon verwenden. Bemessen Sie den Vorrat aber nicht zu groß, denn nach 1 Monat können Duftverschiebungen eintreten. Die Menge an Meersalz ist variabel, während die Menge an ätherischem Öl für Erwachsene 6 Tropfen nicht überschreiten sollte. Achten Sie auch hier auf eine hautfreundliche und fachgerechte Auswahl.

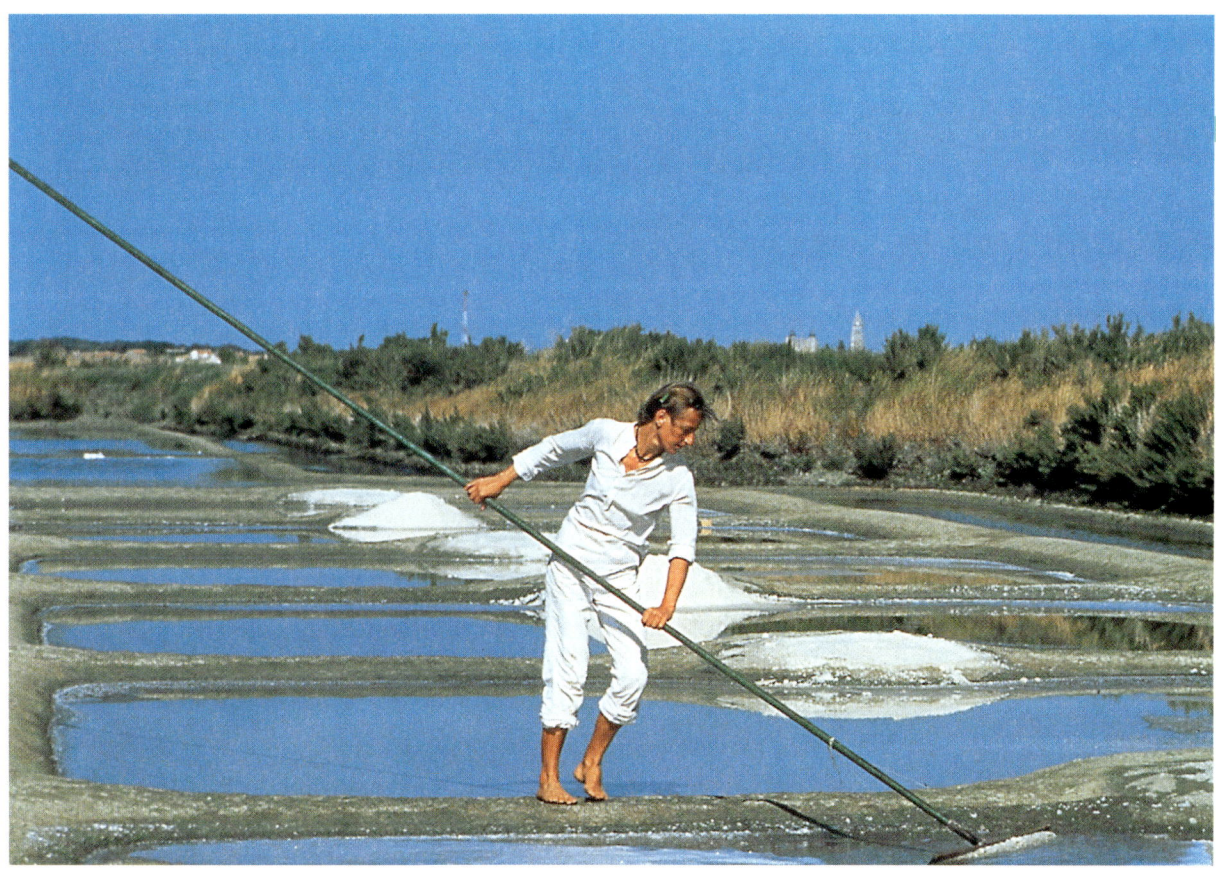

„Tonic Sea Breeze"

Rosmarin, 3 Tropfen
Zitronengeranie, 2 Tropfen
Kiefer, 1 Tropfen
auf 1 Tasse Meersalz

Für weiche, entspannende Wohl-fühlbäder ist Sahne die ideale Grundlage. Sahne ist ein perfekter Vermittler (Emulgator) zwischen Wasser und ätherischen Ölen, da sie sowohl wasser- als auch fettlöslich ist. Je nach Hauttyp geben Sie 50 bis 200 ml Sahne in eine Schüssel, bis zu 6 Tropfen ätherische Öle für ein Erwachsenenbad hinzu, verrühren alles gut und geben es zum Schluß ins nicht zu heiße Badewasser. Und jetzt nur noch hineinlegen und es sich gutgehen lassen!

„Sweet Dreams"

Mandarine, 3 Tropfen
Ylang-Ylang, 2 Tropfen
Sandelholz, 1 Tropfen
auf Sahne

Wenn Sie sich Ihr Badevergnügen noch mehr versüßen möchten, können Sie noch einen Teelöffel Honig zur Sahne geben.
Selbst der Luxus eines Rosen- oder Jasminbades ist erschwinglich, da diese Düfte so stark konzentriert sind und damit eine so große Strahl-kraft haben, daß 1 bis 2 Tropfen genügen. Immerhin repräsentiert 1 Tropfen Rosenöl 50 ganze, duf-tende Blüten und 1 Tropfen Jasmin-absolue 300 weiße, betörend duf-tende Jasminblüten.

„Rosenmeer"

Rosenöl, 1 Tropfen
Sandelholz, 2 Tropfen
auf Sahne, evtl. mit Honig

„Jasmintraum"

Jasmin, 1 Tropfen
Sandelholz, 2 Tropfen
auf Sahne, evtl. mit Honig

Die Anwendung von ätherischen Ölen über die Haut ist natürlich immer auch ein Vergnügen für die Nase: Sie nehmen die Schönheit und Kraft der Düfte doppelt mit jeder Pore und mit jedem Atemzug auf.

Aufnahme über Mund und Magen

Allgemeine Kriterien

Die Aufnahme über die Nase ist die einfachste und unproblematischste Form. Vielleicht ist aus diesem Grunde die Duftlampe in Deutschland, Österreich und der Schweiz so beliebt. Die Anwendung über die Haut setzt bereits wesentlich mehr an Wissen, zum Beispiel über Hautfreundlichkeit, voraus. Besonders anspruchsvoll und manches Mal sogar riskant ist die innerliche Einnahme von ätherischen Ölen. Manche französischen Ärzte praktizieren sie in speziellen Verdünnungen. Laien rate ich dringend davon ab, weil die ätherischen Öle sehr aggressiv gegenüber den Schleimhäuten in Mund und Magen reagieren. Sie können dies leicht selbst beobachten, wenn Sie ein Tröpfchen ätherisches Öl auch nur in die Nähe der Augen(-schleimhäute) bringen: Sofort beginnen diese zu jucken und zu tränen. Ähnliches passiert innerlich. Manchen Menschen wird sofort übel, und sie müssen erbrechen. Da die ätherischen Öle mühelos über Nase und Haut aufgenommen werden, ist der „Umweg" über den Magen meist überflüssig. Selbst wenn Sie Ihre Verdauung mit ätherischen Ölen unterstützen möchten, bietet sich besser eine kleine Bauchmassage mit ein wenig süßem Fenchelöl auf der Basis eines fetten Öles an. Die Streichbewegungen bitte immer im Uhrzeigersinn ausführen.

Aromaküche

Die Aromaküche setzt Essenzen und ätherische Öle zur Energetisierung und Verfeinerung von Speisen und Getränken ein. Dabei werden frische Kräuter nicht ersetzt, sondern um eine zusätzliche Dimension ergänzt – dies verlangt aber sehr viel Fingerspitzengefühl; bei Magen-, Leber- und Gallekrankheiten sollten Sie lieber auf Essenzen und ätherische Öle verzichten.

Leitsatz

Die innerliche Einnahme erfordert sehr viel medizinisches Wissen und ein hohes Maß an Verantwortungsbewußtsein.

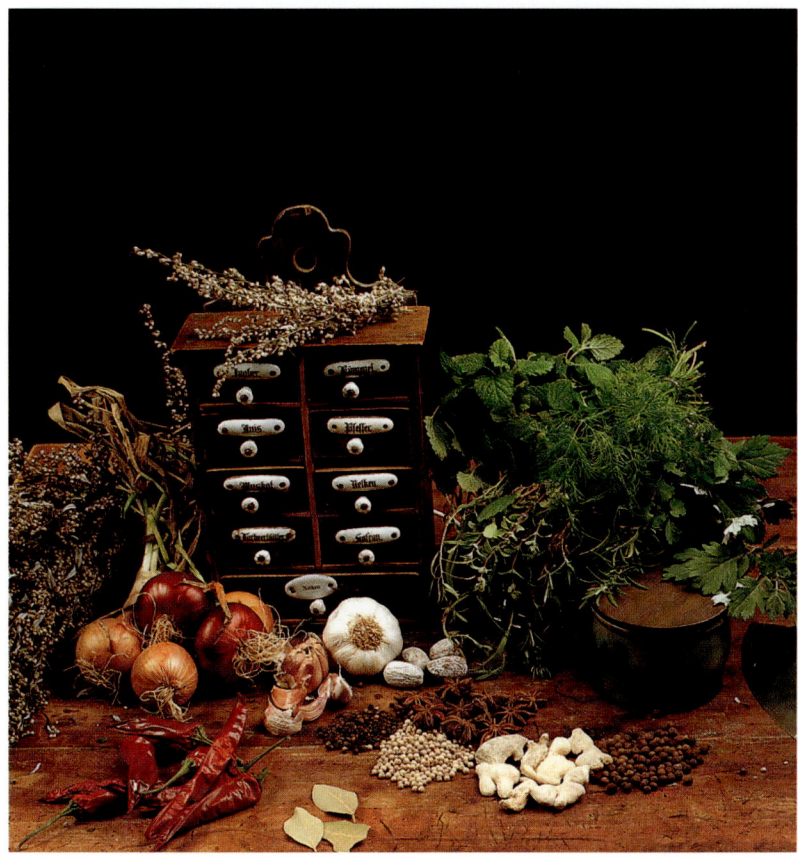

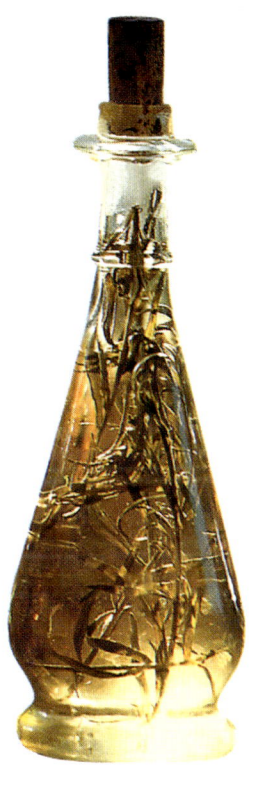

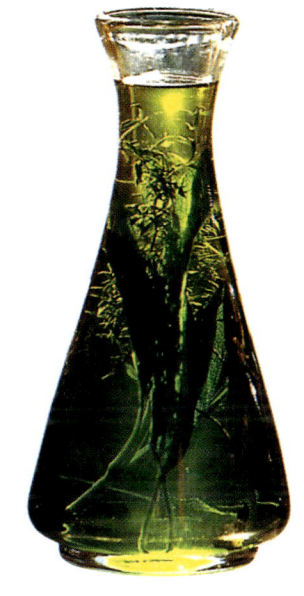

Apfelsaft

*1 Flasche naturtrüben Apfelsaft
mit 2 Tropfen Zitrone und
1 Tropfen (auf keinen Fall mehr)
Zimtrinde verfeinern*

Waffeln

*Auf einen Mehlteig aus 500 g
Dinkelschrot 3 bis 4 Tropfen
Zitrone und Orange auf Zucker-
rübensirup geben*

Orangenquark

*1 Pfund Quark, 1 Becher Sahne
steif geschlagen, Orangen-
stückchen, evtl. ein TL Rum und
3 Tropfen Orangenöl auf
Zuckerrübensirup oder Orangen-
honig geben*

Die Dosierung ätherischer Öle ist eine diffizile Angelegenheit. Da zum Beispiel 1 Tropfen Lorbeeröl die Kraft von 100 Lorbeerblättern besitzt, ist ein direktes Würzen nicht möglich. Aromaköchinnen und -köche bereiten daher spezielle Würzölmischungen vor: Sie geben 3 bis 5 Tröpfchen ätherische Öle auf 100 ml Speiseöl. Von dieser Öl-Öl-Mischung nehmen Sie dann zum Abschmecken 1 Teelöffel bis 1 Eßlöffel.

Je nachdem, welche Kräuter- und Gewürzöle Sie gerne verwenden, können Sie sich Würzölmischungen mit Basilikum, Bergbohnenkraut, Thymian, Estragon, Dill etc. vorbereiten. Interessant sind auch verschiedene aromatisierte Essigsorten mit den oben genannten ätherischen Ölen.

Einfacher können Sie das Geruchs- und Geschmackserlebnis mit Essenzen intensivieren, da diese nicht so hoch konzentriert sind. Ein Tröpfchen Zitronenöl in die Salatsoße, in die Quarkspeise, den Waffel- oder Kuchenteig gibt das gewisse Etwas. Bei süßen Nachspeisen oder Soßen können Sie auch Orangen- oder Pampelmusenöl wählen. Sie ersetzen damit ein künstliches Backaroma. Achten Sie für die Küche besonders auf Essenzen aus kontrolliert biologischem Anbau, damit Sie die Oberflächenbehandlungsmittel nicht mitessen.

Ein paar Spritzer Hydrolate in einem Drink schmecken sehr gut und reizen die Schleimhäute nicht. Ein wenig Rosmarin- oder Minzhydrolat in Quellwasser oder stillem Wasser schmeckt schön frisch und mobilisiert.

Minzhydrolat besser nicht auf Mineralwasser mit Kohlensäure geben, das schmeckt überhaupt nicht gut. Interessant ist auch ein Schuß Rosenhydrolat auf Wasser oder auf Trinkjoghurt: für die innere und äußere Schönheit.

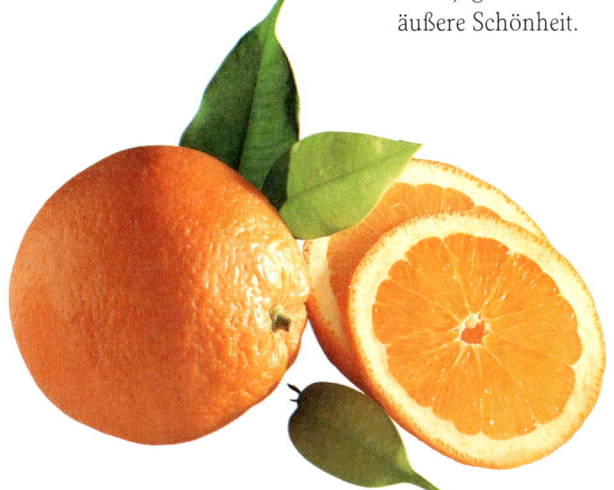

Übersicht: Anwendung und Dosierung von Hydrolaten und ätherischen Ölen

Aufnahme überwiegend über die Nase

Duftlampe

Das Hydrolat pur in die Schale der Duftlampe geben oder 2 bis 8 Tropfen Absolue, ätherisches Öl und/oder Essenz (je nach Raumgröße, Duftintensität und Duftempfinden) in die mit Wasser gefüllte Schale geben

Aromaventilator

1 bis 3 Tropfen ätherisches Öl oder Essenz

Diffuseur

1 bis 3 Tropfen ätherisches Öl oder Essenz

Dampfinhalation

1 bis 2 Tropfen auf heißes Wasser geben

Naturpotpourri

Eine Komposition von 50 Tropfen auf ca. 30 g getrocknete Pflanzen und auf die Iriswurzelstückchen geben

Naturparfüm

3 bis 10% einer Komposition aus Essenzen, ätherischen Ölen und Absolues auf Hydrolat-Weingeist (90/10) oder auf Jojobaöl geben

Aufnahme überwiegend über die Haut

Kompresse

Auf ein Handtuch ein Schuß Hydrolat oder 1 bis 2 Tropfen ätherische Öle geben

Gesichtsmaske

Tonerde oder Quark mit Hydrolaten anrühren oder Wasser mit 1 oder 2 Tropfen ätherischen Ölen unterrühren

Gesichtswasser

Hydrolat pur oder 100 ml Hydrolat mit 5 ml hochprozentigem Weingeist und 5 Tropfen ätherischen Ölen mischen

Duftvollbad

Einen kräftigen Schuß Hydrolat ins Badewasser oder 1 bis 6 Tropfen ätherische Öle auf Meersalz oder Sahne oder Sahne mit Honig geben

Gesichtsöl

1 ml ätherisches Öl auf 50 ml Trägeröl geben

Massageöl

1 bis 3 ml Essenzen, ätherische Öle und Absolues auf 100 ml Trägeröl geben

Aufnahme überwiegend über den Magen

Drinks

Ein paar Spritzer Hydrolat ins Wasser geben oder auf 1 l Fruchtsaft 1 bis 2 Tropfen Zitrusessenzen verschütteln

Würzöle

5 Tropfen ätherisches Öl auf 100 ml Speiseöl geben

Würzessig

5 Tropfen ätherisches Öl auf 100 ml Essig geben

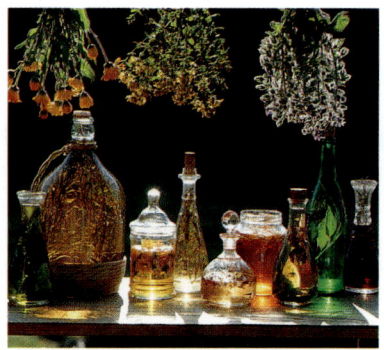

Problematische und gefährliche ätherische Öle

Bitte beachten Sie immer, daß Essenzen, ätherische Öle und Absolues hochkonzentrierte und hochwirksame Substanzen sind, die gezielt und bewußt eingesetzt werden müssen. Eine falsche Auswahl oder Dosierung kann deshalb auch bei normalerweise harmlosen Stoffen außerordentlich gefährlich werden.

Problematische Öle

Schwangerschaft

In den ersten 4 Monaten alle ätherischen Öle meiden, die abtreibend wirken oder wehenfördernd sind: Salbei, Muskatellersalbei, Ysop, Basilikum, Myrrhe, Majoran, Wacholder, Pfefferminze und Rosmarin.

Bei der Gefahr einer Fehlgeburt sollten auch die ätherischen Öle von Rose, Kamille und Lavendel nicht angewandt werden.

In den letzten 5 Monaten der Schwangerschaft kein Kampfer, Oregano, Kiefer, Raute und andere problematische Öle (siehe auch S. 144) verwenden.

Menstruationsprobleme

Keine östrogenähnlichen ätherischen Öle (Muskatellersalbei, Fenchel, Majoran) in der zweiten Zyklushälfte verwenden.

Epilepsie

Alle ketonbetonten Öle wie Salbei, Ysop, Zeder, Pfefferminze, Krauseminze, Wermut etc. meiden.

Bluthochdruck

Alle stark tonisierenden, kreislaufanregenden Öle wie Rosmarin, Pfeffer, Thymian, stark, Zimtrinde, Zimtblätter etc. meiden.

Lichtempfindlichkeit

Die Empfindlichkeit der Haut wird erhöht durch alle zitrusartigen Essenzen und ätherischen Öle wie Zitrone, Limone, Grapefruit, Lemongrass, Citronnelle, Melisse und Zitronenstrauch, außerdem Angelika-, Dill- und Johanniskrautöl.

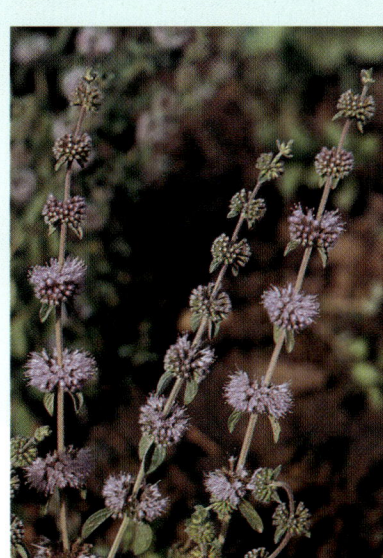

Die Poleiminze zählt wegen des hohen Ketonanteils zu den gefährlichen ätherischen Ölen

Gefährliche Öle

Folgende ätherischen Öle sollten nicht öffentlich verkauft und nie von Laien angewendet werden: Beifuß (*Artemisia vulgaris*), Fenchel, bitter (*Foeniculum vulgare var. amero*), Kalmus (*Acorus calamus var. calamus*), Poleiminze (*Mentha pulegium*), Sadebaum (*Juniperus sabina*), Thuja/Lebensbaum (*Thuja occidentalis*), Weinraute (*Ruta graveolens*), Wermut (*Artemisia absinthum*) und Wurmsamen (*Chenopodium ambrosioides var. anthelminthicum*). Die meisten dieser ätherischen Öle haben einen hohen Ketonanteil und damit eine neurotoxische Wirkung. Bei schwangeren Frauen wirken sie abortiv.

Da der Verkauf vom Gesetzgeber noch nicht reglementiert wurde, ist hier dringend eine Selbstbeschränkung notwendig, um Einschränkungen bei anderen ätherischen Ölen vorzubeugen.

Leitsatz

Alle Öle, Kompositionen und Zubereitungen bitte für Kinder unzugänglich aufbewahren!

Zuordnung der Duftpflanzen zu den Pflanzenfamilien

Agavaceae/Agavengewächse
Polianthes tuberosa
Tuberose

**Amaryllidaceae/
Amaryllisgewächse**
Narcissus poeticus
Narzisse

**An(n)onaceae/
Flaschenbaumgewächse**
Cananga odorata macrophyllata
Cananga

Cananga odorata genuina
Ylang-Ylang

Apiaceae = Umbelliferae

Asteraceae = Compositae

**Burseraceae/
Balsambaumgewächse =
Weihrauchgewächse**
Boswellia carterii
Weihrauch

Canarium luzonicum
Elemi

Commiphora myrrha
Myrrhe

Cistaceae/Cistrosengewächse
Cistus ladaniferus
Cistrose (ätherisches Öl)
Labdanum (Absolue)

Compositae/Korbblütler
Achillea millefolium
Schafgarbe

Anthemis nobilis = Chamaemelum
nobile
römische Kamille

Artemisia dracunculus
Estragon

Artemisia pallens
Davana

Helichrysum italicum
Immortelle

Matricaria chamomilla
blaue Kamille

Ormensis mixta
Kamille wild

Santolina chamaecyparissus
Santolin

Saussurea lappa
Costuswurzel

Tagetes patula
Tagetes

Cupressaceae/Zypressengewächse
Cupressus sempervirens
Zypresse

Juniperus communis
Wacholder

Thuja occidentalis
Lebensbaum

Fabaceae = Leguminosae

**Geraniaceae/
Storchschnabelgewächse**
Pelargonium graveolens
Rosenpelargonie/Rosengeranie

Pelargonium odoratissimum
Zitronenpelargonie/Zitronengeranie

**Guttiferae/
Johanniskrautgewächse**
Hypericum perforatum
Johanniskraut

Gramineae/Gräser
Cymbopogon citratus
Lemongrass

Cymbopogon nardus
Citronnelle

Cymbopogon martinii
Palmarosa

Vetiveria zizanioides
Vetiver

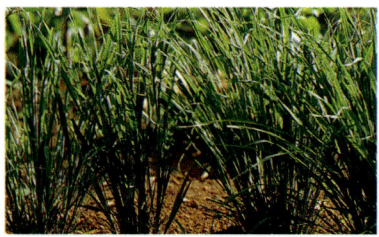

Citronnelle

**Hamamelidaceae/
Hamamelisgewächse**
Liquidambar orientalis
Styraxbalsam des Amberbaums

Illiciaceae/Lauchgewächse
Illicum verum
Sternanis

Iridaceae/Irisgewächse
Iris pallida
Iris florentina
Iris germanica
Schwertlilie

**Labiatae = Lamiaceae/
Lippenblütler**

Hyssopus officinalis
Ysop

Lavandula officinalis
Lavandula vera
feiner/wilder Lavendel

Lavandula hybrida
Lavandin

Lavandula spica
Speiklavendel

Melissa officinalis
Melisse

Mentha spicata/viridis
Krauseminze

Mentha piperita
Pfefferminze

Ocimum basilicum
Basilikum

Origanum vulgare
Oreganum

Origanum majorana
Majoran

Pogostemon patchouli
Patchouli

Rosmarinus officinalis
Rosmarin

Salvia officinalis
Salbei

Salvia sclarea
Muskatellersalbei

Satureja montana
Bergbohnenkraut

Lauraceae/Lorbeergewächse

Aniba rosaeodora
Rosenholzbaum

Cinnamomum verum
Zimtbaum

Cinnamomum cassia
Cassia

Laurus nobilis
Lorbeer

Litsea cubeba
Litsea

Ravensara aromatica
Ravensara

Sassafras albidum
Sassafras

**Leguminosae/Hülsenfrucht-
gewächse**

Acacia farnesiana
Akazie

Dipteryx odorata
Tonkabohne

Acacia dealbata
„Mimose"

Myroxylon balsamum
Tolubalsam

Myroxylon pereirae
Perubalsam

Spartium junceum
Ginster

Liliaceae/Liliengewächse

Allium cepa
Zwiebel

Allium sativum
Knoblauch

Hyacinthus orientalis
Hyazinthe

**Magnoliaceae/Magnolien-
gewächse**

Michelia champaca
Magnolie

Ginster

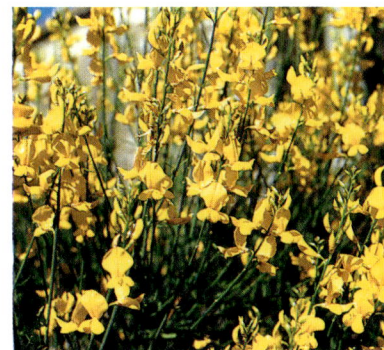

Pflanzenfamilien

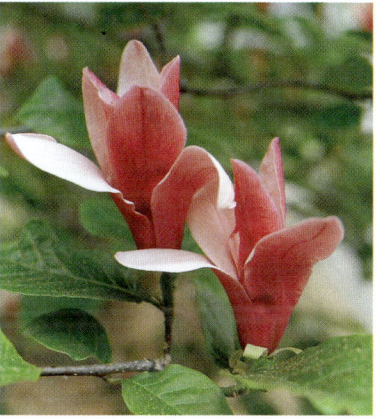

Magnolie

Malvaceae/Malvengewächse

Abelmoschus moschatus
Moschuskörner

**Myristicaceae/Muskatnuß-
gewächse**

Myristica fragrans
Muskatnuß

Myrtaceae/Myrtengewächse

Eucalyptus citriodora
Zitroneneukalyptus

Eucalyptus globulus
Eukalyptus

Eugenia caryophyllata
Gewürznelke

Melaleuca leucadendra
Cajeput

Melaleuca alternifolia
Tea-Tree

Melaleuca viridiflora
Niaouli

Myrtus communis
Brautmyrte

Pimenta racemosa
Bay St.Thomas

Oleaceae/Oleandergewächse
Jasminum grandiflorum
Jasmin

Osmanthus fragrans
Osmanthus

Orchidaceae/Orchideengewächse
Vanilla planifolia
Vanille

Pinaceae/Kiefergewächse
Abies alba
Weißtanne

Cedrus atlantica
Atlaszeder

Larix decidua
Larix europeae
Lärche

Picea abies
Gemeine Fichte

Pinus cembra
Zirbelkiefer

Pinus mugo
Latschenkiefer

Pinus nigra
Schwarzkiefer

Pinus sylvestris
Gemeine Kiefer

Pinus pinaster
Meerkiefer

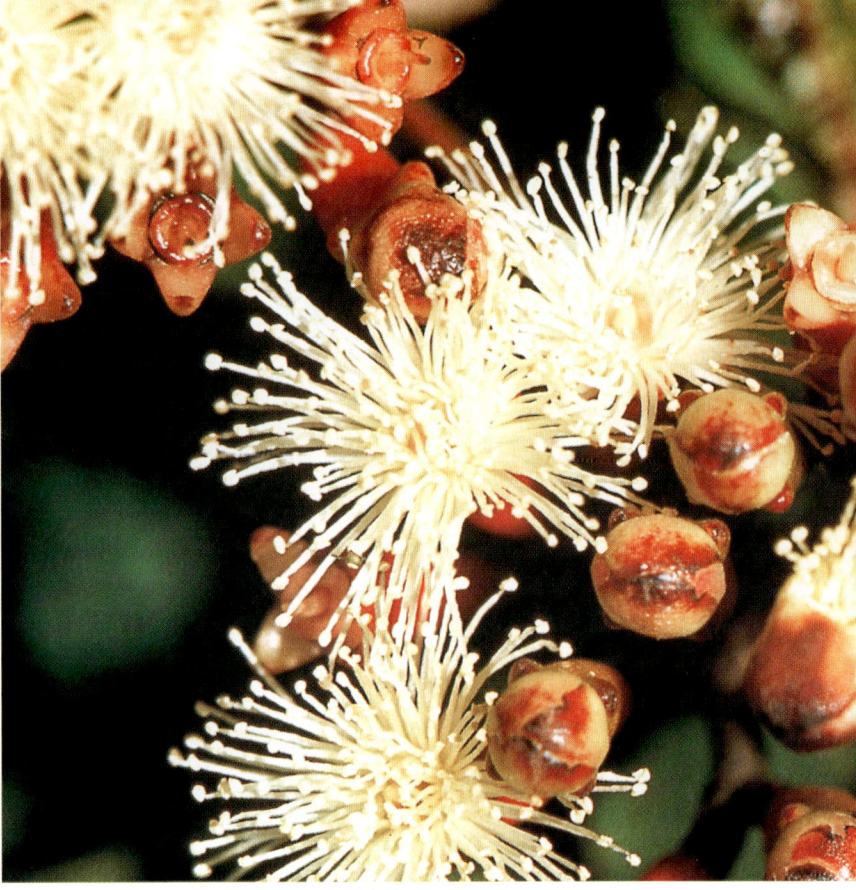

Gewürznelke

Pseudotsuga menziesii
Douglasie

Piperaceae/Pfeffergewächse
Piper nigrum
schwarzer und weißer Pfeffer

Poaceae = Gramineae

Rosaceae/Rosengewächse
Rosa centifolia
Rosa damascena
Rose

Filipendula ulmaria
Wiesenkönigin

Rutaceae/Rautengewächse
Amyris balsamifera
westindisches Sandelholz

Citrus bergamia
Bergamotte

Citrus decumana
Grapefruit

Citrus deliciosa
Clementine

Citrus limon/-um
Zitrone

Citrus reticulata
Mandarine

Citrus aurantium bigarada
Bitterorange/Neroli als Blüte

Wiesenkönigin

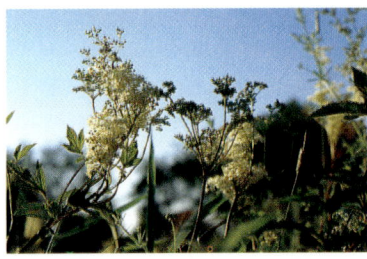

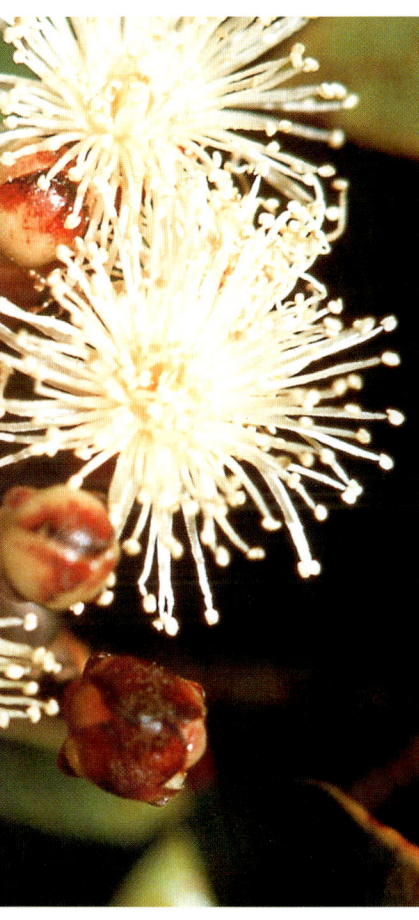

**Solanaceae/Nachtschatten-
gewächse**
Nicotiana tabacum
Tabak

Sterculiaceae/Sterkuliengewächse
Theobroma cacao
Kakao

Styracaceae/Styraxbaumgewächse
Styrax tonkinensis
Benzoe Siam

Styrax benzoin
Benzoe Sumatra

Tiliaceae/Lindengewächse
Tilia vulgaris
Linde

Umbelliferae/Doldenblütler
Anethum graveolens
Dill

Angelica archangelica
Angelika

Carum carvi
Kümmel

Cuminum cyminum
Kreuzkümmel

Daucus carota
Karotte

Foeniculum vulgare
Fenchel

Levisticum officinalis
Liebstöckel

Pimpinella anisum
Anis

Ferula galbaniflua
Galbanum

Usneaceae/Flechten
Evernia prunastri
Eichenmoos

Valerianaceae/Baldriangewächse
Valeriana officinalis
Baldrian

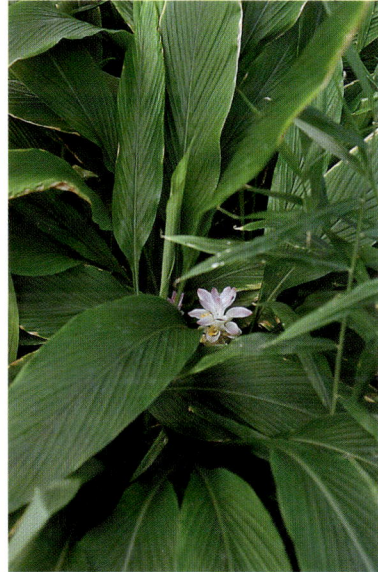

Ingwer

Verbenaceae/Eisenkrautgewächse
Aloysia triphylla =
Lippia citriodora
Zitronenstrauch

Violaceae/Veilchengewächse
Viola odorata
wohlriechendes Veilchen

Zingiberaceae/Ingwergewächse
Alpinia officinarum
Galgant

Elettaria cardamomum
Kardamom

Zingiber officinale
Ingwer

Zygophyllaceae
Bulnesia sarmienti
Guajakholz

Citrus aurantium var. dulcis
Orange, süß

Citrus maxima
Pampelmuse

Ruta graveolens
Weinraute

Santalaceae/Sandelholzgewächse
Santalum album
ostindisches Sandelholz

**Saxifragaceae/Steinbrech-
gewächse**
Ribes nigrum
schwarze Johannisbeere

Nachwort

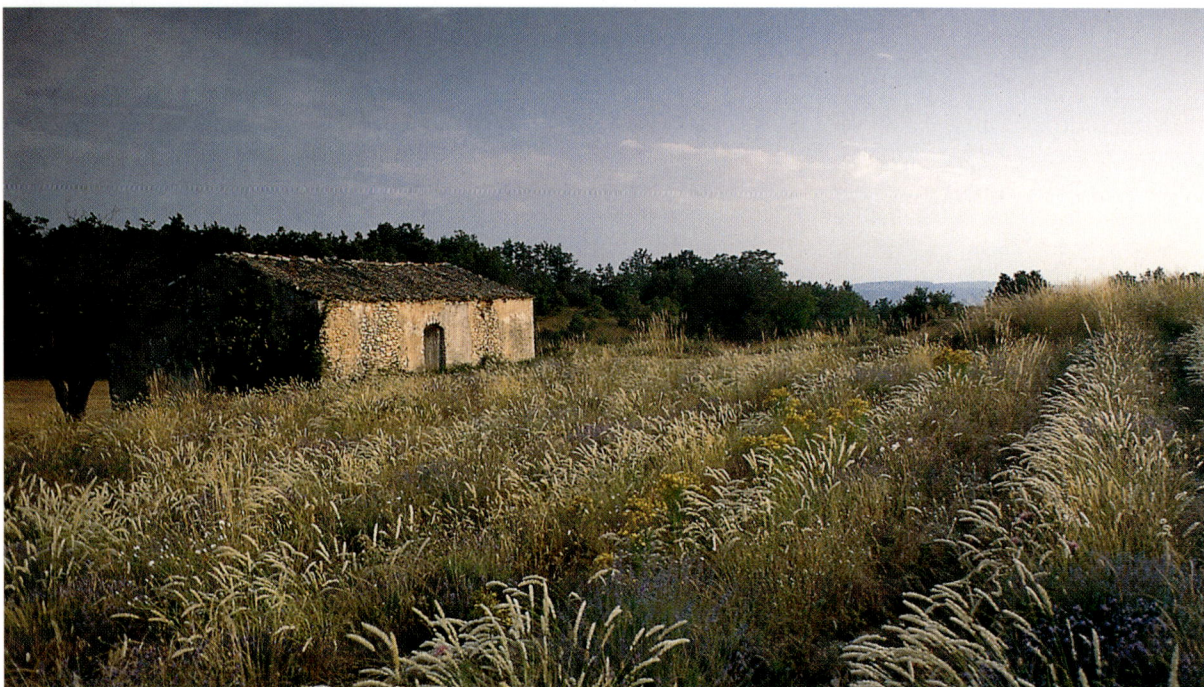

Wenn dieses Buch dazu beiträgt, daß Sie besser, „richtiger" mit ätherischen Ölen umgehen, dann hat sich mein einjähriges Schreiben und Ihr Lesen und Riechen gelohnt.

Ich verstehe den Titel als Einführung in ein sehr umfangreiches Thema, an dessen Anfang ich stehe und das unendlich faszinierend ist. Täglich erreichen mich neue Informationen, die das bisherige Wissen vertiefen oder auch in Frage stellen.

Falls Sie mir Ihre Erfahrungen, Erkenntnisse, Lob und/oder Kritik mitteilen möchten, schreiben Sie mir bitte. Solche Beiträge können dann bei einer späteren Auflage berücksichtigt werden.

Ich bedanke mich recht herzlich bei meinem Partner Ottmar Roos für seine vielfältige Unterstützung (EDV, Fotographie, Bekochen, Coaching etc.) und bei Helene Balzer für ihr aufmerksames Korrekturlesen.

Sehr anregend waren für mich sowohl die Seminare, an denen ich teilgenommen habe, als auch die Seminare und Ausbildungen, die ich angeboten habe. Ein Dankeschön an alle Beteiligten!

Ihnen wünsche ich viel Freude an Düften.

Inge Andres

Literaturverzeichnis

Grundlagenliteratur

Brühwiler, Christoph:
Die kleine Duft-Fibel.
Ein Leitfaden durch die geheimnisvolle
und faszinierende Welt der Düfte
mit … Eigenverlag,
Generalvertrieb: Georg Schaufelberger,
Cham/Schweiz 1994

Davis, Patricia:
Aromatherapie von A - Z.
Droemersche Verlagsanstalt
Th. Knaur Nachf., München 1990

Fischer-Rizzi, Susanne:
Himmlische Düfte. Aromatherapie:
Anwendung wohlriechender
Pflanzenessenzen und ihre Wirkung
auf Körper und Seele.
Heinrich Hugendubel Verlag,
München 1989

Gümbel, Dietrich:
Ganzheitliche Hauttherapie mit
Heilkräuter-Essenzen.
Karl F. Haug Verlag GmbH & Co.,
Heidelberg 1984

Henglein, Martin:
Die heilende Kraft der Wohlgerüche
und Essenzen.
Schönberger GmbH & Co.
Verlags KG, München 1985

Kettenring, Maria: Aromaküche.
Gesund und phantasievoll kochen mit
ätherischen Ölen.
Joy Verlag GmbH, Sulzberg 1994

Lavabre, Marcel: Mit Düften heilen.
Das praktische Handbuch der
Aromatherapie.
Verlag Hermann Bauer,
Freiburg/Breisgau 1992

Nussbaumer/Vogel:
Duft und Körper. Massagen mit
ätherischen Ölen. Midena Verlag,
Küttingen/Schweiz 1994

Price, Shirley: Aromatherapie.
Bei Beschwerden heilen und pflegen
mit ätherischen Ölen.
Mosaik Verlag GmbH, München 1991

Schutt, Karin: Aromatherapie,
Gesundheit und Entspannung durch
ätherische Öle. FALKEN Verlag
GmbH, Niedernhausen 1990

Stead, Christine: Aromatherapie,
Heilen mit ätherischen Ölen.
ECON Taschenbuchverlag,
Düsseldorf 1989

Tisserand, Robert: Aroma-Therapie,
Heilung durch Duftstoffe.
Verlag Hermann Bauer KG,
Freiburg im Breisgau 1980

Valnet, Jean: Aromatherapie,
Gesundheit und Wohlbefinden durch
pflanzliche Essenzen.
Wilhelm Heyne Verlag, München 1986

Vogel/Nussbaumer: Die Duftfibel.
Das ABC der ätherischen Öle.
Midena Verlag, Küttingen/Schweiz 1994

Werner, Monika: Ätherische Öle.
Duftende Heilpflanzen-Essenzen zum
Helfen und Heilen, Pflegen …
Gräfe und Unzer GmbH, München
1993

o. V.: H & R Lexikon, Band 4,
Duftbausteine. H & R Edition,
Verlagsgesellschaft R. Glöss & Co.,
Hamburg 1984

Weiterführende Literatur

Encke/Buchheim/Seybold:
Zander. Handwörterbuch der
Pflanzennamen.
Verlag Eugen Ulmer, Stuttgart 1984

Franchomme, P./Pénoël, D.:
Encyclopédie de l'utilisation thérapeu-
tique des huiles essentielles.
Roger Jollois Editeur,
Limoges/Frankreich 1990

Gildemeister, E./Hoffmann, Fr.:
Die ätherischen Öle. Alle Bände,
Akademie-Verlag, Berlin 1959

Kubeczka, K.-H.: Ätherische Öle —
Analytik, Physiologie, Zusammen-
setzung. Ergebnisse internationaler
Arbeitstagungen in Würzburg und
Groningen. Thieme, Stuttgart 1982

Mailhebiau, Philippe:
La Nouvelle Aromathérapie.
Caractérologie des essences et
tempéraments humains. Editions Jakin,
Lausanne/Schweiz 1994

Ohloff, Günther:
Riechstoffe und Geruchssinn.
Die molekulare Welt der Düfte.
Springer-Verlag, Berlin 1990

Ohloff, Günther: Irdische Düfte —
himmlische Lust. Eine Kulturgeschichte
der Duftstoffe.
Birkhäuser Verlag, Basel/Schweiz 1992

Pelikan, Wilhelm:
Heilpflanzenkunde I, II und III.
Der Mensch und die Heilpflanzen.
Philosophisch-Anthroposophischer
Verlag Goetheanum, Dornach/Schweiz
1962

Adressen

Bezugsquellen

Ätherische Öle,
Hydrolate, fette Öle,
überwiegend aus
kontrolliert biologischem
Anbau (kbA)

Deutschland
La Balance Andres & Co. GmbH,
Bachstr. 3,
D-88299 Leutkirch

Neumond GmbH,
D-82211 Herrsching

Primavera Life GmbH,
Am Fichtenholz 5,
D-87477 Sulzberg

Schweiz
Farfalla, Seefeldstr. 18,
CH-8008 Zürich

La Balance-Vertrieb Schweiz,
Christoph Brühwiler,
Oberdorf 9, CH-9525 Lenggenwil

Duftlampen
Terra Arte, Jagati Graf,
Winzererstr. 36,
D-80797 München
oder obengenannte Firmen

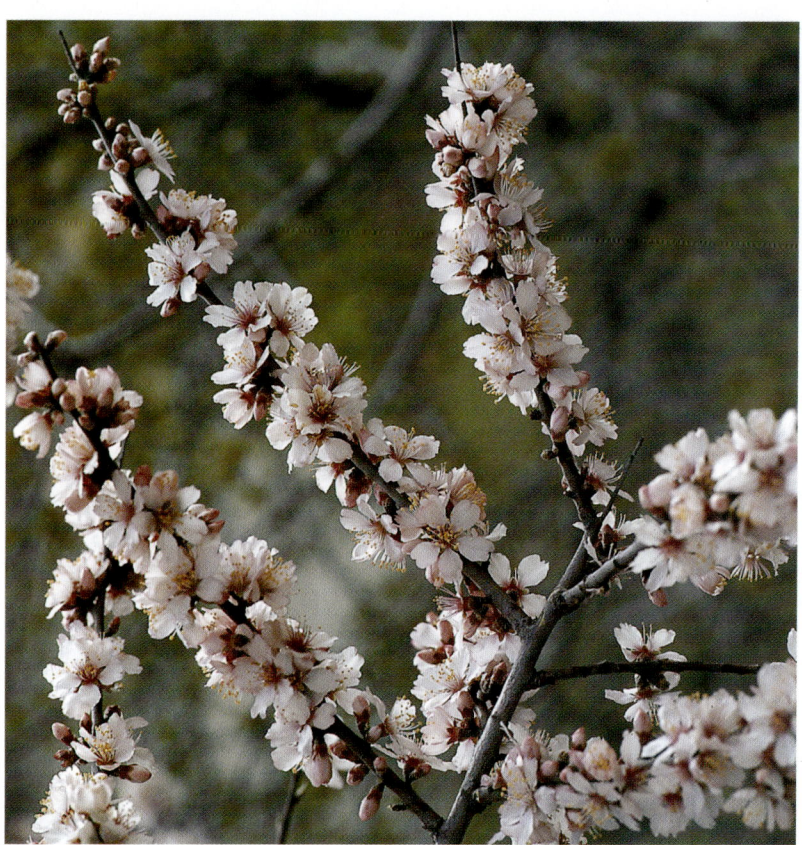

Vereine und Vereinigungen

Forum Essenzia e.V., Verein zur
Förderung, Schutz und Verbreitung
der Aromatherapie und Aromapflege,
Panoramastr. 17,
D-87477 Sulzberg

Veroma, Vereinigung für
Aromatologie und Aromatherapie,
Sekretariat: Eva Salo Schröter,
Felsenburgstraße 9, CH-8712 Stäfa,
Alte Gasse 19, CH-6390 Engelberg

Seminare

Bei den angeführten Vereinen,
Firmen oder Autorinnen/Autoren

Register

Die Deutsche Bibliothek – CIP-Einheitsaufnahme

Andres, Inge:
Die ganzheitliche Duftberatung : ätherische Öle: Qualität, Energie und Anwendung / Inge Andres. – Niedernhausen/Ts. : FALKEN, 1995
   ISBN 3-8068-4777-0

ISBN 3 8068 4777 0

Umschlaggestaltung: Peter Udo Pinzer
Layout: Hermine Jaensch, Wiesbaden
Redaktion: Herbert Habicht
Herstellung: Petra Zimmer
Titelbild: IPG Bavaria, Gary Buss, München (Porträt); **Art Tech,** Idstein (Ginster); **La Balance, Ottmar Roos,** Leutkirch (Iris); **Ursel Borstell,** Essen (Rose)
Umschlagrückseite: La Balance, Ottmar Roos, Leutkirch: (li. und Mi.); **Ulrich Niehoff,** Bienenbüttel: re.
Fotos: FALKEN Archiv: 28 u., 30 o., 38 Mi., 56 li., 98 li. (Erhard), 34 u., 58 (Gabriel), 16, 80 li., 117 o., 144 (Hesselmann), 31 u., 132 li. (Kienitz und Grabis), 120 Mi. li. (Preisl), 68 (Tatura), 101 re. u., 104 u. (T+E), 13, 15 u., 25 o., 69 u., 88 u., 96 u., 100 Mi., 117 u., 121 u., 124 o., 130 (3x), 147 u. (TLC); **Archiv für Kunst und Geschichte,** Berlin: 7, 8, 29, 50 o., 95 (2x), 98 Mi., 140 (2x); **La Balance, Ottmar Roos,** Leutkirch: 4, 10 o., 35 o., 38 li., 44 (2x), 46 li., 48/49 (3x), 50 li., 53 u., 55 o., 59, 69 re., 76 o., 84 re., 107, 112, 116, 120 o., 121 re. (2x), 122 li., 132 li., 132 Mi., 151 u., 152; **Bilderberg,** Hamburg: 25 u., 96 (2x o.) (Reinhard Wolf), 40 o., 64 u., 86 re., 112 Mi., 126 (Wolfgang Volz), 44/45, 57 u. (Eberhard Grames); **Das Fotoarchiv, Henning Christoph,** Essen: 14, 118 u.; **Karin de Cuveland,** Bornheim/Rheinland: 42, 43 (2x), 46 o., 52, 57 re., 62 o., 63, 65, 66, 69 u., 70 u. re., 70 u. li., 87, 88 o., 89 o., 131, 136 li., 153 re; **dpa,** Frankfurt /Main: 69 o. (Friedrich), 88 li., 119 re. (Rauchwetter); **Französisches Fremdenverkehrsamt,** Frankfurt/Main: 109 re., 74 o. li., 74/75 (Ph. J. L. Cheron), 111 (Ph. Ch. Comtón), 145 (J. Lesage); **IFA-Bilderteam,** München-Taufkirchen: 36 (Weststock), 37 o. (W. Rudolph); **Paul Kaders,** Hamburg: 74 o. re., 75 o., 76 u.; **Gisela Kelbert,** Idstein: 10 u., 17 o., 27, 33 o., 38 u., 60 (2x), 60/61, 62 u., 92; **Prof. Dr. Karl Knobloch,** Nürnberg: 73; **Dr. Rudolf König,** Kiel: 75 Mi., 83 u., 150; **Uwe Meilahn,** Niedernhausen: 152/153; **Ulrich Niehoff,** Bienenbüttel: 15 o., 18 (2x), 31 o., 33 u., 37 u., 51 u., 70 o. re., 72, 78 o., 82 li., 101 li., 103 Mi., 113 re., 120 re., 123 u., 129 li., 141; **Okapia Naturbild,** Frankfurt/Main: 81 (Günther Kiepke); **PVM,** Mittenwald: 128 Mi.; **Rheinhard-Tierfoto,** Heiligkreuzsteinach/Eiterbach: 1, 4 (2x), 5, 6, 11, 12, 17 u., 24, 26 (2x), 34 o., 39, 40 Mi., 41, 55 re., 56 li., 61, 70 o., 70 re. Mi., 70 li. Mi., 74 u., 77, 79 (3x), 80 (3x), 83 o., 85, 86 Mi., 90, 91 (2x), 92/93, 93 re., 94, 97 (2x), 99, 100 o. re., 101 o. re., 102, 103 re., 105, 108, 109 o., 109 li., 110, 118 o., 129 re., 133, 135, 138 u., 139 (2x), 142/143, 147 o., 148, 139, 151 re., 156; **H.-J. Schwarz,** Idstein: 32/33, 38 o., 53 o., 100/101, 136 u., 138 o.; **Silvestris Fotoservice,** Kastl/Obb.: 93 u. (Manfred Denegger), 106 (3x) (Elke Gangl), 86 re. (Hoa-Qui), 2/3 (Frank Hedker), 127 (Siegfried Kerscher), 89 u. (Krebs), 30 u., 28 o. (Günther Küzeny), 64 o. (Frank Lane), 125 o., 146 (Eva Lindenburger), 114 (Moulu), 125 u., 139 o. (Simon Rausch), 137 (Andreas Riedmüller), 100 u. (Walter Rudolph), 78 u. (Gerhard Wagner), 128 li. (Josef Zachel); **Staudengärtnerei Gräfin von Zeppelin,** 79295 Sulzburg-Laufen: 113 u.; **Konrad Wothe,** München: 84 o.
Zeichnungen: Daniela Schneider, Frankfurt

Satz: FALKEN Verlag GmbH, Niedernhausen /Ts.
Druck: Ernst Uhl, Radolfzell

817 2635 4453 6271